不適切なケアが褥瘡を悪くする！

新しい体位変換

大浦武彦
北海道大学名誉教授　褥瘡・創傷治癒研究所所長

中山書店

序文

　近年の医療・介護制度改革により、急性期病院の入院期間が短くなり、亜急性期以降についても機能分化が進められてきた。その結果、医師にしても看護師にしても、褥瘡の発症時点から治癒までの期間をとおしてみる機会がほとんどなくなっている。

　幸いにして著者は、褥瘡の発症から治癒までの経過をみることができる立場にあり、みずから関与し、記録した症例も数千例になった。その資料を分析した結果わかったことは、褥瘡の創の悪化（変化・変形）の原因が、不適切な体位変換、身体移動、ベッド操作やおむつ交換にあるということである。ここで言う不適切なケアとは、"褥瘡の創への影響を考えずに行っているケア"という意味であるが、これまでに、これらの関係を指摘した論文はない。すなわち、諸刃の剣といわれる体位変換には静的外力と動的外力の影響があるが、これまでは静的外力排除ばかりが考えられていた。静的外力と共に起きる動的外力についてはほとんど無視され、考えられていなかった。ところが、この動的外力は褥瘡の創に褥瘡特有の変化を与え、褥瘡を悪化させていることがわかり、動的外力の排除が大切なことがわかってきている。この動的外力の排除が必要なのは体位変換のときのみでなく、おむつ交換の際も重要である。

　この問題を解決するには、2つの方法がある。1つは、人的な体位変換を行う際には創のことを考えて、ポジショニング手袋やスライディングシートを使い創にも人にも優しい褥瘡ケアを行うことである。ここでまた併せて問題となるのは、おむつ交換である。これまで褥瘡ケアの中でおむつ交換の重要性に言及した人は多くないが、おむつ交換の創への影響も大きいことがわかった。もう1つの方法は、体位変換を、人の手によらず、自動体位変換マットレスかベッドに任せることである。体位変換は圧とずれの排除のみならず呼吸器系、消化器系への影響も考えなければいけないが、現在のところ、人の手に頼らない自動体位変換でも問題なくいきそうである。著者は、日本のみならず世界の医療スタッフや家族を悩ませている体位変換のあり方にメスを入れ、人の手に頼らない適切な、かつ納得性のある方法にしたいと思っている。

　日本褥瘡学会が立ち上がり十数年が経過した。褥瘡の治療や看護ケアについて、さらに進化させ、その質の向上を改めて考えるときが来たのではないだろうか。体位変換については、看護師やケアスタッフを長年悩ませ、負担となってきたが、本書でそれを解決し、少しでも前進したいと考えている。

　本書が、これから求められる、あるべき褥瘡治療、あるべき褥瘡看護に少しでも資することができれば幸いである。

2013年7月

著者　大浦　武彦

CONTENTS

Chapter 1 「体位変換」の意義を再考する ……001
- Section 1　体位変換の意味と意義
  ─体位変換は静的外力を排除するが動的外力を加える─……002
- Section 2　褥瘡の創のアセスメントと外力の影響 ……010

Chapter 2 創への影響（動的外力の排除）に配慮した体位変換の方法とそのエビデンス ……033
- Section 1　創に優しい「人の手による」体位変換 ……034
- Section 2　自動体位変換マットレス（人の手による体位変換"なし"）の検討─オスカー®─ ……042

Chapter 3 褥瘡治療に必要な知識と手法 ……051
- Section 1　新しい局所治療法 ……052
- Section 2　陰圧療法とメッシュ植皮
  （動的外力を完全排除する！）……060
- Section ＋α　遊離植皮術と陰圧療法をめぐる謎 ……064
- Section 3　デブリードメント ……066
- Section 4　知っておきたい褥瘡治療・ケア用品 ……070

Chapter 4 ケースが教える悪化のサイン・軽快のサイン ……079

Section 1　深い褥瘡の治癒期間 ……080

Section 2　ケース紹介 ……084

［凡例］褥瘡の模式図（シェーマ）のみかた ……084

- Case 1　**入院→在宅患者** 思い切った褥瘡ケアが、超難物褥瘡を短期間に完治させたケース ……086
- Case 2　**入院患者** 自動体位変換マットレスとアルファプラ ウェルピー®で治したケース ……096
- Case 3　**在宅患者** 尾骨・仙骨部に深い褥瘡のあるケース ……100
- Case 4　**入院患者** 比較的早く治癒した踵にできた褥瘡のケース ……112
- Case 5　**入院患者** 治療・ケアの修正で改善した仙骨部の褥瘡のケース ……118
- Case 6　**入院患者** 創に優しい体位変換とフィブラスト®スプレー、スキンキュアパッド®の使用で治癒したケース ……124
- Case 7　**入院患者** 難治性褥瘡の典型である裂隙を治癒したケース ……130
- Case 8　**入院患者** 裂隙＋不適切なケアによる超長期経過のケース ……136
- Case 9　**在宅患者** エピソードが多かった深い尾骨部の褥瘡のケース ……146
- Case 10　**入院患者** 人の手による体位変換"なし"の効果で治癒したケース ……156
- Case 11　**入院患者** 急性炎症性ニューロパチーにより発症したポケットのある仙骨部褥瘡のケース ……162
- Case 12　**入院患者** 治療中に新たな壊死組織が生じ、重症化したケース ……168
- Case 13　**在宅患者** ポケット切除、感染性壊死組織の除去により、比較的早く治癒したケース ……174
- Case 14　**入院患者** 10数回の手術を受け、23年間悩まされた褥瘡が治った車椅子使用のケース ……180

索引 ……187

Chapter 1
「体位変換」の意義を再考する

Section 1
体位変換の意味と意義
―体位変換は静的外力を排除するが動的外力を加える―

Section 2
褥瘡の創のアセスメントと外力の影響

Chapter 1 「体位変換」の意義を再考する

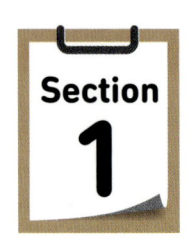

Section 1 体位変換の意味と意義
―体位変換は静的外力を排除するが動的外力を加える―

（人の手による）体位変換で褥瘡が悪化する

「2時間ごとの体位変換」は、褥瘡ケアの基本として、看護師をはじめとした医療・ケアスタッフの多くが、これを信じ、その遵守が必要だと考えてきた。

著者は、病院などの医療機関や在宅療養の褥瘡患者を相当数診てきた。そして、褥瘡創面の変化を注意深く診ているうちに、創面の状態から褥瘡ケアの状況が推定できることがわかった。そこで4～5年前より、"創面は語る"というキャッチフレーズを使い、著書や講演活動を通じ、創面を"よく観察することの必要性"を訴えてきた。

同時に、はっきりとわかってきたことは、褥瘡ケアの必須事項とされる「体位変換」が、褥瘡創面に悪影響を及ぼし、治癒を遅らせるケースが少なくないということである（**図1-1、2**）。

必要とされている体位変換を行っていても、褥瘡がなかなか治らないのは、体位変換そのものが創面へ悪影響を与えていたからである。通常の外傷性潰瘍や熱傷に比べて褥瘡が治りにくいとされてきた原因の一つが、残念なことに、体位変換であったのである。

それでも、「2時間ごとの体位変換」は必要だと考えられてきたし、現在もその傾向がなくなったとはいえない。相当の負担があるにもかかわらず、「あること」を行うということは、その「あること」の価値が、相当の負担を強いてもなお価値がある場合にのみ、通常は行われるものである。「2時間ごとの体位変換」は、それに該当するのだろうか。

体位変換を考えるとき、（後述する）静的外力と動的外力の両面から考えるべきである。

「2時間ごとの体位変換」は大変な労力

これまで褥瘡ケアに必要とされてきた「2時間ごとの体位変換」が意味する内容を正確に記述すると、「人の手による・2時間ごとの・体位変換」ということになる。

これを実践するには相当な負担を要するが、これが褥瘡治療・ケアに有効であるなら、その負担（コストと言い換えてもよい）をどう按分していくかを考えればよい。しかし、本当にそれに見合う効果があるのだろうか。

Section 1 体位変換の意味と意義

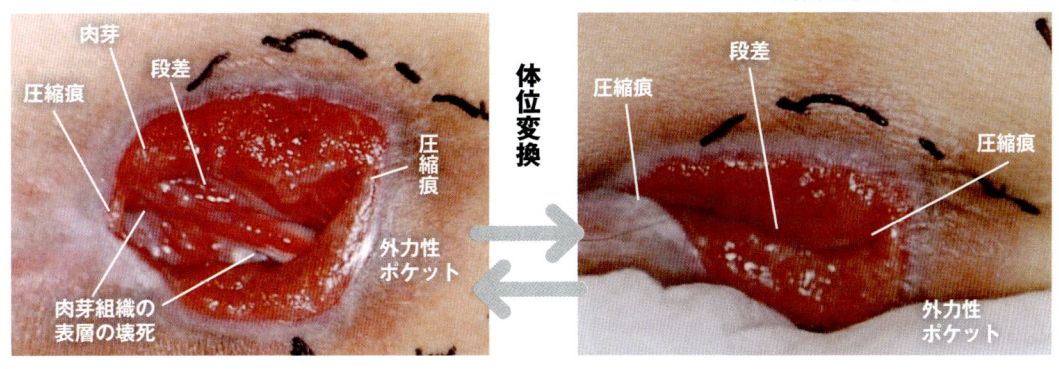

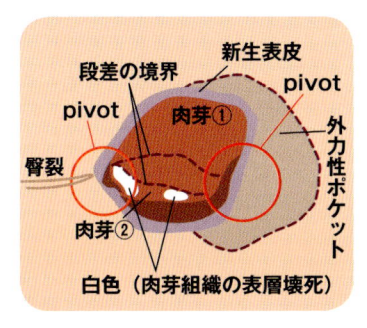

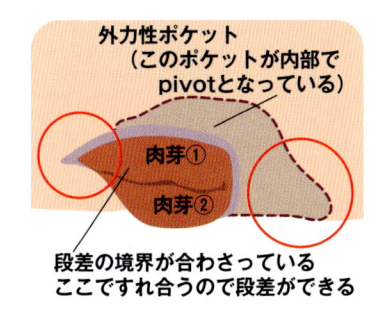

図 1-1 体位変換により創は著しく変形する これが褥瘡の治癒を遅らせる！

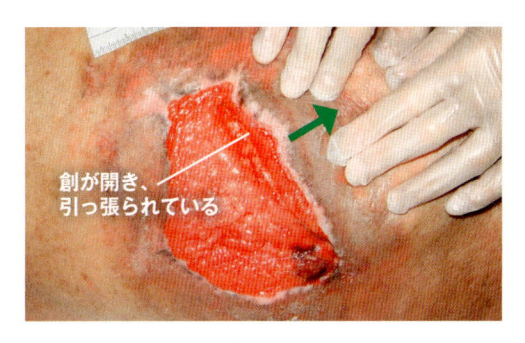

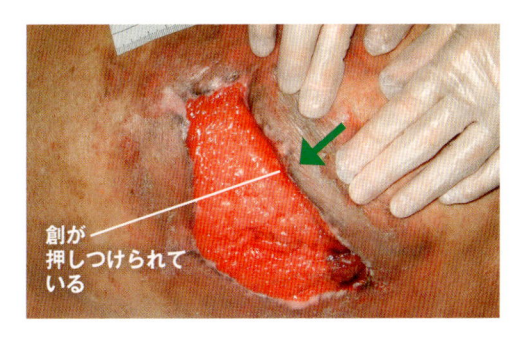

図 1-2 外力の影響 これが褥瘡の治癒を遅らせる！

　それを考える前に、まず、「人の手による・2時間ごとの・体位変換」の実施で、どのような負担がかかるのかを、改めて考えてみよう。

　「人の手による」という部分では、比較的人員が豊富な病院でさえ、夜間の体位変換は大変な負担であることはいうまでもない。そのときどきで1人あるいは2人の手がかかるからである。ましてや、医療・ケアの専門職が常駐していない在宅において実施するとなると、それを家族が、みずからの生活と並行して行うことになるため、相当な負担となる。家族の心身の疲労は著しく、これを原因とした家庭崩壊や、親族のいがみあいなどのトラブル事例も発生している。その数は枚挙に暇がないほどである。

Chapter 1 「体位変換」の意義を再考する

それを「2時間ごと」に行う負担は、夜間においては病院でも、在宅においてはより大きい。後述するデータが示すように、実際にはできないと言えるほどである。どう考えても「人の手による・2時間ごとの・体位変換」の実施は、相当な労力のかかる作業なのである。

「人の手による・2時間ごとの・体位変換」に関するエビデンス

「2時間ごと」という部分では、体位変換が「2時間ごと」に必要とされた根拠は何であろうか。田中マキ子氏は、2時間ごとの体位変換の根拠は、古くは1890年「陸軍看護学修業兵教科書」の記述から始まり、戦後（1945年以降）GHQ下の看護教科書にも「2乃至4時間毎にする」とあるとしている。さらに、日本において「2時間ごとの体位変換の必要性」が決定的に浸透したのは、東京都老人総合研究所が出版した『褥瘡－病態とケア－』（1977年）の影響があったからであり、その根拠となる実験データは、外国での動物実験、主としてKosiakらの犬の実験を根拠としている。

しかし、その後、日本褥瘡学会学術教育委員会におけるコンセンサスシンポジウム「褥瘡発生要因の抽出とその評価」（2003年）では、2時間の体位変換を支持する文献もあれば、予防効果があるとはいえないという調査結果もあるとされ、「画一的に2時間ごとに体位変換を計画するのではなく、他のリスクの有無により体位変換間隔を短縮するなど個別に看護計画を立てることが推奨される」と結論している。

また、NPUAP/EPUAP合同ガイドライン（2009年）では、「体位変換の頻度は、患者の組織耐久性や活動性および可動性のレベル、全身状態、治癒の目的、皮膚の状態のアセスメントによって決定する」「体位変換の頻度は、患者および体位変換マットレスによって変化する」と記されている。

すなわち、「2時間ごとの体位変換」は上記のようないきさつや実験データから言われ始めたが、近年では、体位変換の頻度は状態に応じて個別に設定されるべきものとされているということになる。

「体位変換していなくても悪化していない在宅ケース」の存在の意味

前述のように、「2時間ごとの体位変換」は、負担があまりにも大きく、それは特に在宅において顕著である。

Section 1　体位変換の意味と意義

　そこで著者は、2010年に、在宅で、褥瘡患者がいるか、あるいは以前褥瘡にかかったことがある患者を抱えている168家族に、夜間の体位変換の間隔を直接聴取する調査を行った。その結果は**表1**のとおりであった。ちなみに著者はこのような褥瘡ケアの在宅の実態を正確に把握できる調査はきわめて少ないと思っている。

　「2時間ごと」の体位変換をしている家族は3家族で、子供夫婦・孫・親戚も交えて時間割を決めて実施しており、そのなかの1家族は3か月間続けているが、そろそろ皆疲れ気味であるとのことだった。

　実施のタイミングで一番多かったのは、「おむつ交換（夜間1～2回）」の際、体位変換を行うと答えた87家族で、間隔は4～6時間に1回という状態であった。

　一方、体位変換を「まったくしない」という家族が56家族もあった。ただし、「しない」と回答した家族のほとんどが高機能タイプの体圧分散マットレスをレンタルしていた。

　また、在宅では、「2時間ごとに体位変換を行うべき」という看護ケアの基本は、家族を肉体的・精神的に追い込む原因となっていた。実際、家族がいても遠く離れていたり、家族が近くにいる場合でも家族にも生活があるため、限られた労力しか提供できず、介護者が高齢者の場合には、老々介護のため力不足で1人では体位変換させられない現実もあった。

　つまり、在宅では「2時間ごとの体位変換を行うことは家族の負担であり、結果としてそれが完全に行われていない」のである。

　注目すべきは、このことと同時に、「それでも褥瘡が悪化していないケースの多くが高機能の体圧分散マットレスを使用していた」ことである。これは、「人の手による・体位変換」は、ただ行えばいいというものではなく、その質が重要であることを示すものである。

表1　夜間体位変換の実施（2010年在宅）

夜間	件数	家族	家族・ヘルパーほか
2時間ごと	3	1	2
4時間ごと	12	10	2
おむつ交換時	87	84	3
体位変換なし	56		

58施設－168家族の回答

注：日本褥瘡学会ガイドラインでも「4時間ごとの体位変換で可」となっている

Chapter 1 「体位変換」の意義を再考する

急性期病院での自動体位変換マットレス導入例の結果

「人の手による・体位変換の質の重要性」また「人の手による体位変換を代替するマットレスの有用性」を示唆する例は、ほかにもある。

人的労力の不足は在宅のみではない。急性期病院においても夜間の人的な体位変換はなるべく少なくして、その労力をほかのサービスに回すことができればと考えている管理者も多い。そのなかに、夜間だけ、かつある条件を満たした患者にのみ、おそるおそるではあるが、人的な体位変換をせずに、自動体位変換マットレス（クレイド®）とポジショニングピローによる体位変換を、すでに2年間行っている病院がある。

この病院では、褥瘡について、これまで何の問題も起きていない。このような事実もある。

「人の手による・体位変換」が内包するリスク
―動的外力の影響を考えよう！―

褥瘡ケアに「体位変換」は必要である。このことは間違いない。それは、創面にかかる力を軽減し、除圧・減圧を実現できなければ、褥瘡の治癒は望めないからである。

にもかかわらず、「人の手による・2時間ごとの・体位変換」の必要性について、エビデンスや効果が認められないのはなぜだろう。それは現実に行われている「人の手による・体位変換」に、間違った方法で行われているものがあるからに他ならない。

ここで、褥瘡の発症と治癒経過における外力について、少し整理してみよう。

著者は、褥瘡における外力の種類を「静的外力」と「動的外力」に分けることを提唱している。「静的外力」とは、褥瘡発症に結びつく、身体の一部にかかる過剰な圧のことで、それは人体の特性と寝具などの外的要因が、重力の下で関係し合う外力である。たとえば、仰臥しているときに背部にかかる圧やポジショニング中の外力である。一方の「動的外力」は、身体が他の力によって動かされることによって生じる外力である。たとえば、身体の移動で仙骨部や踵にかかる圧やずれ、仰臥位でおむつ交換をされたときの臀部にかかる圧や褥瘡ケアのときの圧を指す。

褥瘡においては、発生前～発症時と発生後の外力の種類と影響が異なる（図2）。

褥瘡発生前～発症時には、「動的外力」は大きいが、その作用時間は短く瞬間的であることもあり、それが褥瘡の重症度の進行・悪化につながることはあまりない。褥瘡が重症に移行する原因は、じわじわと継続的にかかる「静的外力」の時間の影響が主である。

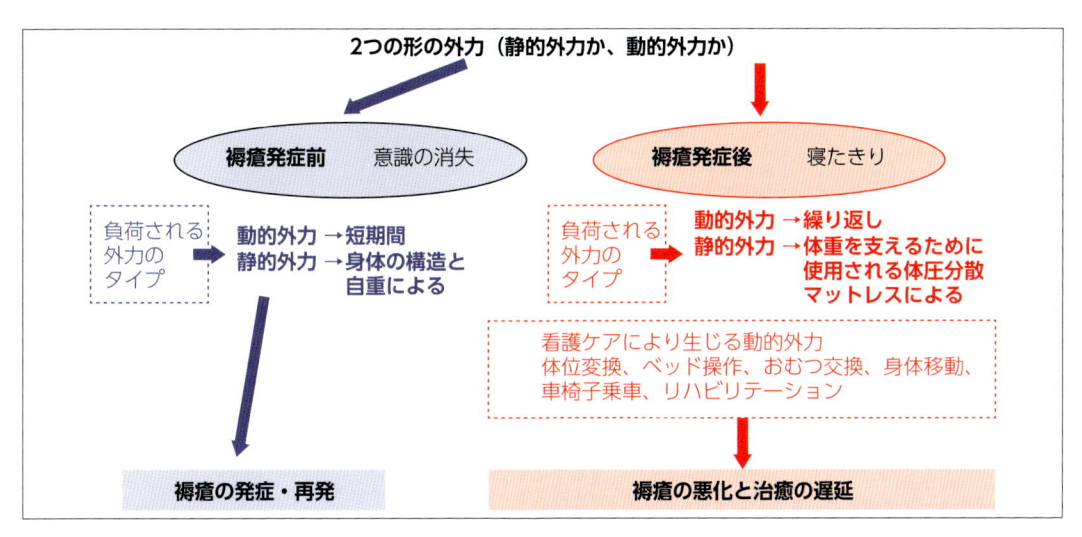

Section 1 体位変換の意味と意義

図2 外力の源の違い

```
             2つの形の外力（静的外力か、動的外力か）
        ↓                              ↓
   褥瘡発症前  意識の消失          褥瘡発症後  寝たきり

  負荷される  動的外力→短期間      負荷される  動的外力→繰り返し
  外力の     静的外力→身体の構造と  外力の     静的外力→体重を支えるために
  タイプ           自重による      タイプ           使用される体圧分散
                                                  マットレスによる

                                 看護ケアにより生じる動的外力
                                 体位変換、ベッド操作、おむつ交換、身体移動、
                                 車椅子乗車、リハビリテーション

   褥瘡の発症・再発                    褥瘡の悪化と治癒の遅延
```

　それが、いったん褥瘡ができると、「静的外力」と「動的外力」の両方がその治癒過程に大きな影響を与えることになる。その原因が体位変換、ベッド操作であり、おむつ交換である。

　結果的に、褥瘡ができてから（褥瘡発症後）に影響する外力は「動的外力」で、この中身は、看護ケア、たとえば体位変換や身体の移動、ベッド操作やおむつ交換の際に起きる外力である。つまり、ケアに必要なこととして行う作業や、褥瘡ケアに必要だと信じられてきた人手による体位変換がもたらすのは「静的外力」＋「動的外力」であるが、静的外力については排除に努力しているが動的外力の排除についての影響はほとんど考えていなかったということである。これはすなわち、ケアは進歩したものの、最後のところで褥瘡創面への配慮や目配りが足りず、「創面へ悪影響を与える動作がケアそのものの中に埋め込まれてしまっている」ということである。体位変換は今では寝具環境さえ整えれば人手なしで行うことができる。安全性が検証されれば、「自動体位変換マットレスの使用」による体位変換にとって代わる可能性が大である。おむつ交換も同様で、これまでおむつ交換は排泄物による汚染の除去という側面のみ語られてきたが、褥瘡においては圧とずれを加える動作という側面があるということも忘れてはならないのである。

夜間の体位変換は「睡眠を妨げる」

　また、夜間における「人の手による・2時間ごとの・体位変換」には、少し考えればわかることなのに見過ごされてきた点がある。それは「褥瘡患者の安らかな睡眠の阻害」である。
　著者には忘れられない言葉がある。それは、ポジショニングピローとクレイド®を組み合

わせて、試験的に、人の手ではない方法で体位変換を行った朝、患者が最初に言った言葉だ。その患者は心底ほっとした顔で「（人手による）体位変換がないから、ぐっすり寝られた」と言ったのである。そのとき著者はつくづく思い知らされた。私たちは「褥瘡ケアの名の下に」、今まで、患者の安静をまったく考えずにいたのかと。

　褥瘡患者の圧倒的多数が高齢者である。高齢者はただでさえ生理的に睡眠が浅くなるのに、「体位変換という褥瘡ケアの基本によって」2時間ごとに「ゆすり起こされる」。患者のQOLを考えたとき、問題なしとはとても言えない。

「人の手による・体位変換」は「諸刃の剣」である

　これまで述べてきたことから、褥瘡治療・ケアには
①体位変換は必要である
②しかし、「人の手による・体位変換」は、それ自体が褥瘡に悪影響を与える動的外力を含むので、その方法には注意が必要である
③体位変換の間隔は、個別・状態別に設定されるべきであり、「人の手による・体位変換」自体がもつリスクを念頭に置く必要がある
④マットレスを活用した「人の手によらない・体位変換」も可能である（ただし、高機能な体圧分散マットレスも万能ではない。変形や拘縮のある高齢者に対しては、適切なポジショニングピローを併用しなければ、患者の安静は得られないことを知るべきである）
ということができる。

　繰り返すが、褥瘡ケアに「体位変換」は必要である。各国の褥瘡ケアガイドラインにもその重要性が指摘されている。しかし、必要ではあるが、今までは圧とずれのうち静的外力のみ取り上げ、これを排除することに努力し、動的外力については考えていなかったことが問題なのである。

　そろそろ、現在の人の手による体位変換の際の動的外力の影響を少なくしたもう少し創に優しい方法に変えるか、人の手による体位変換をやめ、自動的体位変換マットレスあるいはベッドに任せる方法を検討すべき時期ではないだろうか。

　選択肢は2つである。

　一つは人的体位変換を続けるが、動的外力の影響を少なくした創に優しい体位変換の方法に改善することである（動的外力の軽減）。この方法として、ポジショニング手袋とスライディングシートを使用し、創と周辺組織を一塊にして移動させるようにする。このときに患者を持ち上げがちだが、持ち上げずに、引き寄せるようにするのがポイントである。スライ

Section 1 体位変換の意味と意義

ディングシートの場合、押す、引くの両方が可能である。これらの用具の代わりにリフトを使ってもよい。

　もう一つは、人的体位変換をやめて、自動体位変換マットレスとポジショニングピローに任せることである。関節拘縮が強い場合や病的骨突出が著明なときには、ポジショニングピローを上手に使って、創に影響を与えないようにするのである。

　もし、人手による体位変換しなくてもすめば、前述のように人的資源も削減でき、マンパワーをほかのケアに活用できるなどメリットは大きい。

　著者が本書でもっとも強く訴えたいことは、実はこのことなのである。

　これまで私たちは、「人の手による・体位変換」が「諸刃の剣」であることを認識していなかった。日本褥瘡学会が発足し、すでに十数年経過した現在、褥瘡ケアをめぐる環境も大きく変化している。今こそ褥瘡ケアをもう一度足元から見直すべき時期に来たのではないだろうか。

文献

1) 田中マキ子：これまで定期的な体位変換が受け継がれてきた理由．エキスパートナース 2012；28(15)：35-40.
2) 吉田時子：基礎看護－原理と方法－．メヂカルフレンド社；1955.p.161-164.
3) 東京都老人総合研究所・東京都養育院付属病院：褥瘡（じょくそう）－病態とケア－．東京都老人総合研究所；1977.
4) Groth KE:Klinische Beobachtungen und experimentelle Studien über die Entstehung des Dekubitus (in German). LXXXVⅡ、suppl. Acta Chir Scand 1942；76：1-209.
5) Kosiak M：Etiology and pathology of ischemic ulcers. Arch Phys Med Rehabil 1959；40：62-69.
6) Kosiak M：Etiology of decubitus ulcers. Arch Phys Med Rehabil 1961；42：19-29.
7) 日本褥瘡学会学術教育委員会：褥瘡発生要因の抽出とその評価．褥瘡会誌 2003；5(1-2):136-149.
8) National Pressure Ulcer and Advisory Panel and European Pressure Ulcer Advisory Panel：Prevention and treatment of pressure ulcers, clinical practice guideline. National Pressure Ulcer Advisory Panel, Washington DC, 2009.
9) Wound, Ostomy and Continence Nurse Society：Guideline for prevention and management of pressure ulcers. WOCN clinical practice guidelines no.2. IL, Glenview, 2003.
10) Defloor T, De Bacquer D, Grypdonck MH, et al.：The effect of various combinations of turning and pressure reducing devices on the incidence of pressure ulcers. Int Nurs Stud 2005；42(1):37-46.
11) 日本褥瘡学会編：科学的根拠に基づく褥瘡局所治療ガイドライン．日本褥瘡学会；2005.

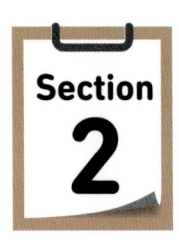

Chapter 1 「体位変換」の意義を再考する

Section 2 褥瘡の創のアセスメントと外力の影響

褥瘡特有の症状とケアとの関係

　褥瘡の創には、ほかの外傷・創傷ではあまりみられない、特有な症状がある（**表1**）。これらの症状のほとんどは、創に繰り返しの圧とずれがかかることにより生じたものである。その主な原因となっているのが不適切なケアによる「動的外力」であり、それを生み出しているのが、不適切な体位変換、身体移動、ベッド操作やおむつ交換である（創の治癒経過）。

　すなわち、褥瘡の創をみるには、褥瘡そのものが作り出す創と、作り出された創が「動的外力」によって変化した創の2種類を正しく見極める必要がある。

　創の見方として代表的なものにDESIGN-R®があり、これにより「深さ」「滲出液」「サイズ」「壊死組織」「肉芽組織の割合」「ポケット」がアセスメントされる。DESIGN-R®は褥瘡の創をみる標準的なアセスメントツールであり、これについてはぜひ押さえておきたい。

　そのうえでさらに、「動的外力」の影響をチェックする必要がある。医師、看護師が褥瘡の創を正しく・注意深く見るようにすれば「動的外力」による「創の変化」を見つけることができ、そこから、どのケアが不適切なケアであったかを推定できるようになってくる。

　ここでは、褥瘡の創の症状を解説しながら、それがどのようなメカニズムで発生するのか、「動的外力」によってどのような変化をするのかを解説する。

表1　褥瘡に特有な症状

1. 出血
2. 組織の壊死
3. 水疱
4. 浅い潰瘍、びらん
5. 外力性段差（原因：繰り返しの接線方向の外力）
6. 外力性ポケット
7. 裂隙、fissure（臀部の深い裂創）（原因：繰り返しの垂直方向の外力）
8. 深い創底の肉芽組織の塊、肉芽のフラップ、肉芽のマリモ状形成

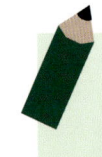

ここがポイント！
これらの症状がみられたら、行っているケアに問題がないか検証する。

Section 2　褥瘡の創のアセスメントと外力の影響

褥瘡の創に起きる症状と観察ポイント

● 出血

　観察ポイントは、出血が創のどこに生じているかである。不適切なケアによる「動的外力」が働いた場合、肉芽組織の表面が破壊され、創の中のみに出血がみられることが多い（図1）。体重が創全体にかかったことによる出血の場合、創の中だけでなく、周辺の皮膚にも圧やずれの痕跡がみられる。この場合、「静的外力」の影響も考えられる。

● 水疱

　ほとんどが「動的外力」の影響による。水疱は、圧よりずれが相対的に大きいときに、表皮と真皮の層の間に離断が起き、発生する。踵にみられることが多い（図2）。原因は、背上げ・背下げ、上方移動や体位変換時に生じた圧とずれによる。

● 壊死組織

　基本的に、壊死組織そのものと「動的外力」は直接関係しない。主な壊死組織は、褥瘡発症の段階で虚血、充血、壊死の経過を経て変化するため、その発生・排出はあらかじめ組み込まれてしまったものと考えることができる。しかし、壊死組織の状態はその後の治癒過程に大きな影響を与えるので、その観察は重要である。特に、壊死組織の断面の型が問題となる。

　まず、壊死組織の状態を観察する。乾燥している場合、融解排出されないため治癒が遅れる（図3）。発熱を伴い、厚い壊死組織が創にフタをしたようなケース（図4）は、非常に危険な状態であり、緊急で切開・ドレナージをする必要がある。肉芽形成期における動的外

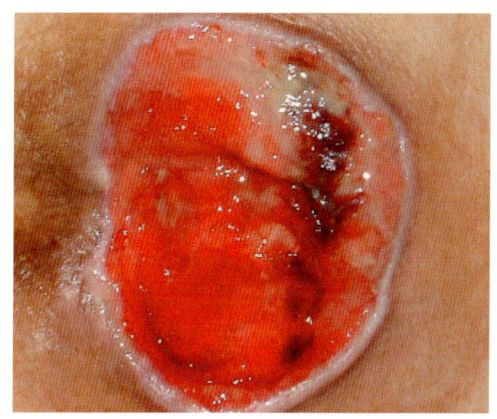

図1　体位変換や移動の際に生じた圧やずれでできた肉芽組織内の出血（血腫）

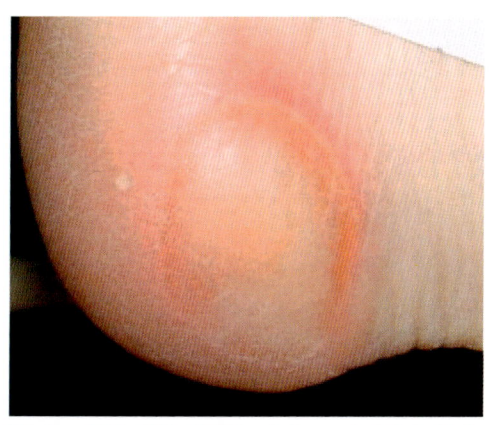

図2　圧とずれが踵にかかってできた水疱

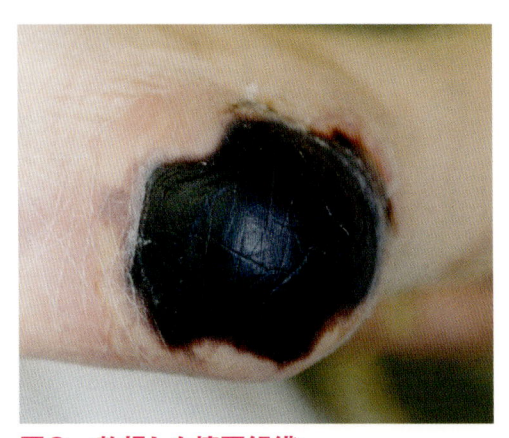

Chapter 1 「体位変換」の意義を再考する

図3 乾燥した壊死組織

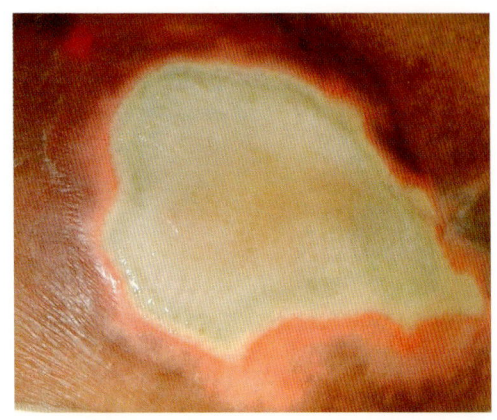

図4 著明な感染徴候のある厚い壊死組織で覆われた褥瘡 最も危険な壊死組織。下部に膿が溜まる

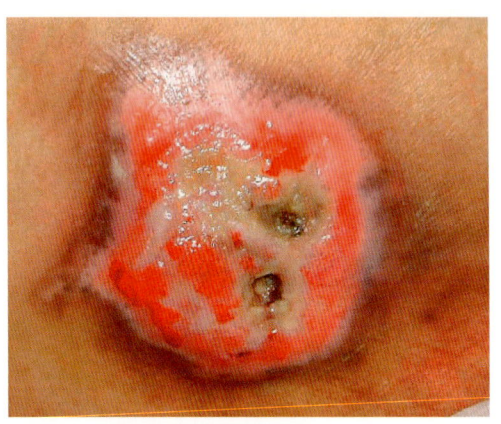

図5-1 黄色の肉芽組織① フィブリン層が厚く沈着している

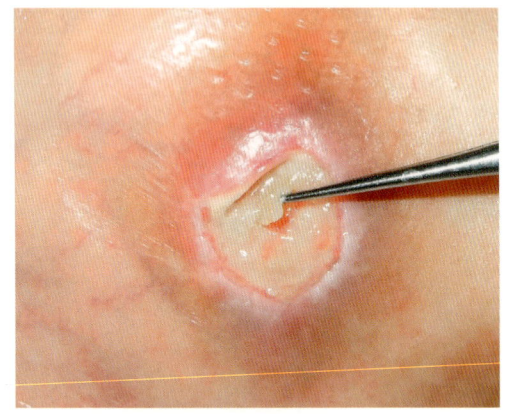

図5-2 黄色の肉芽組織② ずれにより肉芽表層が剥離し、壊死している

力による壊死は肉芽組織の表層の壊死で、黄色の融解性壊死であることが多い（**図5-1、2**）。

　壊死組織の融解排出後、形成された肉芽組織の真ん中に、新たに壊死組織が出現することがある。これは、特殊な壊死組織の経過のひとつで、砂時計状の褥瘡に発生する壊死である。これを著者はサンドウィッチ型壊死と呼んでいるが、これは、下層部分にある壊死の排出の徴候である（**図6-1、2**・p.17参照）。

● 肉芽組織

　色と状態を観察する。肉芽組織の色について述べると、鮮紅色、淡紅色、出血による黒色、青色、黒褐色などがあり、ときにはこの臨床写真でみられるような黄色もある。

　黄色の場合でもこの組織がフワフワしているときは、ずれによって肉芽の表層が剥離し、壊死したものである。黄色であっても肉芽とピタリと密着して膜状になっているときは、壊

Section 2　褥瘡の創のアセスメントと外力の影響

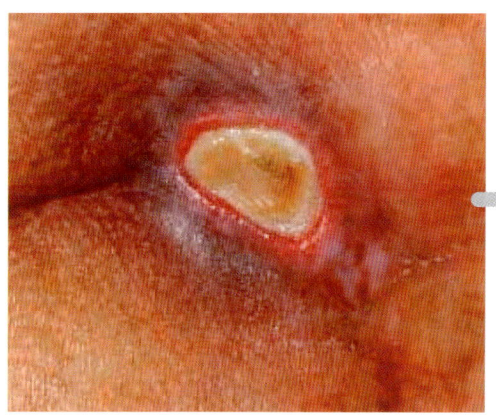

図6-1　サンドウィッチ型壊死の排出の徴候
肉芽の創面の中央部が突然、壊死となる

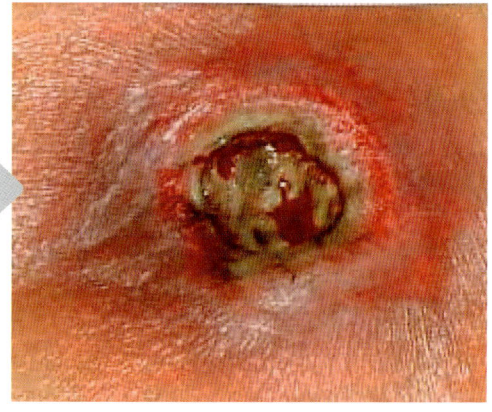

図6-2　1〜2か月後
膿状の壊死組織が流れ出てくる

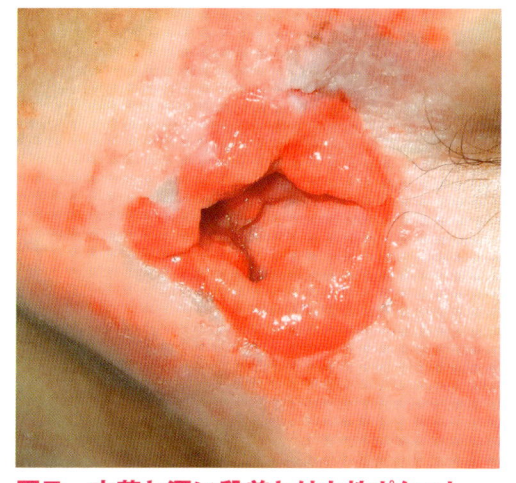

図7　肉芽と深い段差と外力性ポケット

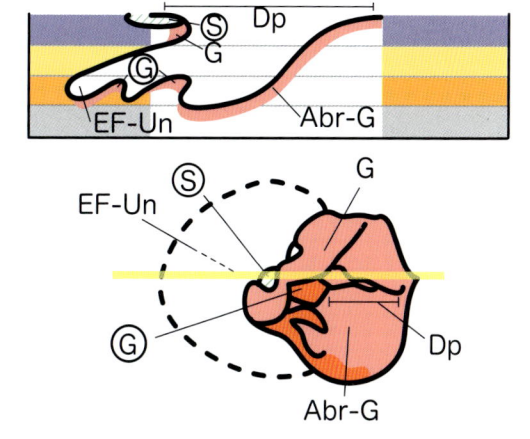

Abr-G：擦過された肉芽、Dp：段差、G：肉芽組織、Ⓖ：肉芽塊、Ⓢ：瘢痕、EF-Un：外力性ポケット（みかたについてはp84-85参照）

死組織かフィブリンが厚く沈着している状態である（図5-1、2）。

　黄色の膜があるとただちにバイオフィルムと診断する医師もいるが、多くの場合、細菌はマイナスであり、また、これは電子顕微鏡でなければ確定診断できないため、バイオフィルムは臨床的に簡単に診断できるものではないことを銘記すべきである。

　図7では、赤色を呈し、創周辺にあるのは、柔らかく、やや浮腫性の肉芽組織で、通常の肉芽組織である。一方、創内に段差がある場合に、段差の中にある硬い新鮮な紅色の部位は、圧とずれが肉芽に繰り返し加えられたことにより肉芽の表層の一部が剥離してなくなり、ただちに新鮮な肉芽が成長し、薄くカバーしている部位である。創面の中に段差が認められるが、これは外力による段差（後述）であり、溝である。圧とずれが強かった部位が深く掘れて溝状となっている。創底には繰り返しの動的外力により肉芽の表層が削り取られ、いった

Chapter 1 「体位変換」の意義を再考する

んコラーゲン層が露出され、そこに幼若肉芽層が薄く出現している（Abr-G）。さらに、肉芽塊（Ⓖ）と外力性ポケット（EF-Un）がある。いずれも繰り返しの動的外力が加わったことを示す。

● ポケット

ポケットは発生メカニズムから考えると壊死組織融解性ポケットと外力性ポケットの2種類ある。外力性ポケットは褥瘡ケアが悪いために発生したものである（**図8-1**）。

1）壊死組織融解性ポケット（初期型ポケット）

これは、褥瘡初期に生じるポケットで、砂時計状の壊死が融解した後にできる深部の空間である。

壊死組織が融解し排出されると、壊死組織があった場所がポケットになる。これは創傷治癒の流れの中でできたものであり、壊死組織融解性ポケット発生の流れ（**図8-2** の 1→2）を止めることも予防することもできない。

その状況は、エコーあるいはCTで、骨付近の壊死組織が異常陰影として認められる（**図8-2**）。

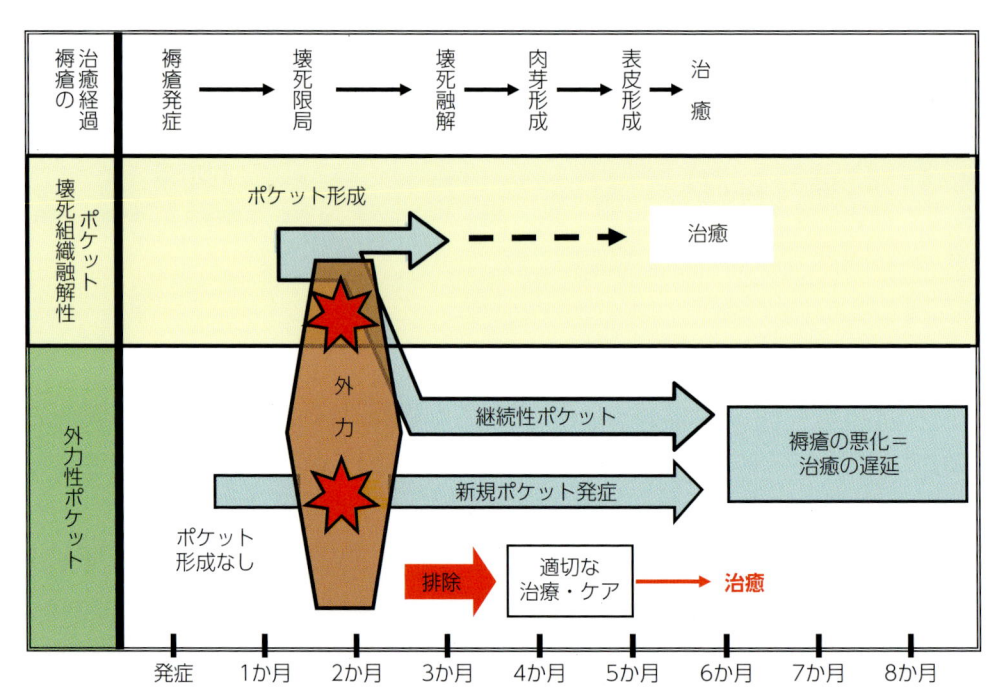

図8-1　2種類のポケット形成（ポケットの分類）の時期別・原因模式図
壊死組織融解性ポケットは、通常の壊死組織の融解経過と同じなので（外力の介在がないので）治りやすい。外力性ポケットは体位変換やおむつ交換などの際の外力によってできたものであり、これらのケアのやり方を創に優しいケア（動的外力の排除）にしなければなかなか治癒しない。

Section 2 褥瘡の創のアセスメントと外力の影響

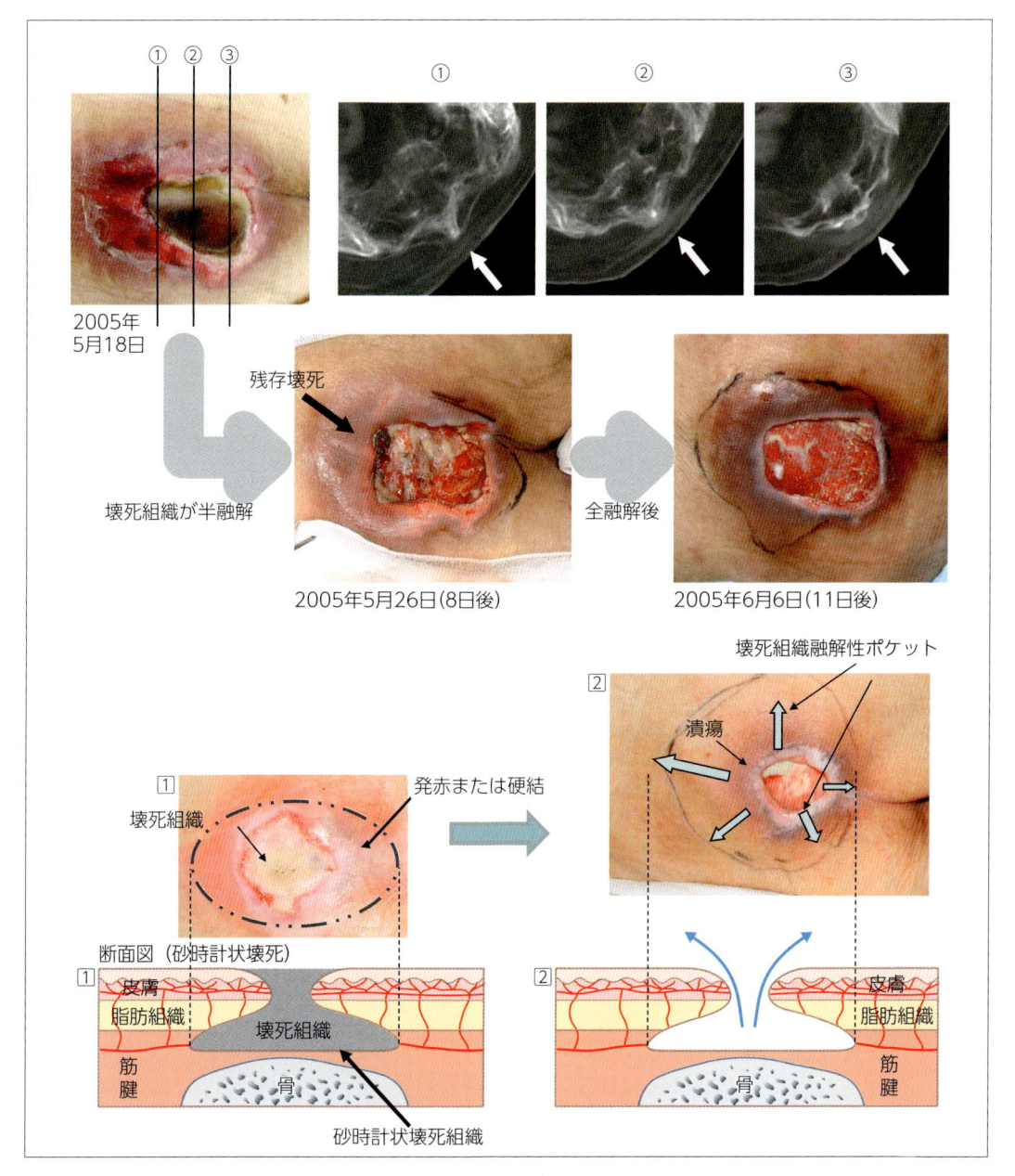

図 8-2 壊死組織融解性ポケットの発生メカニズム

【上図】壊死組織融解性ポケットの典型的経過。左上の臨床写真の表層に厚い壊死組織が存在する。右は同日の CT で骨の近くに異常陰影が広がっている。異常陰影がこれほど濃く広がっていることから、壊死組織の融解・排出とその後のポケットの発生が推定された。実際この8日後、壊死組織の一部が、11日後にはそのほとんどが排出され、典型的な壊死組織融解性のポケットが発生した。

【下図】壊死組織融解性のポケットの臨床像と模式図。

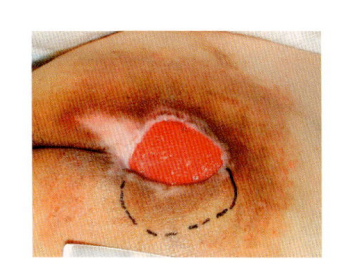

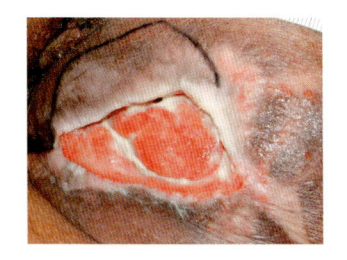

Chapter 1 「体位変換」の意義を再考する

2）外力性ポケット

　一方、外力性ポケットは褥瘡に特有で、前述のように褥瘡ケアによる動的外力によってできるものなので、ほかの外傷や潰瘍ではみられない。外力性ポケットは、体位変換での頭側挙上のベッド操作やおむつ交換などを行う際に、繰り返し加えられた「動的外力」が創に加わって、創あるいは創周辺の皮膚がゴムのように伸ばされたり、押し込められた結果、軟部組織と下部組織との間に解離が起き、発生した、主として動的外力によってポケットのような空間を発生させるものである（図8-3、4）。

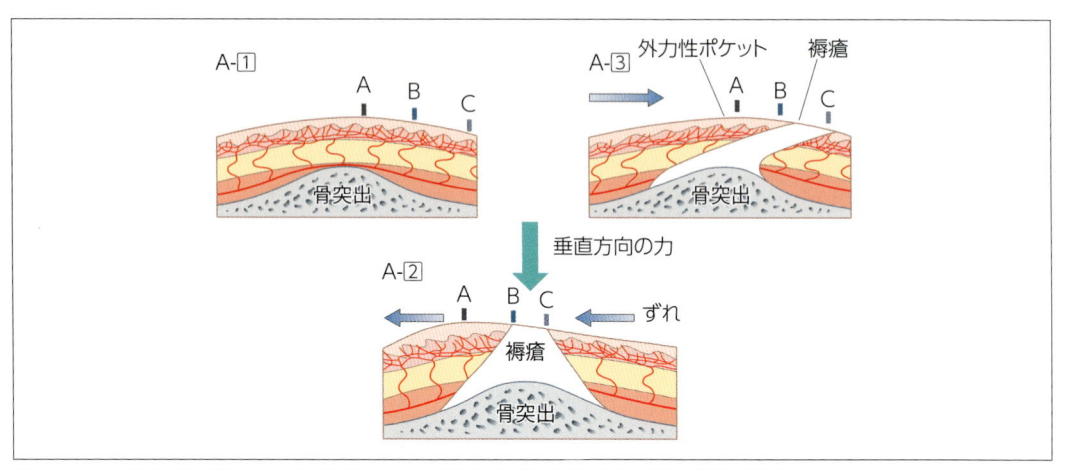

図 8-3　外力性ポケットの発生メカニズムと模式図ならびに臨床写真
外力性ポケット（大転子部：外力介在性ポケット）では、そのポケットの軸は骨突出方向に向かっている。この症例ではポケットは大転子骨頭の方向を向いている。ポケット以外の創辺縁は辺縁が創底に密着し、治癒傾向を示している。体位変換による外力が負荷されていないとき、骨の上に点Aがある（A-①）。外力が皮膚接線方向にかかり軟部組織が移動し（A-②）、骨突出の上のB-Cに体重がかかっている。体位変換が戻ると褥瘡創のB-Cはもとの位置に移動する（A-③）。そのため褥瘡のポケットの方向は骨突出の方向となる。

図 8-4　外力性ポケット
外力性ポケットの方向は骨突出に向かっている。創辺縁はポケットのある部位を除いて創底に密着し、表皮形成が始まっている。

Section 2　褥瘡の創のアセスメントと外力の影響

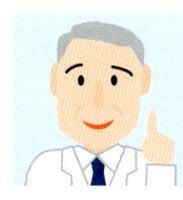

> 体位変換によって、創周囲の組織が繰り返し引っ張られたり押されることで創面が大きく変形し、それにより、褥瘡特有の症状として、段差や外力性ポケットができる。

● サンドウィッチ型褥瘡（図9）

　深い褥瘡の発生の際に、砂時計状の壊死が40％に起きるといわれているが、砂時計状壊死組織の中央のくびれ部分（軟部組織の皮下脂肪層）が外力の影響をあまり受けなかった場合、このくびれの部位に正常に近い組織が残り、表層の壊死組織と深部の壊死組織とが完全に2層化される（図9、A）。これがサンドウィッチ型褥瘡でありサンドウィッチ型壊死である。

　このサンドウィッチ型褥瘡の臨床経過は特有であり、表面からみる限り、かなりの長い期間、表面の浅い褥瘡のみしか認められない（図9、A右）。深層の病変はあるかないかもわからず不明のままであることが多い。実際の壊死組織治癒経過としては、深層の壊死組織も表層の壊死組織と同じように融解しかかっていると思われるが、表面からは見えない。その後、浅いと思われた褥瘡の肉芽創面の真ん中に突然、壊死組織が出現する（図9、B右）。

　この壊死組織の原因が外からの圧やずれでない証拠に、創の周辺に圧迫のために起きる症状がまったくみられない。肉芽組織の真ん中の壊死組織が徐々に黒色調に変化し、壊死組織は厚くなり、ついには下層の壊死組織（骨突起周辺の壊死組織）とつながる。次いでこの層の融解壊死組織が膿状の壊死として排出される（図9、C）。

　このサンドウィッチ型壊死の経過は、家族や本人からすると、ケアが悪いために褥瘡が深くなり悪化したものとみられやすい。実際に訴訟に発展した例もある。したがって、家族や本人に対してひと言でも、現在は浅く見えるが2〜3か月後に突然下の壊死組織と交通して創が急に悪くなったように見える場合があることを知らせておく必要がある。また、医療従事者もこのような臨床経過があることを知っていないと、なぜこのように褥瘡が悪化し、深くなったのかわからず悩むことになり、深刻な問題にもなる。

Chapter 1 「体位変換」の意義を再考する

A
- 2層に分かれた壊死組織
- 正常に近い組織
- 壊死

B
- 表皮
- 肉芽　黄色壊死　肉芽
- 新しく発生した壊死
- 壊死

壊死がさらに進んだ状態

C
- 表層にある浅い褥瘡と深い褥瘡が交通状態

壊死組織が排出され、ポケットができた

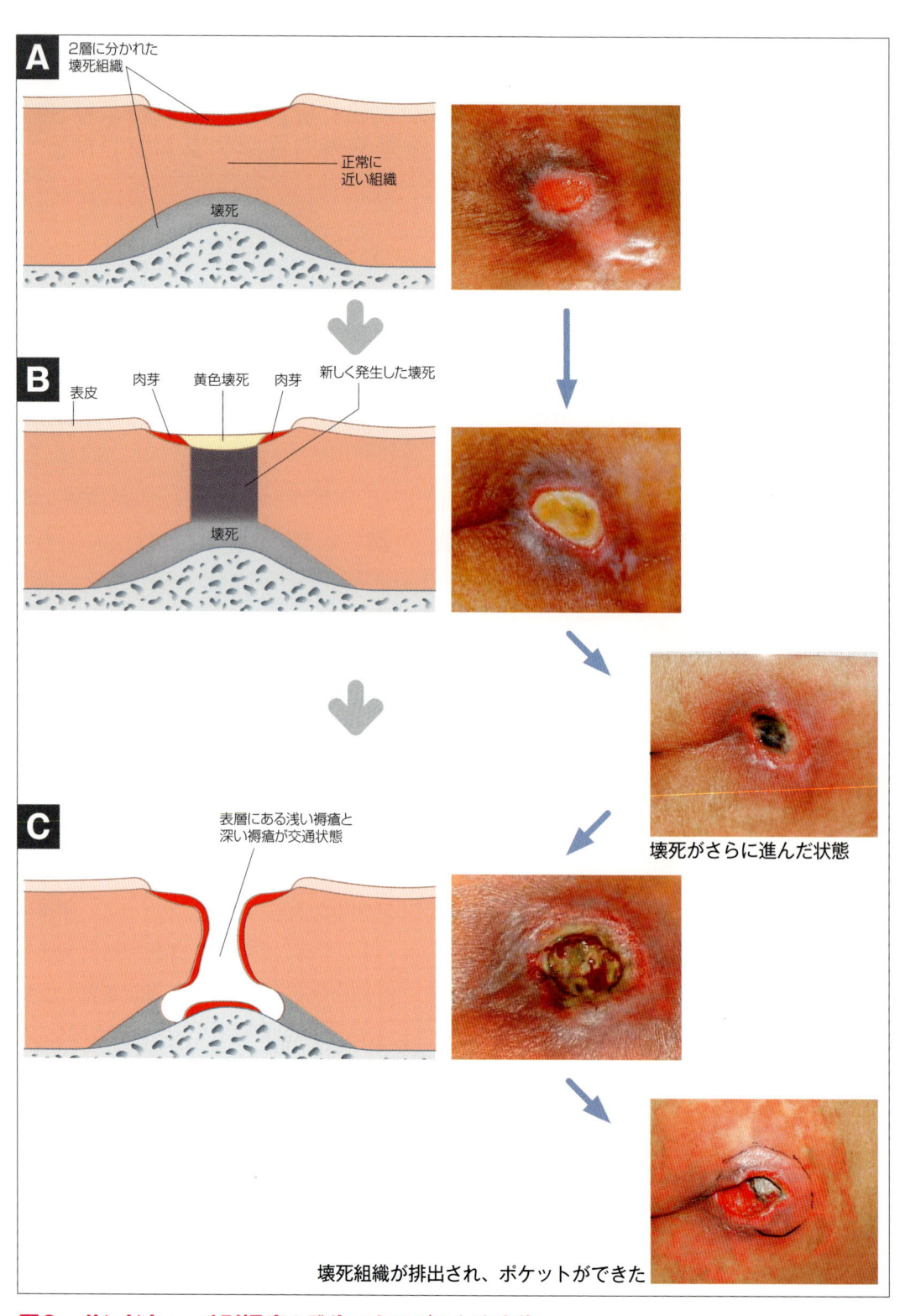

図9　サンドウィッチ型褥瘡の発生メカニズムと臨床像

Section 2　褥瘡の創のアセスメントと外力の影響

● **外力性段差、裂隙、肉芽塊、フラップ**

　外力性段差をはじめ、裂隙や肉芽塊、フラップも褥瘡特有な症状といえる。これらの症状も、主として不適切なケアにより「動的外力」が創に働き、引き起こされるものである（**図10**）。

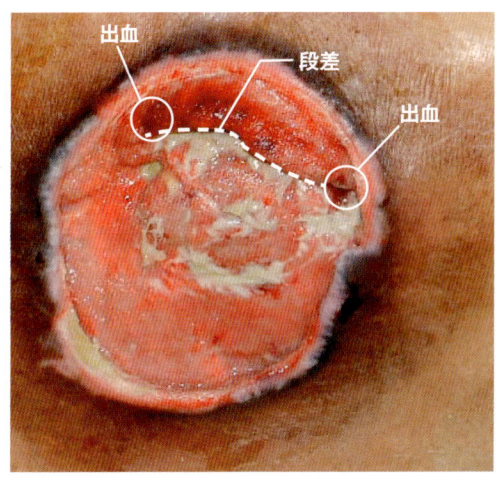

図10　外力性段差・肉芽塊
これからの症状は動的外力により引き起こされる

「動的外力」の影響による創の変化

● **創面の変化と周辺組織の動き**

　褥瘡の創は、周辺の軟部組織の影響を大きく受ける。ゆえに、これまでベッド操作の頭側挙上（ギャッチアップ）時に背部・臀部に大きな外力（圧とずれ）がかかると考えられ、特に注意が払われてきたが、創にはそれ以外に、身体のちょっとした移動や体位変換などのケア、おむつ交換のときにも大きな外力が加わる。すなわち、圧とずれ（動的外力）は全身の伸展収縮といった大きな動きだけでなく、ちょっとした身体の動きでも創に大きな影響を与えているのである。

　つまり、創の周辺は軟部組織で囲まれていることがほとんどなので、小さな身体の動きによる動的外力が、周辺の軟部組織に「残留ずれ力」（ずれの力が解放されずに、その場に残ること）などとして残りやすく、創に影響を与えるのである。しかし一方で、褥瘡は周囲に緊張のない軟部組織が多くあるほうが治癒しやすい。後述するように、肘や膝に拘縮があると、踵などと同じように軟部組織の緊張が強くなるので、創の収縮が起きにくく、難治傾向

Chapter **1** 「体位変換」の意義を再考する

となる。緊張がない軟部組織が周辺にあることが褥瘡の治癒にとってはメリットといえる。
　これらの外力は、周辺の軟部組織が創面に対して水平方向に動くか、垂直方向に動くか、大きく分けて2種類あり、この違いにより発生する症状も異なる。

● 接線方向（水平方向）の動的外力により生じる症状・創の変化

外力性段差[注]・外力性ポケット

〈外力性段差ができるメカニズム〉

　外力性段差は、創面辺縁の組織が移動することで起きる創面の症状である（図11-**A**）。

〈不適切なケアとの関連〉

　体位変換やおむつ交換などの際に生じる動的外力により同様な組織の移動が起こっている。組織の移動の繰り返しによって段差ができる（図11-**B**）。

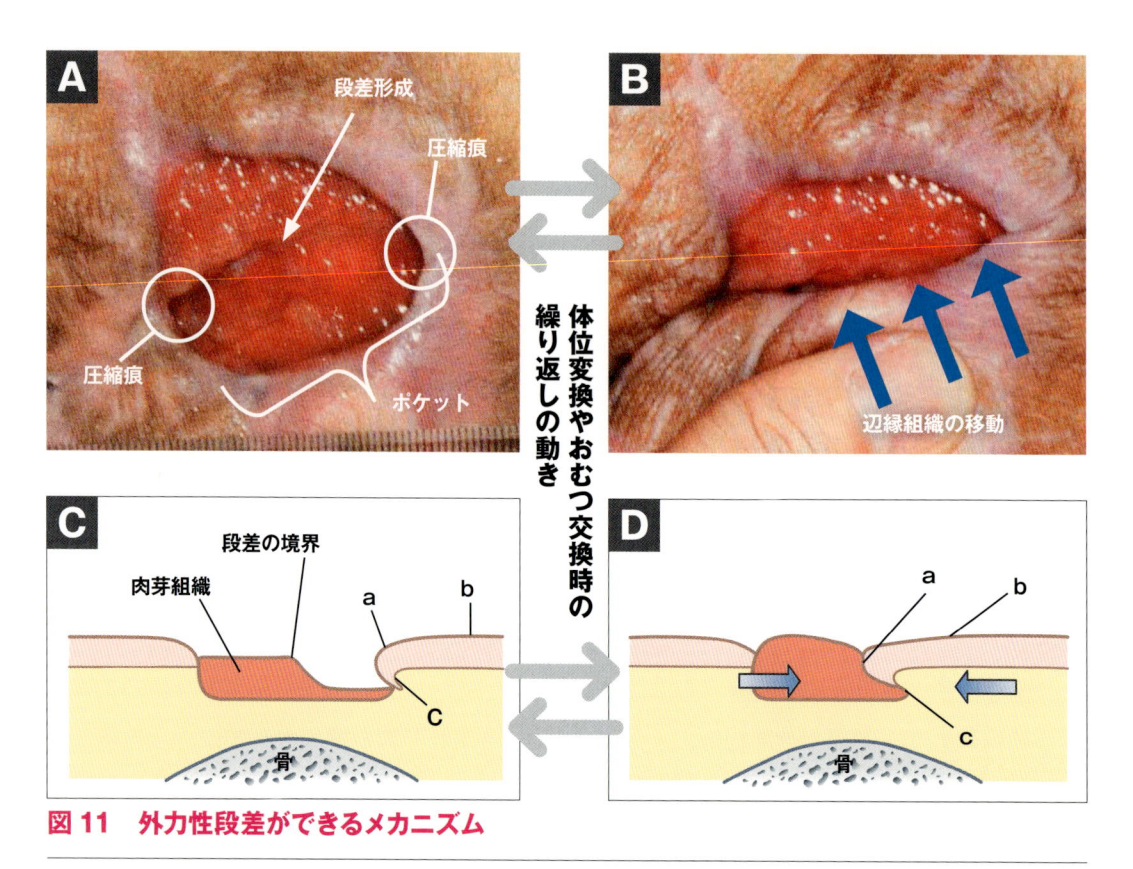

図11　外力性段差ができるメカニズム

注）段差には壊死組織融解性段差（褥瘡初期に現れる）と外力性段差がある。

Section 2 褥瘡の創のアセスメントと外力の影響

〈体位変換により外力性段差ができた臨床症例〉（図12）

AとBは創面の変化を示している。肉芽組織の中に段差がある。その右上に肉芽組織の表層壊死のため、黄色を呈している部位がある。圧縮痕と肉芽のフラップの塊（肉芽塊）もある。これは、A⇔Bのように創辺縁が繰り返し創内へ押し寄せられることで、創の肉芽の表層が脱落し、一部が壊死したものである。Cは、両側の創辺縁に挟まれた肉芽塊がフラップ状となり、茎をもった状態である。

Lecture　圧縮痕の見つけ方

図12のように創周辺の軟部組織が創のほうへ押し寄せられたときに、移動した軟部組織の両端と創辺縁が交差する部位が生じる。これは組織の動きによって異なった性質の組織間にひずみが起き、異常圧縮が起きてできる小さな症状である。著者はこの症状を「圧縮痕」と言っている。みられる症状としては、小さな切痕、裂創、辺縁や肉芽欠損となる場合が多いが、この症例のように、ときに肉芽がフラップ状となり、両方から挟まれて茎をもった肉芽塊となることもある。

この圧縮痕は、移動した塊の組織の一番端に当たるので、圧縮痕を見つけると、軟部組織

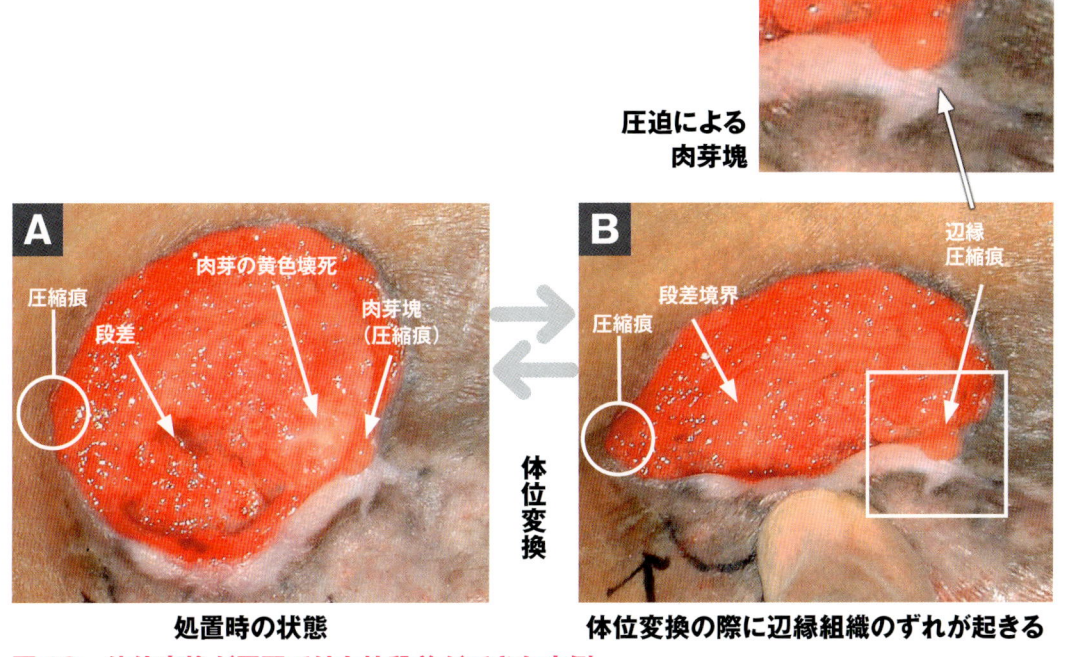

図12　体位変換が原因で外力性段差ができた症例

Chapter 1 「体位変換」の意義を再考する

がどのように移動したか、どの範囲を移動したのかが推定できる。
　図13では、第1の圧縮痕を両端とする組織の移動があったこと。第1のずれの方向（→）が推定できる。さらに、第2の圧縮痕（圧縮欠損）と第1の左側圧縮痕を両端とする組織の移動があり、第2のずれの方向（→）が推定できる。この症例では体位変換が2つの方法によって行われていたため、圧縮痕も2パターンできたものと思われる。

繰り返しの動的外力によるフラップ
〈フラップができるメカニズム〉

　フラップ（flap）とは文字どおり「翼状」の組織を指す。褥瘡のフラップとは、もともと

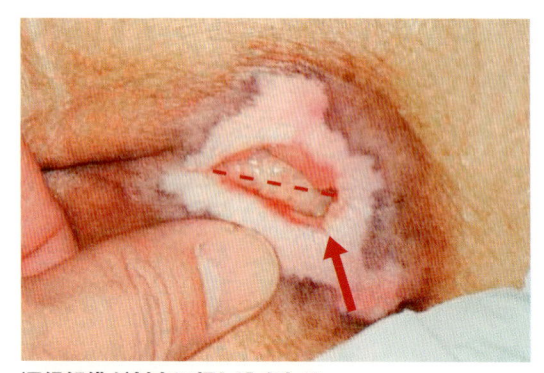

辺縁組織が創内に押し込まれる

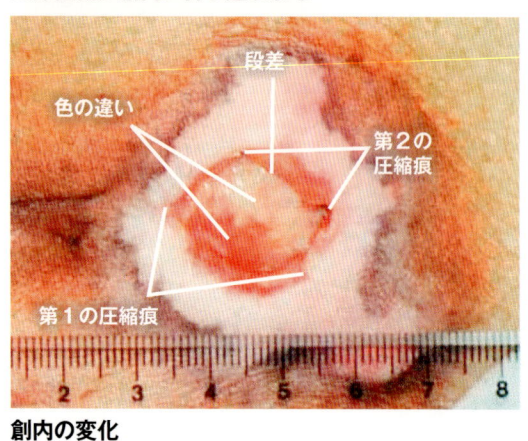

創内の変化

図13　圧縮痕の見つけ方

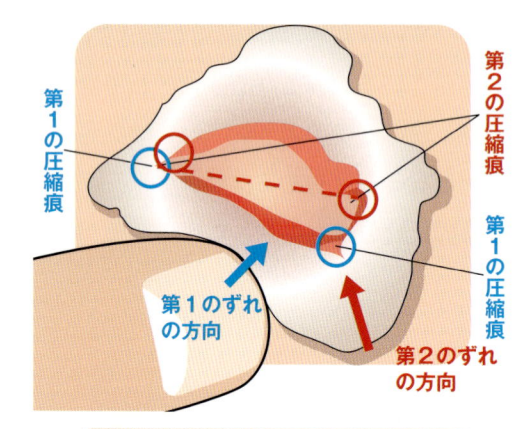

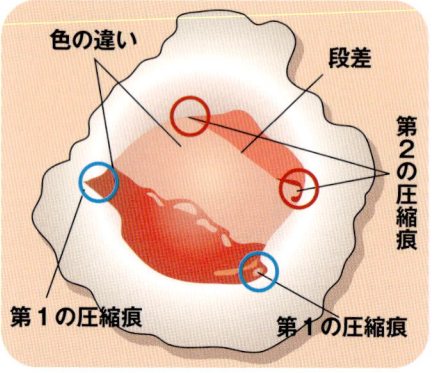

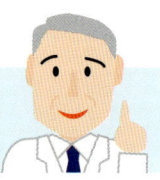

圧縮痕を見つける
→外力の方向を知ることができる

Section 2 褥瘡の創のアセスメントと外力の影響

> ### 圧縮痕はなぜできるのか？
> 圧縮痕は、移動した組織と押し寄せられた場所にある組織同士が圧により"ゆがみ"が生じてできる小症状である。組織の質が違うこと（たとえば瘢痕と通常の皮膚、肉芽と辺縁組織、新鮮な肉芽と成熟した肉芽など）によって生じやすいと考えられる。圧縮痕としての小症状とは、びらん、裂隙、欠損、壊死、小潰瘍、肉芽塊・フラップなどがある。
> 圧迫痕の数の違いは、体位変換の行われ方によるところが大きい。たとえば体位変換が多人数で行われた場合、体位変換の速度、やり方、力の程度が人によりまったく異なるため、一定方向ではなく様々な方向にずれが生じる。そのために目立つ圧縮痕はできないことがある。一方、同じパターンで体位変換が行われると、ずれの方向も圧縮される場所も一定になるため、顕著な圧縮痕が生じやすい。

存在していたものではなく、動的外力によって形成されたものである。局所が押された状態で、一定方向の力がプラス方向とマイナス方向に交互にかかり続け、伸ばされたり、もとに戻されたりすることを繰り返すと、肉芽組織の一部が「翼状」に変形する。これが褥瘡のフラップ形成のメカニズムである。

〈不適切なケアとの関係〉

「動的外力」のかかるすべてのケアが関係する。圧とずれが、常に一定方向にかかることが原因であり、ケア行為はそのほとんどが「動かす⇔もとに戻す（あるいはもとに戻る力が働き戻る）」動作だからである。それゆえ、すべてのケアがフラップ形成の原因となりうるため、ケア行為自体にかかる動的外圧を軽減すると共に、ケア後に、かかった外力の解放（圧抜き）を行う必要がある。

〈体位変換による圧とずれにより肉芽組織がフラップになった臨床症例〉（図14）

創内面にできている肉芽塊に接線（水平）方向のずれが繰り返し負荷されることで、次第に肉芽塊が引き延ばされてフラップ状となり、このフラップにさらに接線方向（水平）の力が加わることで、フラップが創外にはみ出した。そこに圧迫が加わり、部分的に黒色壊死した症例である。繰り返し水平方向の外力が起きたことを示しており、これは創面への影響を考えずに行った不適切なケア、すなわち動的外力を排除しえなかったことが原因である。

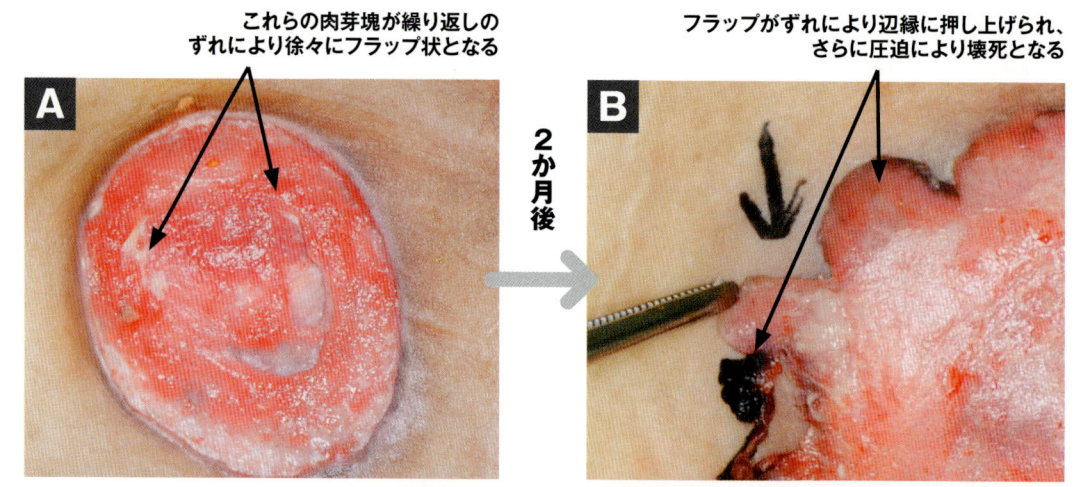

Chapter 1 「体位変換」の意義を再考する

図14 体位変換時に生じた圧とずれ（動的外力）により肉芽組織（肉芽塊）が引っ張られフラップになった症例

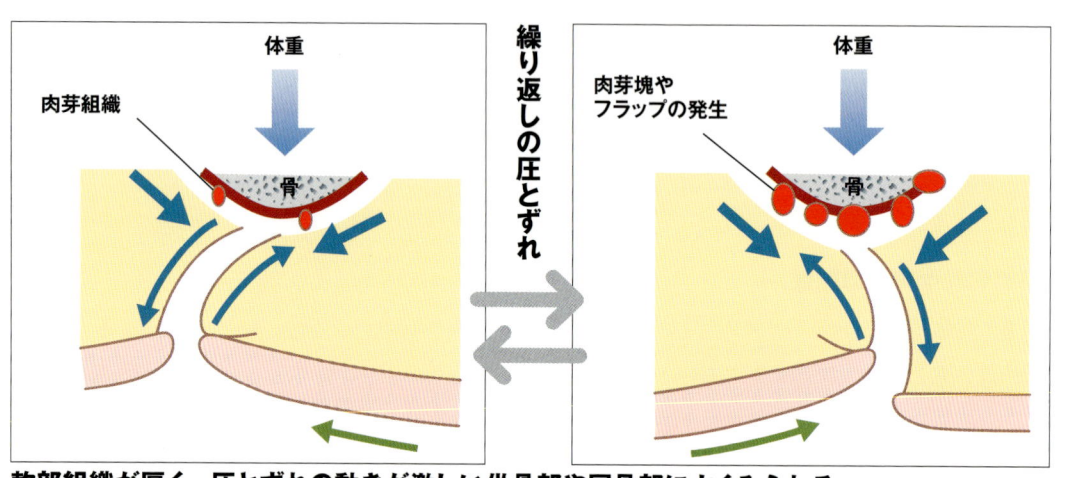

A：これらの肉芽塊が繰り返しのずれにより徐々にフラップ状となる

B：フラップがずれにより辺縁に押し上げられ、さらに圧迫により壊死となる

2か月後

軟部組織が厚く、圧とずれの動きが激しい坐骨部や尾骨部によくみられる。

図15 深部肉芽塊やフラップの発生メカニズム

● 垂直方向の外力により生じる症状・創の変化

深い創底での肉芽塊・フラップ

〈深部肉芽塊・フラップができるメカニズム〉

　褥瘡周辺の軟部組織が厚い場合、創も深くなる。このようなケースでは、創壁に垂直方向のずれ（外力）を生じやすい。坐骨部や尾骨部では、動的外力だけでなく静的外力でもこの現象が起きる。深い創底に肉芽塊や肉芽フラップを生じるのもこのためである（**図15**）。

> これらがあれば、圧とずれの繰り返しがあったと思うべき！

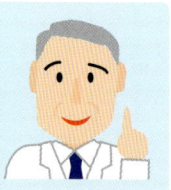

Section 2 褥瘡の創のアセスメントと外力の影響

創面が垂直方向に動く結果、創底の肉芽層における肉芽塊がこねられて次第に大きくなり、ついにはマリモ状となり、ポケットの奥にゴロゴロと存在することとなる。

〈不適切なケアとの関係〉

水平方向の場合と同様である。垂直方向の外力は、臀裂のように、軟部組織が厚く、身体にもともとある溝のような部位が起点になることが多い。

注意すべきは、垂直方向の外力は、より深部にその影響を与えるということである。水平方向の外力も問題ではあるが、その広がりは比較的に表面に留まるため、対処のしやすさがあるが、垂直方向の場合、深部に問題が拡大するため、対処の方法が限られるとともに、外力の影響も増し、その除去が容易でなくなるからである。

簡略化していうなら、水平方向の外力は表層に変化を与えるが、深部になるほど影響は少なくなる。一方、垂直方向の外力は深部に及び、深いところの創底も変化させ、肉芽塊や肉芽球をつくり、治癒を妨げるということである。

特に「要注意」の褥瘡の症状ということができる。

臨床症例

〈体位変換により繰り返しの圧とずれがかかったことで肉芽塊ができた臨床症例①〉（図16）

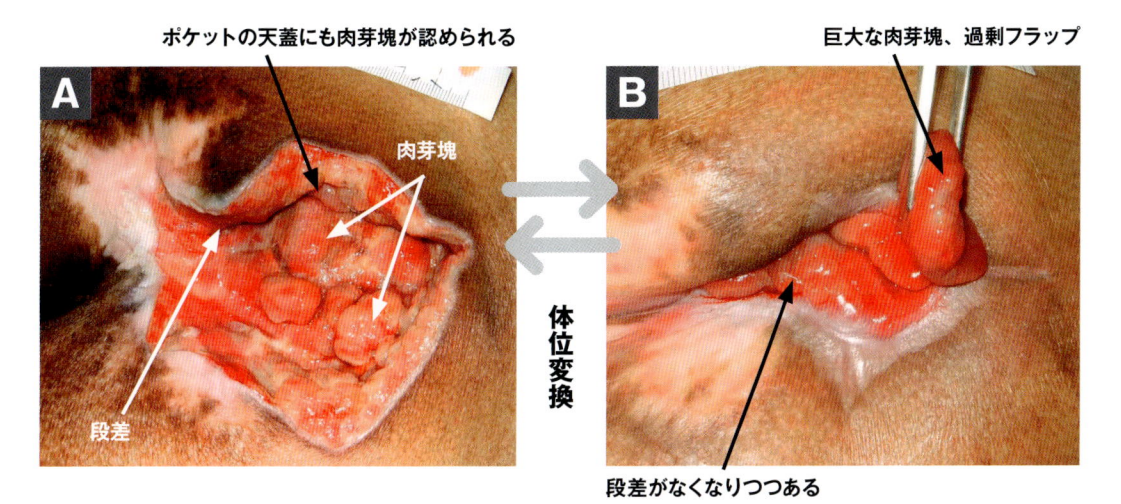

図16は、肉芽塊の経時的変化を示したものである。Aは外力性ポケットの天蓋を切除したときの創底の状態である。天蓋の下にあった創底には段差があり、そこに多数の肉芽の塊がすでに存在していたが、それほど大きくはなかった。3か月後、繰り返しの圧とずれに

図16　体位変換により垂直方向と水平方向の圧とずれが繰り返しかかったことにより生じた巨大な肉芽塊

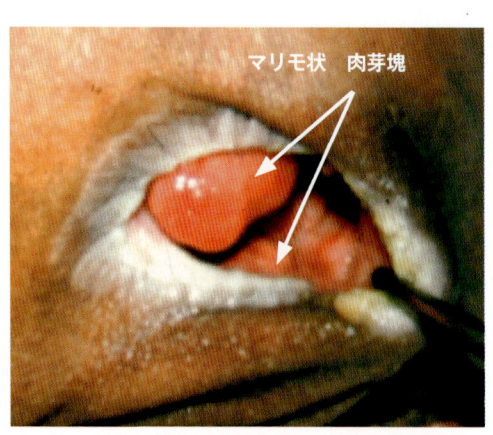

Chapter 1 「体位変換」の意義を再考する

図17 圧とずれが繰り返しかかったことでできた坐骨部のマリモ状の肉芽塊

より肉芽塊がフラップ状となり、創から飛び出した形となっている（**B**）。これは体位変換による動的外力の影響であり、垂直方向の圧とずれが繰り返し加わったことを示す。

〈体位変換により繰り返しの圧とずれがかかったことで肉芽塊ができた臨床症例②〉（図17）

　図17は、3年経過した坐骨部の褥瘡のポケットである。深い創の中にマリモ状となった肉芽塊が数個と小さな肉芽塊の集合があった。これは深い創底で圧とずれが繰り返し加えられ、肉芽層の塊がフラップとなり、最後にはマリモ状となったものである。

裂隙

〈裂隙ができるメカニズム〉

　裂隙とは、裂傷のような狭い、深い潰瘍のことである（図18）。裂隙は、臀裂の頭側にしばしば生じる。

　臀裂以外でも創の一部に異なった組織がある場合に生じることがある。たとえば創面の一部に植皮が行われ瘢痕組織がある場合に、周辺の軟部組織と皮膚とではその硬さが異なる。異なった組織間にずれが起きると裂隙ができやすく、治りにくい。

〈体位変換により繰り返しの圧とずれがかかったことで裂隙ができた臨床症例〉（図19）

　創底はそれほど深くないが、不適切な看護ケアにより、創壁となっている周辺の軟部組織が、繰り返し垂直方向に押されたり、引っ張られたりすることでずれが起き、擦れ合うことで裂隙が生じた。

Section 2　褥瘡の創のアセスメントと外力の影響

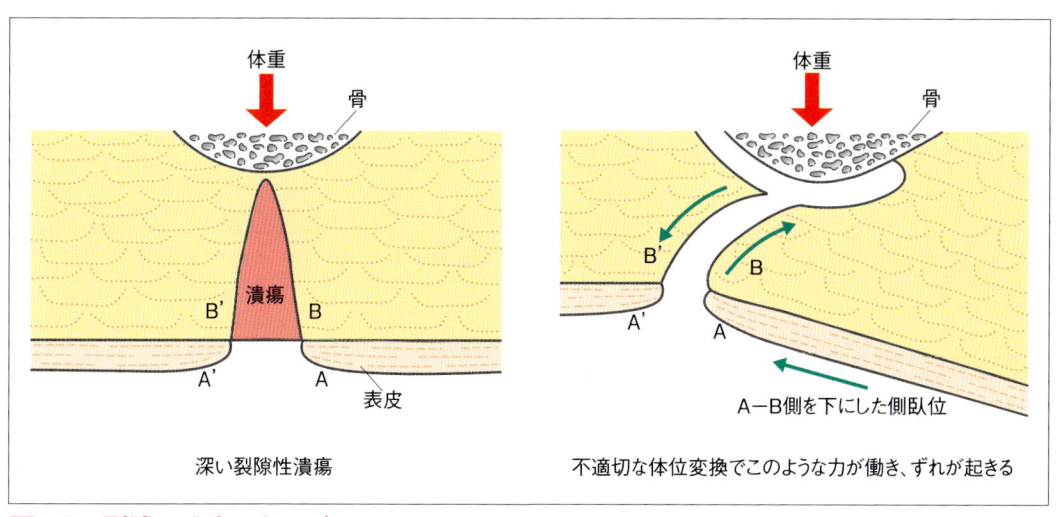

図18　裂隙の発生メカニズム

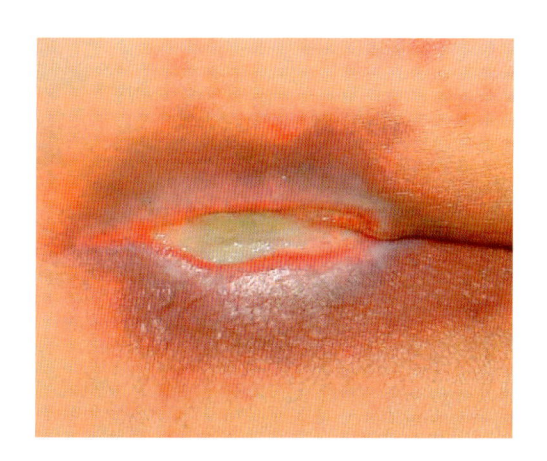

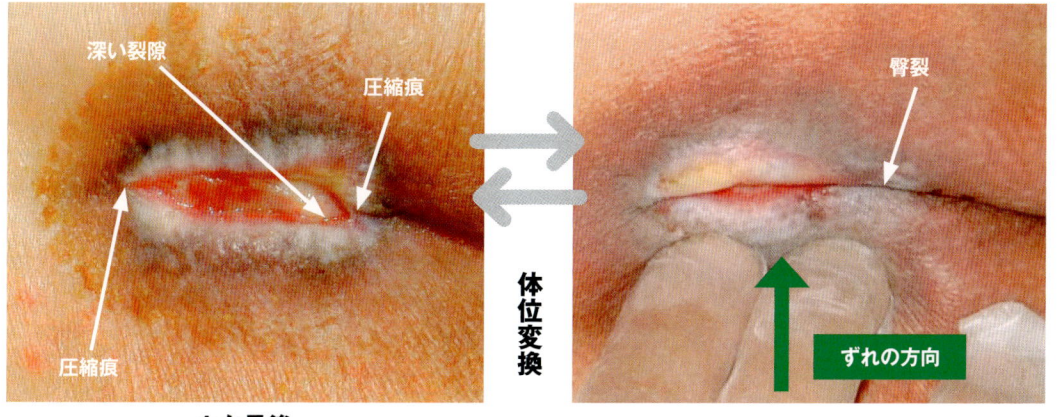

左図：深い裂隙性潰瘍
右図：不適切な体位変換でこのような力が働き、ずれが起きる
（A－B側を下にした側臥位）

ラベル：体重、骨、潰瘍、表皮、A'、A、B'、B

図19　裂隙の臨床症例

1か月後

ラベル：深い裂隙、圧縮痕、臀裂、体位変換、ずれの方向

Chapter 1 「体位変換」の意義を再考する

体位変換によって、創にどのような変化・変形が起きているかを知る

●「創面」の変形－2次元的にみた変化

図20 は側臥位から45度側臥位となったときの創面の変形を示している。Aを見ると、創の中央に深い陥凹があり、深い溝が数筋認められる。創の外縁には外力性ポケットがある。側臥位から45度側臥位にすると（B）、創面が両横の組織に圧迫され、押されて折り重なっているのがわかる。このような変形が体位変換のたびに起きるために、創面の変化が生じると考えられる。

●「創」の変形－3次元的な変化

これまで「創面」という表現を使ってきたが、実際には、褥瘡の創は2次元的に変化するのではなく、3次元的に変形する。

超ソフトシリコン（以下、SSシリコン）を使用してこの変形の度合を調べた結果、以下のことがわかった（図21）。

若干うつ伏せ気味の側臥位状態でSSシリコンを注入してとった鋳型の形を黒色のラインで示している。次いでSSシリコンが固まる前に45度側臥位にして固めてとったSSシリコン鋳型を赤色のラインで示した。

鋳型で見ると45度側臥位にしたことによる変形は著しいが、すべてが同じ変形となるのではない。創の状態と質、創の存在する部位の質や硬さ、創周辺の軟部組織の状態などによっ

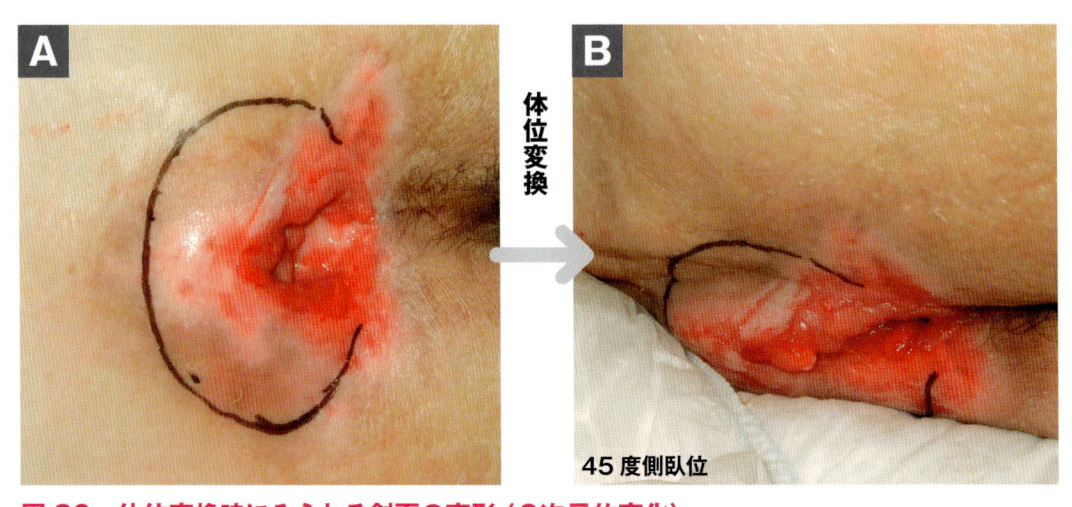

図20　体位変換時にみられる創面の変形（2次元的変化）

Section 2 褥瘡の創のアセスメントと外力の影響

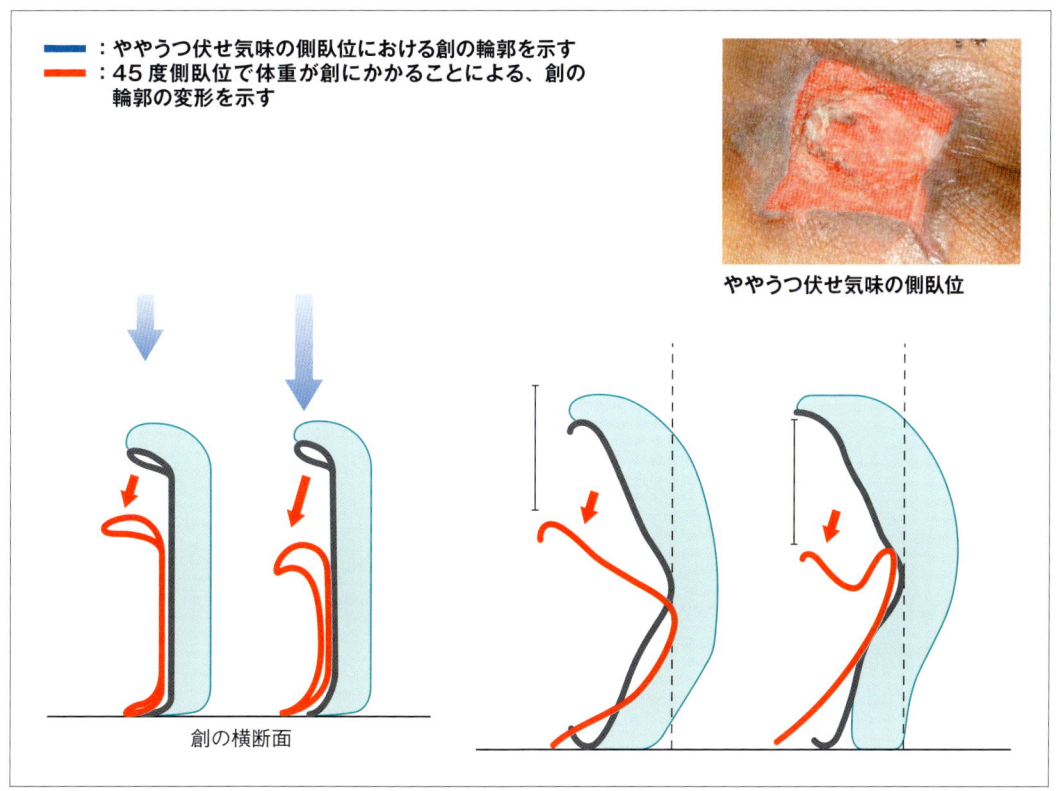

図21 体位変換時にみられる創の変形（3次元的変化）

て変形が異なり、かつ体位変換のやり方によっても創の変形の度合いが変わることを示している。すなわち、「創底が折れ曲がる」「そのまま下に押される」「創の変化がやや軽度である」など、さまざまなパターンができる。

● 体位変換時の創の変形と外力性段差

図22 は、体位変換時に、身体の移動と創への影響により、外力性段差ができるメカニズムを示している。

❶ A-B は身体であり、C-C' が肉芽内に生じた段差である。

❷のように体位変換をすると、A-B（体重）が創の深部の部位（図では後方）で、かつ下方に沈み込む。

❸創の C-B はマットレスと接触していて動かないが、身体の A-B が沈み込むと同時に創の C'-C も折れ曲がったような状態となり、C-B が創の段差の部位まで達したようになる。

Chapter 1 「体位変換」の意義を再考する

● 組織学的所見からみた創の変形

創面の組織をとって組織学的に検討すると、これらの変形を起こすメカニズムと経過の痕跡が残されている（図23）。

Aは臨床写真であり、外力性ポケットを有する褥瘡創面で、はっきりとした段差が残っている。段差内の創底ではほとんどの肉芽が削り取られており、その中に白色の組織がみられるが、この白色の部位は、組織学的所見では幼若性肉芽層がなくなり、コラーゲン線維層が完全に露出している組織像（白色）を示している。次いで幼若肉芽が発生し、露出したコラーゲン層を覆ったのが鮮紅色の層である。外力をあまり受け付けなかったのが幼若肉芽組織である。

Bは創底のいわゆる wound bed であるが、肉芽組織の表層では薄いフィブリン沈着層があり、その直下にヒアリン化した硝子様組織層がある。その直下に成熟したコラーゲン線維層がみられる。外力性ポケットの天蓋の軟部組織がこの段差境界のところまで移動してきて、創の肉芽層を剥脱させたものと思われる。この組織像は繰り返しの擦過が起きて、幼若性肉芽の表層が剥脱しては新しい幼若性肉芽が発生する像として異論はない。

Cは段差境界の外側で、通常の肉芽の構造をもった肉芽組織であり、辺縁には辺縁の表皮から伸びてきた新生表皮がみられる。構造的には通常の肉芽組織像を示しており、フィブリ

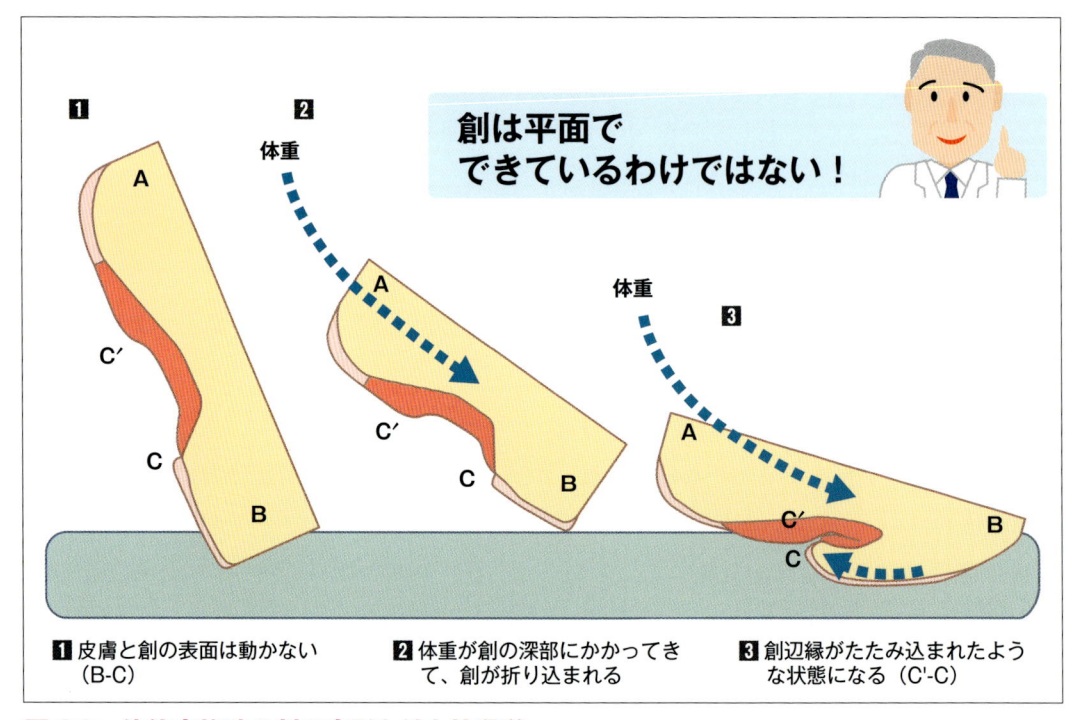

図22 体位変換時の創の変形と外力性段差

❶ 皮膚と創の表面は動かない（B-C）
❷ 体重が創の深部にかかってきて、創が折り込まれる
❸ 創辺縁がたたみ込まれたような状態になる（C'-C）

創は平面でできているわけではない！

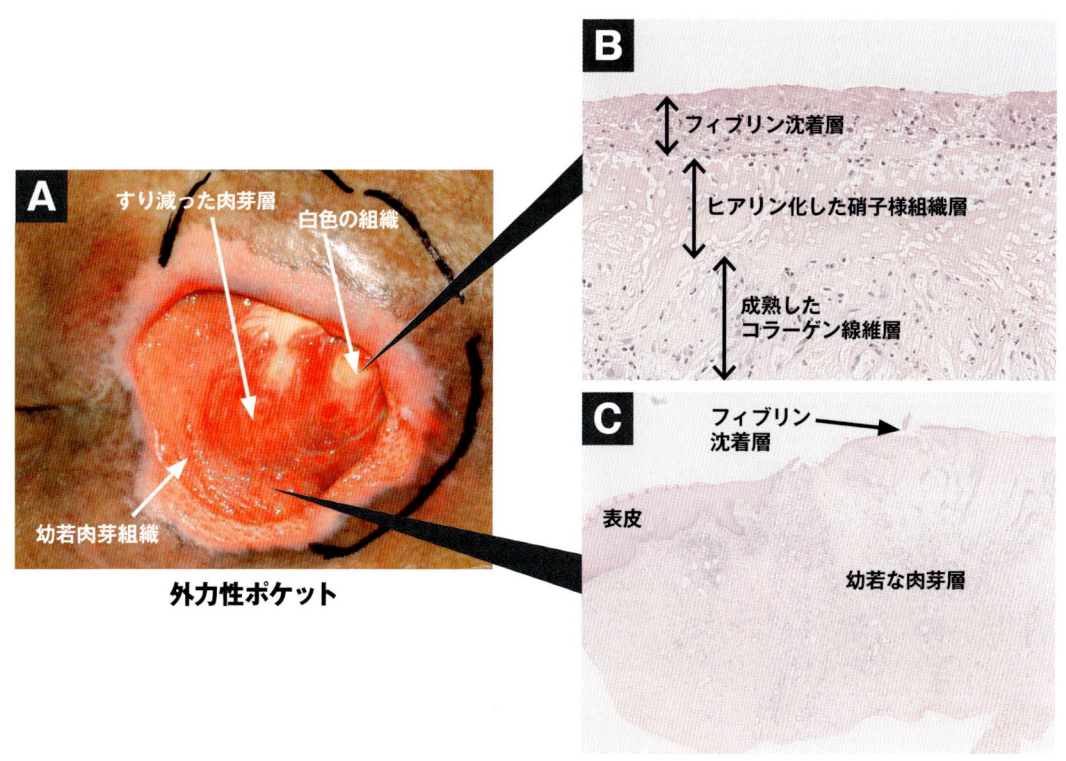

Section 2 褥瘡の創のアセスメントと外力の影響

図23 体位変換が原因で外力性段差ができた症例とその組織

ン沈着層の下に新生血管を多数もった幼若な肉芽層が成長している。

看護ケアと大転子部のポケット発生の関係を知る

　大転子部のポケット発生のメカニズムは特徴的である。この部位は下肢を動かすたびに大腿筋が動くので、この大腿筋膜とその上にある軟部組織との間にずれが大きく生じる。

　したがって、体位変換やおむつ交換時、あるいはリハビリテーションの際には、大腿部や下肢を動かすたびに大きなずれが起きるので、大転子部位の外力介在性ポケットは治りにくい。

　そのメカニズムを図24に示す。この臨床写真は、病棟で大転子部のポケットの切除を行ったときの術中の写真である。

　Aは、外力介在性ポケットの天蓋部を切除したものである。創底の白い部位は大腿筋膜であり、大腿を動かすと、この筋膜も移動する。ここで創辺縁をメチレンブルーでマークした。Bは、下肢を動かしたときのずれを大腿筋膜上で示したものである。

　Cは、このときの下肢の動きを示している。この下肢を、膝を曲げたまま、鼠径部の関節を基部として前方に移動すると筋膜も大きく動く。このとき、Bの筋膜と創辺縁の間に→の

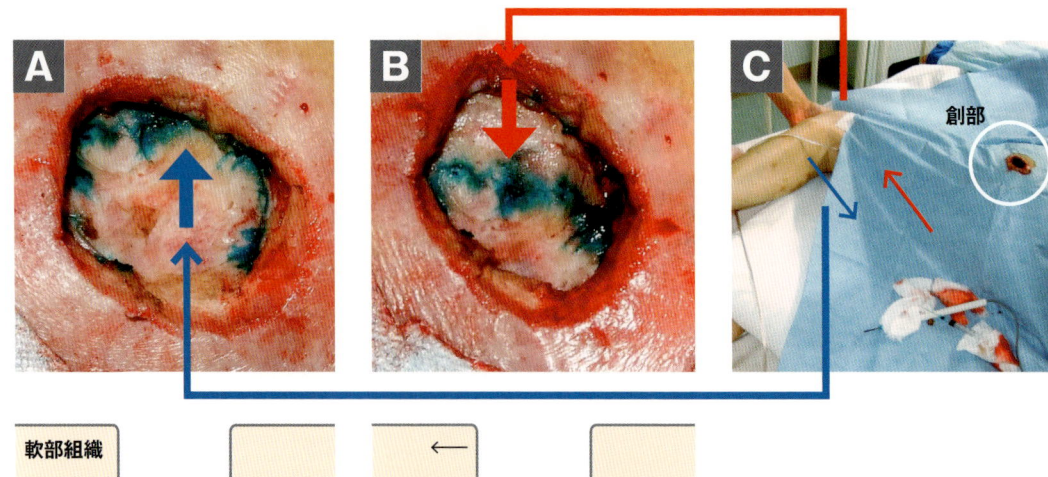

Chapter 1 「体位変換」の意義を再考する

図24 体位変換時に生じる大転子部褥瘡ポケット部のずれ

A: 大転子部ポケットの天蓋を切除し、大腿筋膜上にメチレンブルーで創辺縁をマーキングする（●はマーキングの位置）

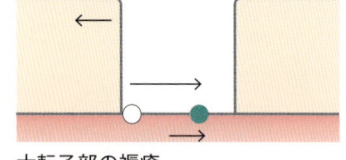

B: 大転子部の褥瘡 大腿筋膜が露出している筋膜とその上の軟部組織との間にずれを生じている（軟部組織も大腿筋膜も動く）

C: 下肢を鼠径部で曲げ、少し前方に出すと筋膜と軟部組織の動きにずれを生じる（→）。下肢を後方に下げるとずれが戻る（→）

ようなずれを生じる。下肢をもとに戻すと、大腿筋膜と創縁はもとに戻るのでAの状態となり、→のようなずれが生じる。

このような動的外力が、体位変換、おむつ交換、身体移動のたびに起きているので、この部位のポケットはなかなか治癒しない。

このように体位変換、身体移動、ベッド操作やおむつ交換のたびに創に変化を与える。このことを念頭に置いた上で、創の影響が少ない適切な看護ケア（動的外力の排除）をしてほしい。

文献

1) 大浦武彦，佐伯誠子，桐生眞由美ほか：ポケット形成のメカニズム－圧・ずれとの関係－．日本褥瘡学会誌 2005；7（1）：57-66．
2) 大浦武彦：見て・考える褥瘡ケア創面をみればすべてがわかる．中山書店．2010．
3) 大浦武彦：創を立体的にとらえチームでなおす褥瘡ケア．中山書店．2011．
4) Ohura T, Ohura N Jr.: Pathogenetic Mechanisms and Classification of Undermining in Pressure Ulcers-Elucidation of Relationship with Deep Tissue Injuries. WOUNDS 2006；18（12）：329-339.
5) Ohura T, Ohura N Jr., Oka H: Incidence and clinical symptoms of hourglass and sandwich shaped tissue necrosis in stage IV pressure ulcers. WOUNDS 2007；19（11）：310-319.

Chapter 2
創への影響（動的外力の排除）に配慮した体位変換の方法とそのエビデンス

Section 1
創に優しい「人の手による」体位変換

Section 2
自動体位変換マットレス
（人の手による体位変換"なし"）の検討―オスカー®―

Chapter 2 創への影響（動的外力の排除）に配慮した体位変換の方法とそのエビデンス

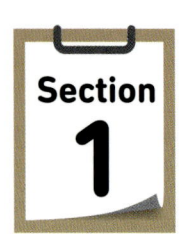

Section 1 創に優しい「人の手による」体位変換

人の手による体位変換の考え方

　創に優しい体位変換とは、創に悪影響を与えない適切な看護ケアである。前述したように、これは創に対して動的外力を与えないようにすることである。

　一方で、体位変換は褥瘡ケアに、（おむつの装着が適正である場合においては）おむつ交換は排泄ケアになくてはならないものである。しかし、これらのケアを行うにあたって、身体の移動をゼロにすることは現実には不可能である。

　そこで、考えるべきは、これらのケアを行うにあたって、①身体の移動を、そのケアの価値を減じない範囲で、なるべく小さくすること、②これらケアによる身体の移動が、褥瘡の創になるべく悪影響を与えないようにすること、の２点である。

　体位変換において、現時点で推奨されるのは、ポジショニング手袋（図1）とスライディングシート（図2）を用いた体位変換である。

ポジショニング手袋とスライディングシートを用いた体位変換

　褥瘡ケアの現場で、ポジショニング手袋の使用は徐々に広がりつつあるが、十分ではない。スライディングシートの活用はまだまだの感がある。

　ポジショニング手袋は、体位変換時に用いる、ナイロンの素材で作られた大きな手袋であ

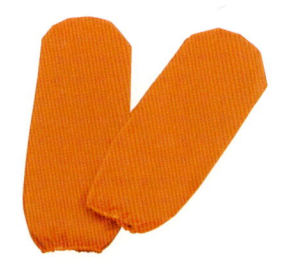

図1　ポジショニング手袋
（ポジショニンググローブ®、モルテン）

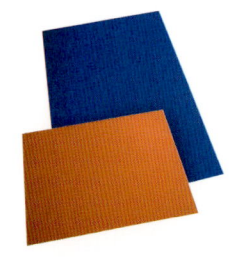

図2　スライディングシート
（スマイルシート®、タイカ）
二重になっているので重たくても動きやすい。

Section 1　創に優しい「人の手による」体位変換

る。表面は滑りやすくなっていて、裏（内）側はそれほどでない。この手袋を装着し、両前腕を揃えて（両前腕の先端1/3位までは間をあけない）、患者の骨突出部と創部付近に挿入する。患者の身体の対側に自分の手が出たところで患者の身体を自分のほうに引き寄せる。このとき患者の身体を持ち上げるのではなく、水平に引き寄せる（**図3**）。

　すなわち、患者の骨突出部の下に両手を挿入し、創と創周辺の軟部組織一帯をお互いが動かないようにお盆のようにして乗せ、創を含む周辺を一つの塊として移動させるのである。ポジショニング手袋は滑りがよいので、褥瘡周辺に腕を挿入するときにも、（たとえ創の下に入れても）創に与える動きは微小で、患者を両前腕に乗せたまま引き寄せるので体位変換時にも創への影響が少ない。

　このとき、あわせてスライディングシートを用いるとよい。スライディングシートもナイロンの素材でできており、2枚重ねとなっている滑りやすいシートである。これを身体の下、特に踵付近にまで敷くことで、患者の身体の移動が、よりスムーズになる。

　体位変換を2人でする場合は、スライディングシートを敷き、次いでこのポジショニング手袋を装着して、同じ方向から手を入れて患者の身体を引き寄せる。1人は仙骨部に前腕を揃えて入れ、もう1人は肩甲骨下に手を入れ、頭部と一緒に手前に引き寄せる。そこから体位変換が必要であれば、引き寄せた後に患者の身体をローリングさせる。手袋だけでは、患者の身体を押しにくいが、スライディングシートを使えば、患者を押したり引いたり上に滑り上げたりすることができる。

よく行われがちな不適切な方法

　これらは非常に簡単な動作である。しかし、これを実施することがなかなか理解されない現実がある。それは、褥瘡周辺に両腕を入れ、手掌と肘関節の間（脈をとる場所から肘関節に向かって15cmぐらいの場所）に創を含む周辺部を乗せることを、なぜか怖がってしまい、どうしても両手を揃えず、15〜20cmくらい離して患者の身体の下に手を入れてしまうのである。両手を揃えないと、両前腕がお盆のようにはならず、創が両腕の間に落ち込み、結果的に創や骨突出部を引きずってしまう。これでは創に「動的外力」を最大にかけているのと同じである。創とその周辺を腕に乗せるようにすることが、動的外力の排除につながるということを、正しく理解しなければならない。

　同様に、体位変換時にはシーツの質も大切である。多くの病院・施設ではタオルケットを"横シーツ"として使用していることがあるが、これは摩擦係数が高いのでよくない。したがってスライディングシートを使用すべきである。

　意外に注意が払われないのが、おむつ交換のときである。ポジショニング手袋をはめて、

Chapter 2 創への影響（動的外力の排除）に配慮した体位変換の方法とそのエビデンス

① 両手にグローブを装着する

両前腕の先端1/3程度を揃える

② 骨突出部の両側に、両手を一緒に入れる

○

両腕をできるだけ近づけ、骨突出部（褥瘡の患部）を前腕部で支えるようにする

よく行われがちな悪い例

×

骨突出部（褥瘡の患部）の両側に腕を挿入する

③ 両手を静かに、水平に引き寄せる

腕は持ち上げない。水平に動かす

腰を落として行う

創部を引きずってしまう

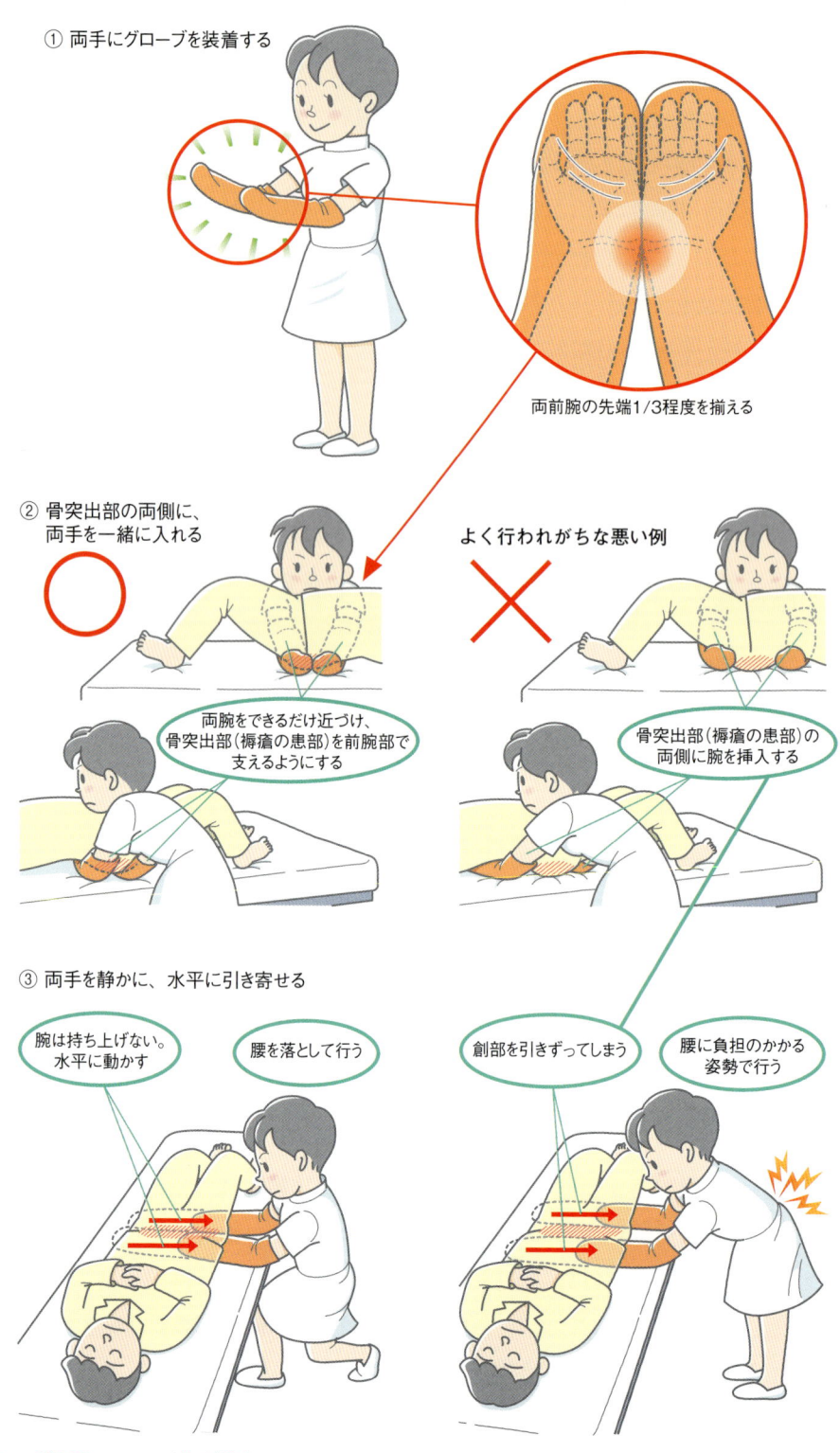

腰に負担のかかる姿勢で行う

図3　ポジショニング手袋を用いた体位変換

Section 1　創に優しい「人の手による」体位変換

創に優しく側臥位で行う方法もある。また、鼠径部を曲げると、大転子部の動きが大きくなる（p.31～32参照）ので、あまり曲げないように注意したほうがよい。創の安静を保つためにはこの点が盲点となっている。

それでも課題が残る夜間排泄の問題

　創に優しい体位変換、人の手による"体位変換なし"の工夫、すなわち自動体位変換マットレスの利用を考えるようになって、クローズアップされてきたのがおむつ交換の際の創に対する影響であり、これをどのようにして軽減させるかである。問題は、おむつ交換の時間間隔をもっと長くとれないか？　夜間に行わなくてもすむ方法がないか？　などの問題に対する回答の模索となる。そこで到達したのが、①持続吸引ができる「ヒューマニー」の使用（p.70～71参照）であり、②おむつ専門家が提唱する夜間におむつ交換しなくてもすむ方法である。人の手による体位変換"なし"に加え、適切な処置をした上で夜間のおむつ交換もしなくてすめば、患者の睡眠や安楽が確保され、病院や施設はもとより、在宅においても労働力の削減ができることになる。

　夜間のおむつ交換対策は、これからの大きな課題といえる。

　おむつの専門家である浜田きよ子氏（高齢生活研究所所長、排泄用具の情報館「むつき庵」代表）は、著書の中で次のように述べている。

　患者と看護、介護の状態によっては、夜間の排泄ケアをしたくない場合があるが、そのときはおむつの専門家の意見に従って決めるのがよい。選択の基本として、排泄インナー・アウターと、おむつを2つの用途に分けて考えるべきで、排泄アウターとしてはテープ止め紙おむつを使い、尿取りパッドは立体ギャザーの中に入る大きさのものを使用する。

　"2ウェイパンツ"は新しいカテゴリーの紙アウターである。パンツ型紙おむつのような履き心地と、テープ止め紙おむつと同じ程度の吸収性がある。形はパンツだが併用する尿取りパッドは大きなものが可能である。

　寝たままの状態でパンツ型紙おむつの尿取りパッドを交換するのは大変であるが、次の方法で簡単に装着できる。
①2ウェイパンツの破線部分を下から破ると、止めるテープが出てくる。
②尿取りパッドを交換した後、出てきたテープをそのまま平行に止める。

　これは、日中はパンツタイプの紙おむつを使用している人が、夜間は濡れのためにテープ止め紙おむつを使う場合などを想定した方法である。

Chapter 2 創への影響（動的外力の排除）に配慮した体位変換の方法とそのエビデンス

現時点における夜間排尿（おむつ交換）対策

夜間において課題となるのは、体位変換だけでなく、夜間排尿（おむつ交換）である。この夜間排尿について医療の現場では持続導尿ができれば最もよい。しかし、介護の世界では何らかの理由でこの持続導尿ができない場合が多い。

これに対しては、現時点で決定的な解決策はない。しかし、十分な効果を期待できる工夫はある。夜間、排尿をさせないことは望ましくないし、人道的でもない。とすると、排泄した尿に対する工夫をするしかない。現時点で可能な方法は、以下の3点である。

① 人手をかけて、創に優しいおむつ交換を行う
② おむつ交換をしないですむおむつを使う
③ 尿吸引ロボ「ヒューマニー」を使用する

①については、おむつ交換の際の人員を増やして対応する方法、②については、おむつを吸収力のあるもの、かつよく患者にフィットするものを用いるなどの工夫をする方法、③については、尿吸引ロボ「ヒューマニー」（ユニ・チャーム ヒューマンケア）を使い、自動的に尿を吸引するという方法である。

以下、上記①〜③により難治性褥瘡を治した症例を紹介する。

● 症例1　アルファプラ ウェルピー®を上手に使って"人に手による体位変換なし"と複数の人力による便のためのおむつ交換でポケットを伴う褥瘡を治癒させた例

札幌の平成会病院では"人の手による体位変換なし"とする工夫を行った。人的な体位変換をしないですむように、アルファプラ ウェルピー®（以下、ウェルピー）のブーメランを2つ組み合わせ、臀部に挿し込み仙骨部を浮かせるようにし、褥瘡治癒に成功した。

うぇるぱ高知のグループではスタッフ全員がウェルピーを上手に使い、適切なポジショニングができるように徹底させていたが、札幌の平成会病院では、検討の結果、スタッフ全員の褥瘡ケアをレベルアップし、皆が同じように同じレベルでポジショニングを行うのは難しいと判断し、ブーメランを2つ組み合わせ、2つが広がらないよう軽く固定し仙骨部が浮くようにした。

人の手による体位変換を"なし"とするためにブーメラン2つでつくった円座状の中央部に仙骨を入れ、ウェルピーで周辺を固定した上で、クレイド®の自動体位変換に任せた。これによって徐々に褥瘡は治ってきたが、なかなか完治しなかった。治らない原因は、持続導尿していたが便のためのおむつ交換が必要で、その際の身体の移動で起きる創に対する圧とずれのせいであった。そのため、おむつ交換の際に2人で抱え1人がおむつ交換をする

Section 1 創に優しい「人の手による」体位変換

ように、"創に優しいおむつ交換"を行うようにした。すると褥瘡はみるみるうちに治癒に向い、完治した。

　ただし、医療施設では導尿や便のコントロールもできるが、在宅を含めた介護の分野では難しい。また、この方法はおむつ交換に2〜3人の人手を要するので、すべての病院、施設でこの方法を用いることはできないだろうと思う。しかし、この事例は、体位変換対策とともに夜間排便対策として効を奏した例として参考にすべきである。

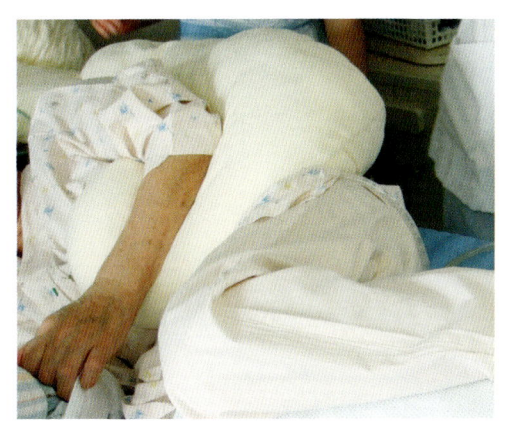

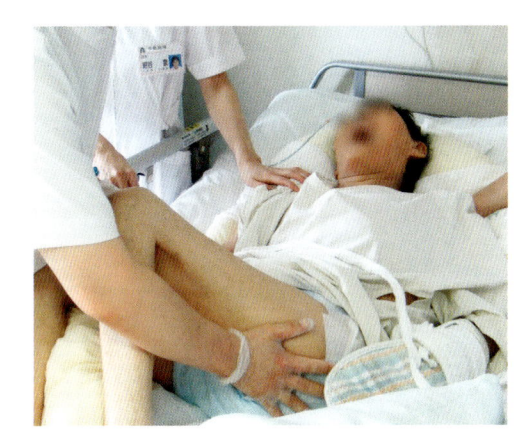

図4　アルファプラ ウェルピー®を使った体位変換

● **症例2　アルファプラ ウェルピー®によるポジショニングと、おむつ交換"なし"で褥瘡を完治させた例**

　生き活きサポートセンターうぇるば高知の下元佳子氏らは、在宅褥瘡ケアの場合、患者家族ならびに介護士にあまり負担をかけないケアを行っている。夜のおむつ交換についてはなるべくおむつ交換をしなくてもすむようにしている。以下、実施しているケアの一例を示す症例を紹介する。

留置カテーテルと褥瘡との関係

　留置カテーテルは、褥瘡治療に有効に働くといわれている。それは尿が創面に「悪さ」をするものと単純に考えられていたからである。著者もこれまではそう考えていたが、今ではこの考えは間違っていると思っている。留置カテーテルが褥瘡の創によいといわれる本当の理由は、おむつ交換の操作を行わなくてもよいからである。

Chapter 2 創への影響（動的外力の排除）に配慮した体位変換の方法とそのエビデンス

【事例】 90歳代の女性．在宅で生活をしていたが、認知症があり徐々に悪化し転倒の回数が増加。入院後に右仙骨部と同側大転子部に褥瘡ができた。それぞれポケットが形成されており、内部で交通しそうなほどのひどい状況であった。円背があり、ベッド上の姿勢は全身の筋緊張が高くなっており、上下肢ともに屈曲し、縮こまるような姿勢を取っている。

【褥瘡の原因】 日常的なベッドの頭側挙上によって仙骨部に発生していたずれ・圧迫と仙骨部の褥瘡リスクを回避するために側臥位をとらせていたが、その際に大転子部に褥瘡が発生したと思われる。また、頭側挙上時に背抜きも行われていなかった。

【対応】 ベッドの頭側挙上回数を減らすように指示するとともに、骨突出部位のみで体重を支えることを防ぐため、マットレスと身体の間にポジショニングピローを設置し、身体の重さを取るようにポジショニングを行った。一定時間ごとに姿勢を変更する必要があるため、仰臥位・側臥位ともにピローを入れる位置について病棟ナースと共有し、病棟でのポジショニングの徹底を図ると共に必ずポジショニング手袋を装着して圧抜きを実施するようにした。

このような対応により、ポケットを伴う難治性の褥瘡が約1年で治った。

【夜間尿対策】 この症例では夜になるべく「体位変換なし」とする工夫をしており、またおむつについても夜間はなるべく交換なしですむようにした。すなわち、おむつは吸収力があって臀部にフィットするものを選び、夜10時頃から朝6時までおむつ交換をしないですむようにした。これによるトラブルは特にない。最近は、可能であれば尿吸引ロボ「ヒューマニー」を使用しているという。

Section 1　創に優しい「人の手による」体位変換

雰囲気でなく、エビデンスをもったケアを行う

　ポジショニング手袋もスライディングシートもさほど高価なものではないので、ぜひ導入を勧めたい。

　体位変換を含め、他者により行われる身体の移動は、それをされる側にとっては心身ともに大きなストレスである。たとえば、体重の重い患者の場合、イチ、ニのサンのかけ声のもと身体を持ち上げられ、ときにはドスンと身体を着地させられる。される側からすると、びっくりするし、創へのダメージだけでなく、拘縮がある場合はそれを促進する原因にもなる。また、このような体位変換では、される側だけでなく、する側にも、腰への負担がかかるなどの問題があり、「褥瘡ケアのために、一所懸命行っている体位変換」にもかかわらず、褥瘡の治癒にとって妨げになるばかりか、悪いことばかりが起きている。

　本書で繰り返し述べたいのは、「褥瘡の創が回復するために必要な、創に優しい（すなわち、動的外力を排除した）体位変換」と、「実際に行っている体位変換、すなわち静的外力の排除のみを考え、動的外力の排除を考えていない体位変換」を可能な限り近づける必要があるということである。

　前述したように、ポジショニング手袋の使用時に両腕を離して、直接、そこに創やその周辺部が乗せないで（無意識にでも）間隔を空けてしてしまうのは、このことがわかっていないからである。仰臥位時、創は（直接でないにしろ）ベッドに触れている。宙に浮いているわけではない。常に圧は受けているのである。しかし、そこにかかる圧はさまざまな工夫により最小に制御されているのである。したがって、その状態をそのまま保持するために、「乗せて、水平移動させる」のである。両腕の間隔を開けるのは、おそらく「創に触れてはいけない」と考えているからだろう。しかし、創は（たとえ持ち上げたとしても）腕や手をはずす段階で、必ずベッドに接触し、その際に必ず圧とずれの影響を受ける。また前述したように、創は周辺の軟部組織から大きな影響を受ける。ゆえに、周辺の軟部組織が変形するような状態をなるべく避けなければならない。このことから、創に直接刺激を与えるような行為はよくないというイメージが優先すると、ここで説明したような体位変換になってしまう。

　なぜ体位変換が必要か、それはどういう方法であれば望ましいのかを、事実の裏付けをもって整理する必要がある。

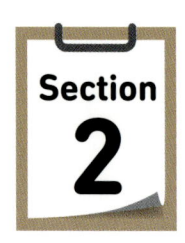

Chapter 2 創への影響に配慮した体位変換の方法とそのエビデンス

Section 2 自動体位変換マットレス(人の手による体位変換"なし")の検討
―オスカー®―

自動体位変換マットレスの評価

　創に優しい人の手による体位変換については、前述のとおりである。

　しかし、もし、もう一つの選択肢である、自動体位変換マットレスに体位変換を任せることができれば、人の手でないので創を押したり引っ張ったりしないで、ゆるやかな体位変換が自動的にできる。現時点で完全なデータは揃っていないが、少なくとも自動体位変換マットレスを使用した際に呼吸機能や消化器機能にほとんど影響を与えないことがわかっており、かつ創の治癒には非常によいことが確認されている。

　現在、自動体位変換マットレスとして市販され、かつデータがあるのは、モルテン社の自動体位変換マットレス「オスカー®」である。これは高機能タイプのエアマットレスで、寝心地もよく使いやすい。ところが、自動体位変換について一部のユーザーから小さい身体の患者では自動体位変換をした際に身体が滑ったり、転がったりするので困るとの声があると聞いている。オスカー®はこれまでの自動体位変換マットレス（クイレド®、モルテン社）と違い、それほど滑らない構造となっているのだが、小さな身体の人、関節拘縮のある人や病的骨突出が著明な人には、ポジショニングピローの併用が推奨される場合がある。

　関節拘縮が強い人や病的骨突出が著明な人に、オスカー®を使う場合、大腿基部から膝下に高さや横幅が十分なポジショニングピローを置き、踵や仙骨部が少し浮くくらいの高さにしておくと、滑ったり転がることはないし、また圧とずれも生じない。

　注意が必要なのは病的骨突出の場合である。病的骨突出とは寝たきりとなったとき、臀筋や大腿筋に廃用性の筋委縮が起き、仙骨部と大臀筋の表面との間に相対的な高低差が出たものだが、これが高度であると褥瘡が発生しやすいので、発赤や浅い潰瘍ができたときにはポジショニングピローを併用したほうがよい。

　また、おむつ交換も創に対する影響が大きいので、前述のポジショニング手袋を使って体位を変え、創に影響を与えないようにすることが大切である。通常のおむつ交換のやり方では褥瘡を悪化させる。

Section 2　自動体位変換マットレス（人の手による体位変換"なし"）の検討—オスカー®—

オスカー®（自動体位変換マットレス）の機能

オスカー®は、実際に使ってみて非常に優れたものだと思う。
オスカー®は、体圧分散式マットレスに求められる重要な9つの特性を備えている。

1）国内最高レベルの体圧分散性能（図1、2）

身体と接触するマイクロエアセルは、特殊な工法により、表面をフラット（平ら）にすることで体圧分散性能を向上させている。
下部にはそれぞれのマイクロエアセルに連動したフィッティング層を配置してある。

※フィッティング層は、ウレタンフォームの＜ハイブリッドタイプ＞とエアだけの＜エアタイプ＞の2種類となっている。

2）優れた除圧性能（2種類の圧切替モードがある）

患者の身体状況と自動体位変換の動きに合わせて圧切替で＜安定重視＞と＜除圧重視＞（凹凸、除圧）が選択できる便利さがあり、マニュアルモードを使用すると、好みの動きに設定できる。

a) 圧切替＜安定重視＞モード

自動体位変換をするときや圧切替の動きを抑えたいときは、身体の安定性を確保するため、身体の75%をマイクロエアセルで支え*、残りの25%で除圧を行うように設計されている。

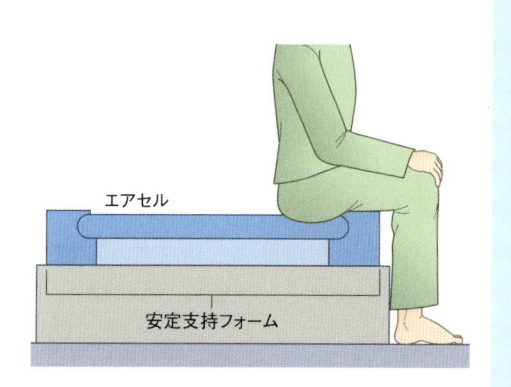

図1　体圧分散性能

> ここで紹介するオスカー®は、人の手に頼らない体位変換を行うのに最適である。売り込みをするわけではないが、著者はこれまで、臨床家として体位変換の扱いには相当苦労してきた（本書で紹介したケースにも、これまでの体位変換にまつわる苦労のエピソードを記している）が、これを使うようになって、あまり苦労なく、人の手に頼らない体位変換ができるようになったことは喜ばしい（ただし、関節拘縮患者などにはポジショニングピローとの併用が必要）。

Chapter 2　創への影響に配慮した体位変換の方法とそのエビデンス

		仰臥位
		背抜き後
被験者A （BMI：27.5）	オスカー®	15.8
	通常のマットレス （マットレスの かたさ：普通）	46.2
被験者B （BMI：18.9）	オスカー®	14.5
	通常のマットレ ス （マットレスの かたさ：ソフト）	56.7

被験者A（BMIは27.5）では、通常のマットレスの上では、エルゴチェック上で黄色～青色の圧がかかり、最大圧は46.2mmHgである。一方のオスカー®では、黄色の圧は出ておらず、最大圧は15.8mmHgである。

被験者B（BMIは18.9）では、通常のマットレスの上では、エルゴチェック上で黄色～青色の圧がかかり、最大圧は56.7mmHgである。一方のオスカー®では、黄色の圧は出ておらず、最大圧は14.5mmHgである。

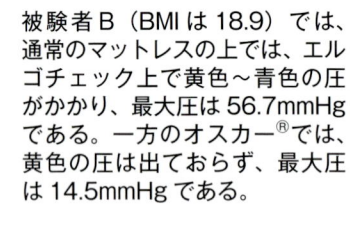

図 2-1　体圧測定データ（オスカー®と通常のマットレスの比較）

＊自動体位変換の課題として、傾けたときに身体が滑って移動してしまう現象があるが、この原因の一つとして、傾けた状態で圧切替をすることで徐々に移動してしまうことが考えられる。そこで、傾けた状態で圧切替をしても身体が滑りにくいように、身体の支持面積を従来の50％から75％に増加させて、安定性を向上させてある。

b) 圧切替＜除圧重視＞モード

自動体位変換をしないときで、圧切替の動きが気にならないときは、除圧面積を増やすため、身体の50％をマイクロエアセルで支え、残りの50％で除圧を行うことができるようになっている。

3）優れたずれ力対策性能

身体が動いたときには必ず残留ずれ力や残留圧が存在するが、これを自動的に排除する機能である。すなわち、「背上げモード」「リハビリモード」にすると自動的に背抜き・圧抜き動作を行い、ベッドの背上げ時や背下げ時に背中にかかる苦しさを緩和させるようになっている。

Section 2　自動体位変換マットレス（人の手による体位変換"なし"）の検討—オスカー®—

		背上げ		
		45度	70度（フル）	
		背抜き前	背抜き前	背抜き後
被験者A (BMI：27.5)	オスカー®	26.7	41.8	36.2
	通常のマットレス（マットレスのかたさ：普通）	69.6	72.5	67.8
被験者B (BMI：18.9)	オスカー®	22.4	30.7	33.2
	通常のマットレス（マットレスのかたさ：ソフト）	68.0	68.1	56.2

図2-2　体圧測定データ（オスカー®と通常のマットレスの比較）
被験者A（BMIは27.5）では、通常のマットレスの上では、45度側臥位で最大圧69.6mmHg、70度で72.5mmHgとなっている。これに背抜きをすると67.8mmHgになり、背抜きの効果が表れている。

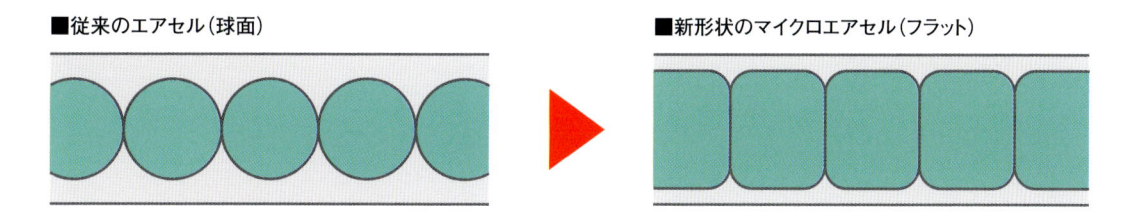

■従来のエアセル（球面）　　■新形状のマイクロエアセル（フラット）

図3　寝心地を向上させる性能

4) 寝心地の向上（図3）

　表面形状がフラット（平ら）なマイクロエアセルを用いており、マイクロエアセルの形状がよりフラットになることで、凹凸感が解消されるため、マットレスに寝た際の心地よさを向上させている。
　また、マイクロエアセルと連動するフィッティング層が寝返りなどの動きやすさを向上させている。

5) 生活動作のための安定性と安全性（エアマットレスの弱点を対策）

マットレスの下部および両サイドに高密度・高反発系の安定支持フォームを配置することで、マットレスの安定性と安全性を高めている。

6) 寝床内の＜ムレ対策＞（エアマットレスの弱点を対策）

室温と同じ乾いた空気を足元側から送って寝床内の湿った空気を換気する（図4）ことで寝床内の「ムレ」をなくすような構造となっている（身体を冷やすための冷房機能や温度調整機能ではない）。

ムレ対策はアセスメント＆フィッティングモードの「発汗」項目の判定結果により、自動で設定される。入浴後や清拭などで寝床内が通常よりも高い湿潤状態になった場合には、アシストモードの「強力除湿」で速効性のある「ムレ対策」ができる。

マットレスの足元2か所にあるフレッシュエアダクトから、シーツを通し拡散された微弱な空気が寝床内に送り込まれ、寝床内の湿った空気と入れ替わることで「ムレ」をなくす。

7) 寝床内の＜冷え対策＞（エアマットレスの弱点を対策）

エアセルが冷たい外気で冷やされないように、常温（32℃程度）に維持する（図5）ことで、寝床内の「冷え」をなくす（温熱療法（患部を温めることでの各種治療）や電気毛布など身体を直接温めるための暖房機能や温度調整機能ではない）。

「冷え対策」はアセスメント＆フィッティングモードの「冷え」項目の判定結果により、自動で設定される。

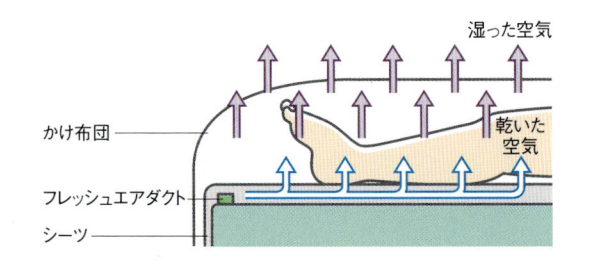

図4　ムレ対策

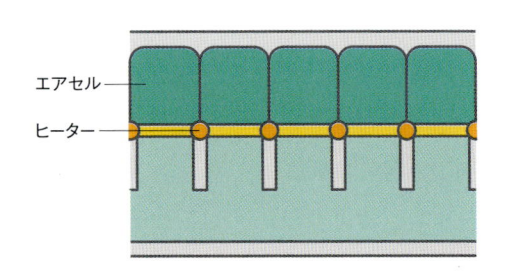

図5　冷え対策

Section 2　自動体位変換マットレス（人の手による体位変換"なし"）の検討—オスカー®—

8）患者に優しい体位変換

4つのポジショニングセルで体位変換を行う（図6）。

下肢用ポジショニングセルがひざを曲げながらひざ部〜大腿部を優しく傾け、上体用ポジショニングセルが腰部〜肩部を優しく傾ける。

9）さまざまな目的で使用できる体位変換

a) 自動体位変換機能

自動体位変換は"仰臥位→側臥位→仰臥位"を一連の動きで行う。体位変換時には、下肢用ポジショニングセルが膨らむことで体位を安定させるため、最適な体位変換を行うことができる（図7）。

身体状況に合わせて体位変換の「所要時間」と「角度」を自動で設定可能となっている。

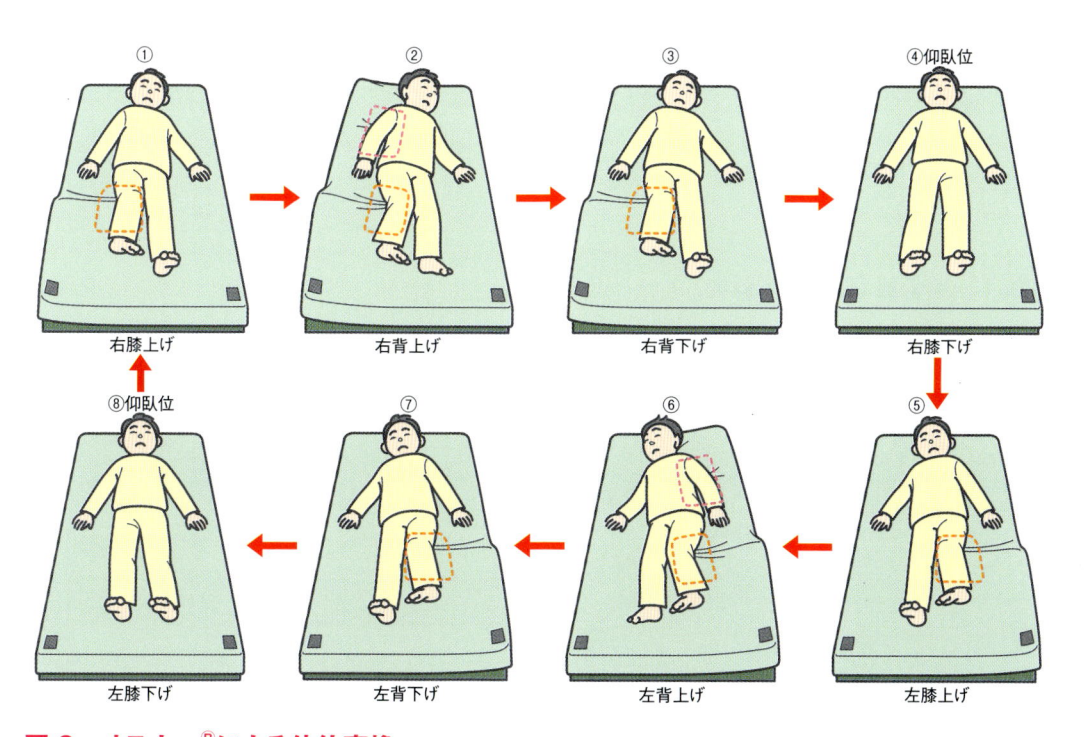

図6　オスカー®による体位変換

今までの体位変換と違って、一度に（一気に）側臥位とするのではなく、大腿部をまず傾けて（①）、次いで腰と肩を持ち上げて傾ける（②）。もとに戻すときは肩を先に戻し（③）、次いで腰と大腿部を戻して仰臥位とする（④）。右側を上げるときも左側とまったく同じで⑤→⑥→⑦→⑧となる。

Chapter 2 創への影響に配慮した体位変換の方法とそのエビデンス

【症例①】臀部（体圧、ずれ力）

左右の体位変換をする際に、右臀部は15mmHgの変化量があり、ずれ力も1.2Nの違いがある。右と左の差は圧が40mmHg、ずれは3.8Nであり、十分体位変換されていることがわかる。

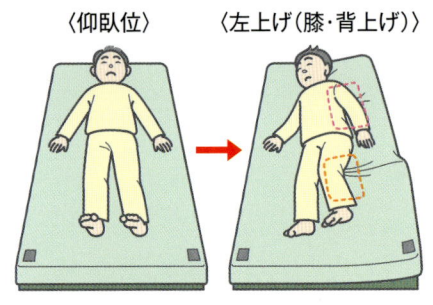

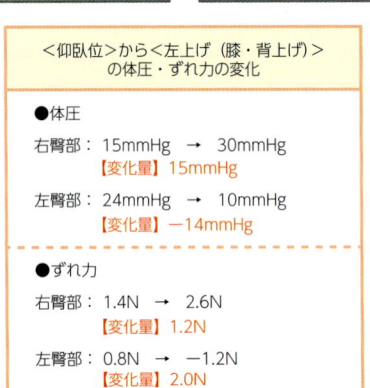

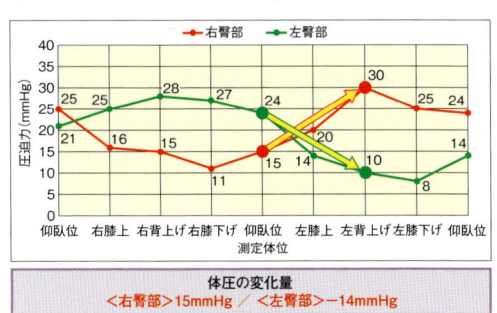

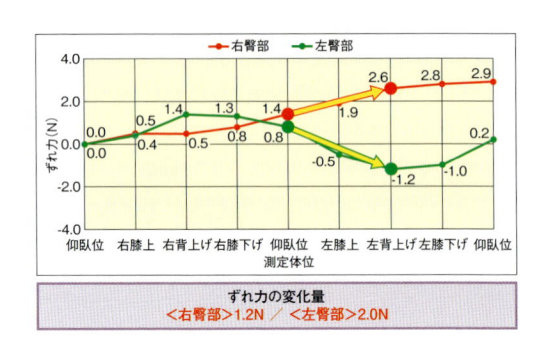

〈仰臥位〉　〈左上げ（膝・背上げ）〉

<仰臥位>から<左上げ（膝・背上げ）>の体圧・ずれ力の変化

● 体圧
右臀部：15mmHg → 30mmHg
【変化量】15mmHg
左臀部：24mmHg → 10mmHg
【変化量】−14mmHg

● ずれ力
右臀部：1.4N → 2.6N
【変化量】1.2N
左臀部：0.8N → −1.2N
【変化量】2.0N

体圧の変化量
<右臀部>15mmHg ／ <左臀部>−14mmHg

ずれ力の変化量
<右臀部>1.2N ／ <左臀部>2.0N

【症例②】仙骨部（体圧、ずれ力）

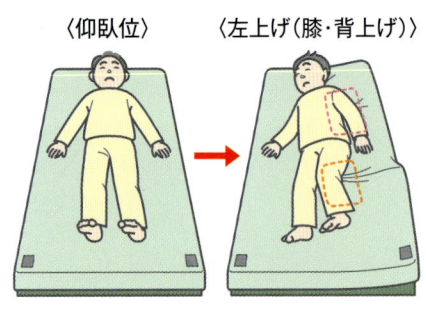

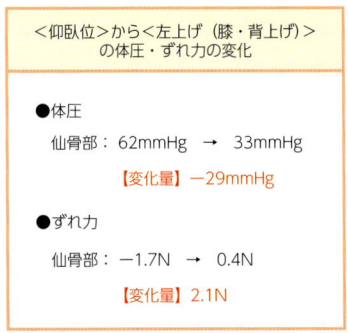

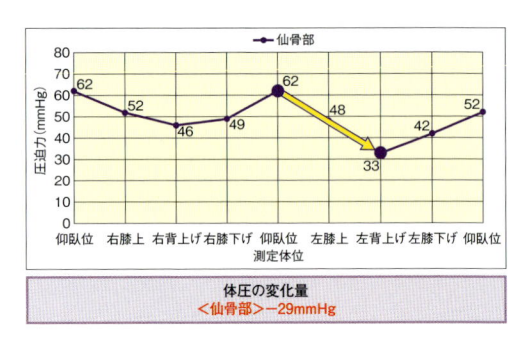

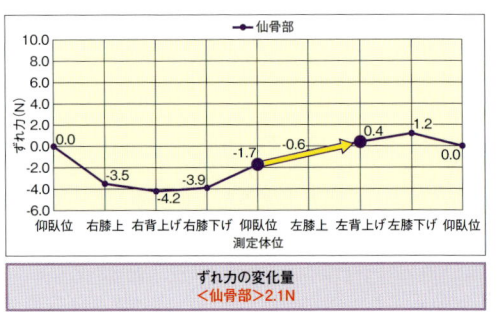

〈仰臥位〉　〈左上げ（膝・背上げ）〉

<仰臥位>から<左上げ（膝・背上げ）>の体圧・ずれ力の変化

● 体圧
仙骨部：62mmHg → 33mmHg
【変化量】−29mmHg

● ずれ力
仙骨部：−1.7N → 0.4N
【変化量】2.1N

体圧の変化量
<仙骨部>−29mmHg

ずれ力の変化量
<仙骨部>2.1N

図7　オスカー®による体位変換時の体圧・ずれ力の推移

Section 2　自動体位変換マットレス（人の手による体位変換"なし"）の検討—オスカー®—

b) 指定体位変換機能

　仰臥位や左右の側臥位だけではなく、「セミファウラー位」「膝上げ」に対応し、おむつ交換や口腔ケア、安楽姿勢など、目的に合わせて指定の体位変換を行うことができる。
　たとえば、以下のようなことが可能である。
- 患者の好みや安楽性で各種体位を指定
- 治療目的などの人手による体位変換を行う場合に、仰臥位、膝上げ、セミファウラー位を指定
- 低角度のベッド背上げを行う場合に、仰臥位を指定
- リハビリテーション・背上げ等は、それぞれ専用のアシストモードで対応

文献

1) 田中マキ子, 下元佳子：在宅ケアに活かせる褥瘡予防のためのポジショニング—やさしい動きと姿勢のつくり方—. 中山書店；2009.
2) 下元佳子監：介助する方・される方にやさしい床ずれ予防のための動作介助・ポジショニング（DVD）. 日本在宅褥瘡創傷ケア推進協会.
3) 浜田きよ子：自立を促す排泄ケア・排泄用具活用術. 中央法規出版；2010.
4) 大浦武彦, 堀田由浩：OHスケールによる褥瘡予防・治療・ケア—エビデンスのあるマットレス・福祉具の選び方—. 中央法規出版；2013.

Chapter 3
褥瘡治療に必要な知識と手法

Section 1
新しい局所治療法

Section 2
陰圧療法とメッシュ植皮（動的外力を完全排除する！）

Section ＋α
遊離植皮術と陰圧療法をめぐる謎

Section 3
デブリードメント

Section 4
知っておきたい褥瘡治療・ケア用品

Chapter **3** 褥瘡治療に必要な知識と手法

Section 1 新しい局所治療法

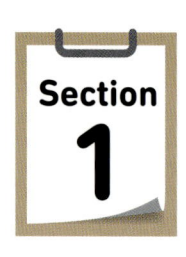

陰圧療法（VAC®、レミナス®）

　陰圧療法は、米国では1995年、欧州では2003年からVAC療法として実施され、すでに300万症例以上に適用されており、欧米では新しい創傷治療法の一つとして定着している。日本でも、2011年4月にVAC®の使用と償還（保険適用）が許可されて以来、最近では同様な機能をもつレミナス®もスミス・アンド・ネフューから発売され、陰圧療法は急速に慢性潰瘍や褥瘡治療に用いられるようになってきた。

　今までは、慢性潰瘍の治療法としては、軟膏やドレッシング材が用いられ、滲出液の除去や創の保護を行うのが日常業務となっていた。このため、肉芽形成促進軟膏や創の治癒促進のための軟膏やドレッシング材が開発されていたわけである。

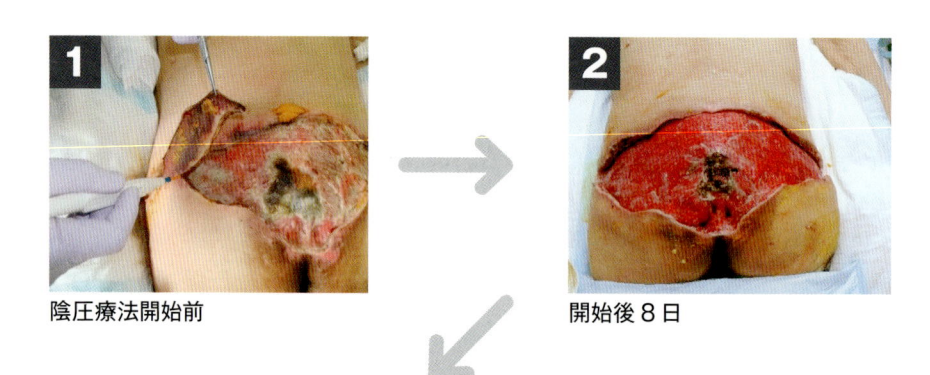

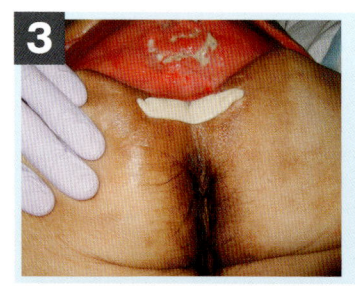

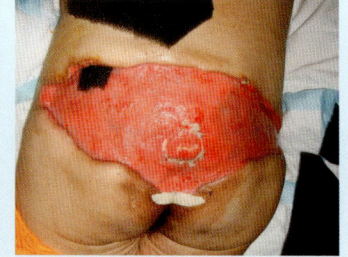

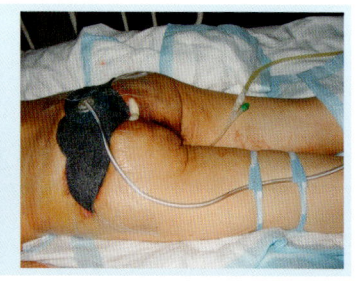

1　陰圧療法開始前
2　開始後8日
3　開始後29日

図1　陰圧療法による褥瘡治療例①

052

Section 1　新しい局所治療法

陰圧療法開始 16 日前　　開始 15 日前　　開始後 33 日（発症後 44 日）

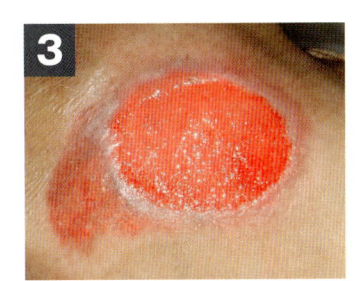

図2　陰圧療法による褥瘡治療例②：右膝

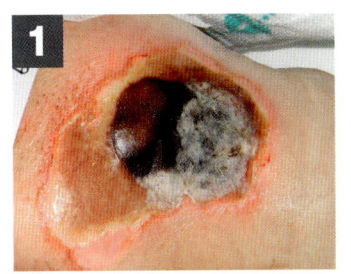

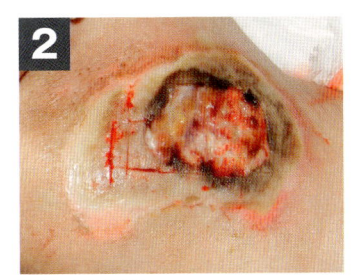

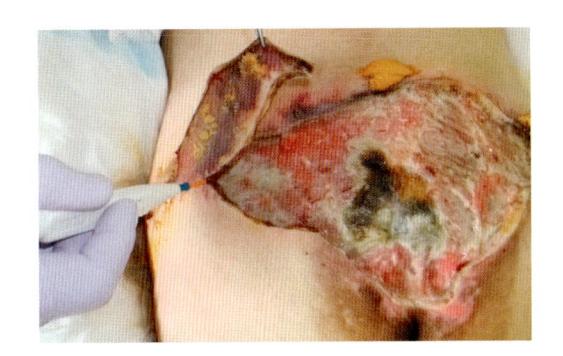

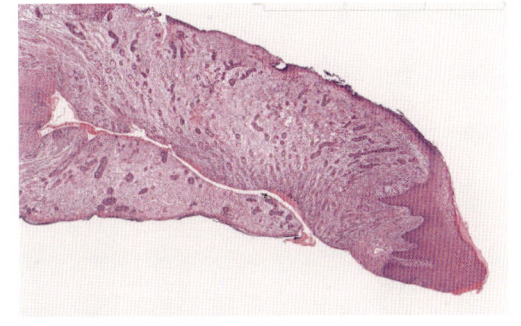

HE 染色

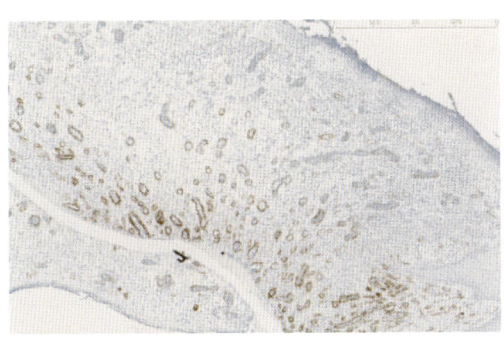

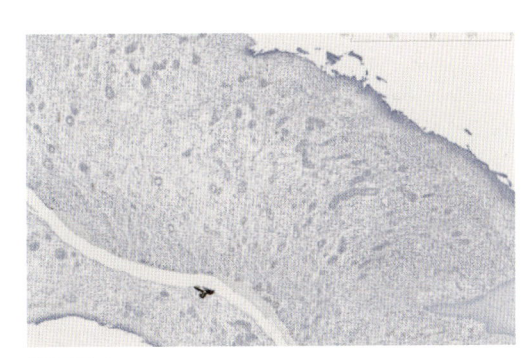

α SMA　　　　　　　　　　PDGF β

高度の好中球浸潤の目立つ幼若性肉芽に浮腫性肉芽組織。表層のフィブリン膜は 50 μm 程度と薄く、壊死物が一部に認められる。血管数は 16-18 個／HPF と増加しており、PDGFR β 陽性の星芒状細胞数は 80-90 ／HPF と増加している。ただし、α SMA 陽性細胞は出現していない。明らかなバクテリアは認められないものの、化膿性浮腫性肉芽の所見で、SMA 細胞が認められないことから、成熟過程には入っていない幼若肉芽組織で、増殖力の高いものと考えられる。

図3　陰圧療法前の組織像

　陰圧療法はこれまでの創傷治癒の考え方や方法を大きく変えた。陰圧療法では、2〜3日に1回のドレッシングチェンジで十分であるばかりではなく、その間は陰圧により滲出液が強制的に吸引、蓄積される。また陰圧のおかげで肉芽組織は増殖して活性化され、浮種もとれて充実性の肉芽となる（図1〜4、表1）。

Chapter **3** 褥瘡治療に必要な知識と手法

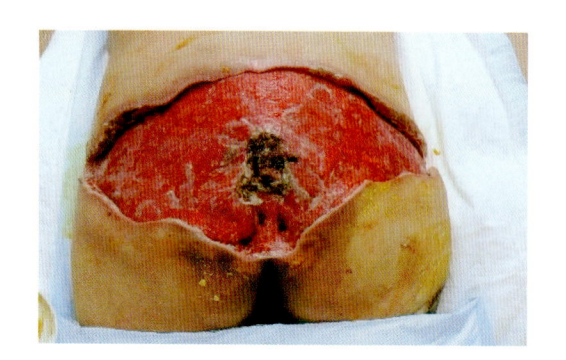

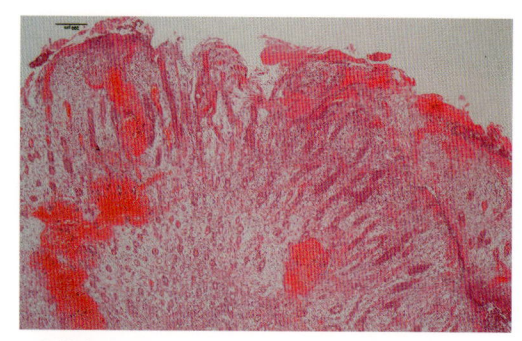

HE 染色 X4

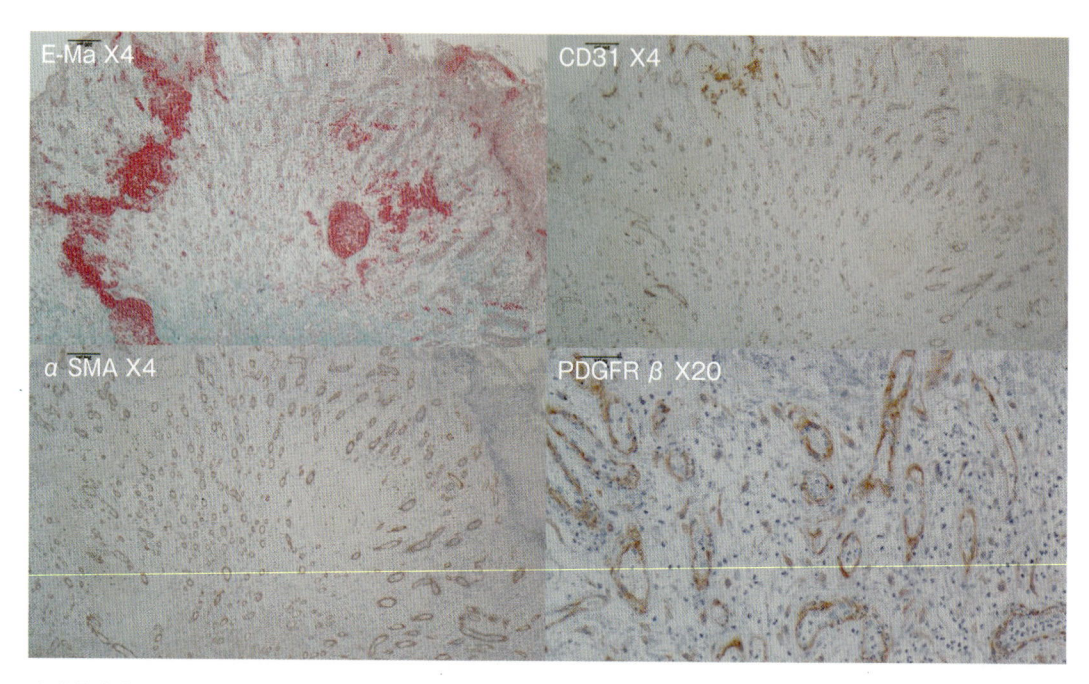

E-Ma X4

CD31 X4

α SMA X4

PDGFR β X20

未成熟肉芽。Elastica-Masson 染色、CD31 染色（血管内皮）、α SMA 染色（筋線維芽細胞）、PDGFRβ（幼若線維芽細胞）。表層には 50μm 程度の薄いフィブリン膜がみられる。幼若肉芽層に高度の炎症細胞浸潤を認めるが、著明な放射状の血管増生を認め、強烈な吸引の影響を示している。バクテリアの付着はみられない。星芒状の PDGFRβ 陽性細胞数は 30-40/HPF 程度と少ない印象。線維層には α SMA 陽性細胞もやはり強烈な吸引の影響力を受けており、放射状の配列があるが、深部で水平方向の配列もみられる。全体的に活性化した収縮力を有する成熟した肉芽の所見を呈する。

臨床所見からの見解
肉芽の表層は陰圧療法の際に用いたスポンジの穴に相当する顆粒状の突出部がある。陰圧療法では 125mmHg の陰圧で吸引していることもあり、新生血管が放射状に配列しており、陰圧療法特有な特異な所見である。全体として、充実性肉芽の像で活性化があり、生きのよい肉芽組織といえる。

図 4　陰圧療法後の充実性肉芽の組織

Section **1** 新しい局所治療法

　このようになると植皮の受け皿としては良好であり、遊離植皮が陰圧療法後の第一選択になる。植皮をすれば通常の褥瘡治癒経過の 1/4 ～ 1/3 という速さで治癒する。ただし、「褥瘡にかかる圧とずれを完全に排除できれば」という条件つきである。陰圧をかけているときに乱暴な体位変換やおむつ交換が行われると創に異常な圧やずれがかかり、創の治癒が妨げられることがある。われわれの研究結果でも陰圧療法の施行時は、通常より圧やずれがかかりやすいことがわかっている。

　もちろん植皮せずにこのまま治療しても創の収縮機能が活性化されているので、これまでの保存的治癒よりは早く治癒する。無理して植皮を行う必要はない。

陰圧療法中は圧とずれを受けやすくなっている（図5）

　褥瘡に陰圧療法を実施するとき、通常の褥瘡治療よりも圧がかかりやすくなっていることは、前述したとおりである。陰圧療法を実施しても結果がよくなかったケースは、ほとんどが圧とずれについて注意が払われていないことが原因であった。

　これは以下のようなメカニズムで説明できる。たとえば、陰圧療法使用の際に125mmHgの陰圧をかけると、グラニューフォーム（以下、フォーム）は石のように硬くなり、これが骨突出上にあると異常な圧とずれが創にかかることとなる。さらに体位変換やベッド操作によりずれ力が生じて創の肉芽組織の損傷、出血や壊死を引き起こす。

表1　組織標本の見方

染色名・抗体名	染色する対象	組織標本の観察のTips
HE染色（ヘマトキシリン&エオジン染色）	一般的に最も多くの病理標本の染色に用いられる染色法。	通常、細胞質が赤く染まり（エオジン）、細胞の核が青く染まる（ヘマトキシリン）。間質のコラーゲン線維は赤く染まる。核が多い状態、つまり細胞数が多くなると、全体的に青く見える。
免疫染色　以下に記載するような抗体を用いた染色	特異抗体の対象となる分子を持つ細胞が陽性を示す。	免疫染色では、二次抗体の発色基質の種類にもよるが、一般的に陽性細胞は茶色に染まる。
αSMA（アルファ鎖平滑筋アクチン）	平滑筋細胞の他、筋線維芽細胞を染色するために用いる。	一般的に、平滑筋細胞や筋線維芽細胞は、紡錘形の細胞形態を示す。
PDGFRβ（血小板由来成長因子受容体ベータ鎖）	血小板や血管内皮細胞の他、比較的増殖力の高い線維芽細胞の染色に用いられる。	盛んに増殖している線維芽細胞で陽性となるが、増殖せずに分化した線維芽細胞では染色性が低下する。また、間質のいわゆる間葉系幹細胞も陽性を示すと考えられる。
CD31（PECAM-1）（血小板血管内皮細胞接着分子-1）	血管内皮細胞の染色に用いられる。	動静脈から毛細血管まで、ほとんどすべての血管内皮細胞が陽性となる。

解説：北海道大学大学院医学研究科探索病理学講座　西原広史特任准教授

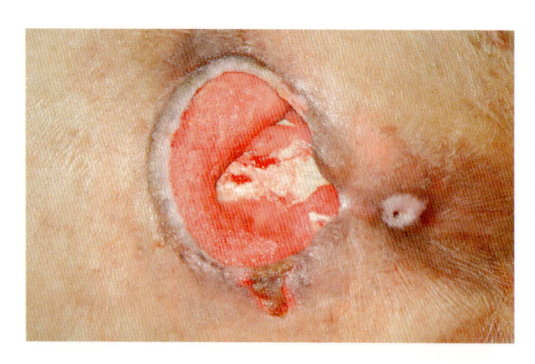

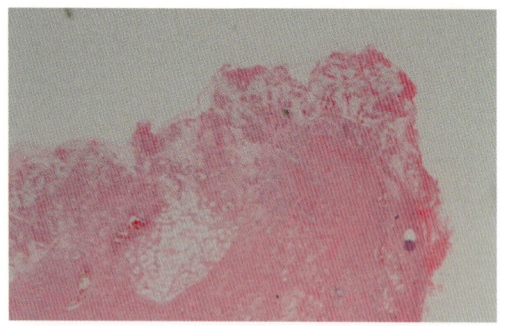

Chapter 3 褥瘡治療に必要な知識と手法

VAC 後 HE ×1：充実性の若幼肉芽組織でスポンジの穴に吸引された肉芽が突出しているのが認められる。

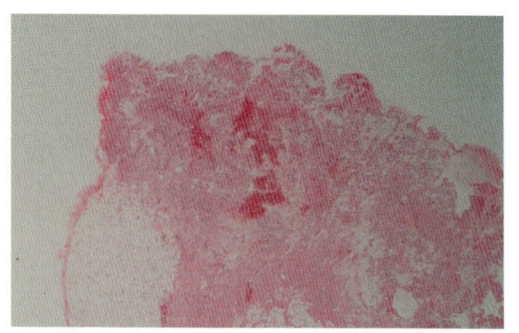

特殊染色像：肉芽の外側も内側も細胞成分の活性化が著明であり、生きのよい細胞の集まりを示す組織像である。

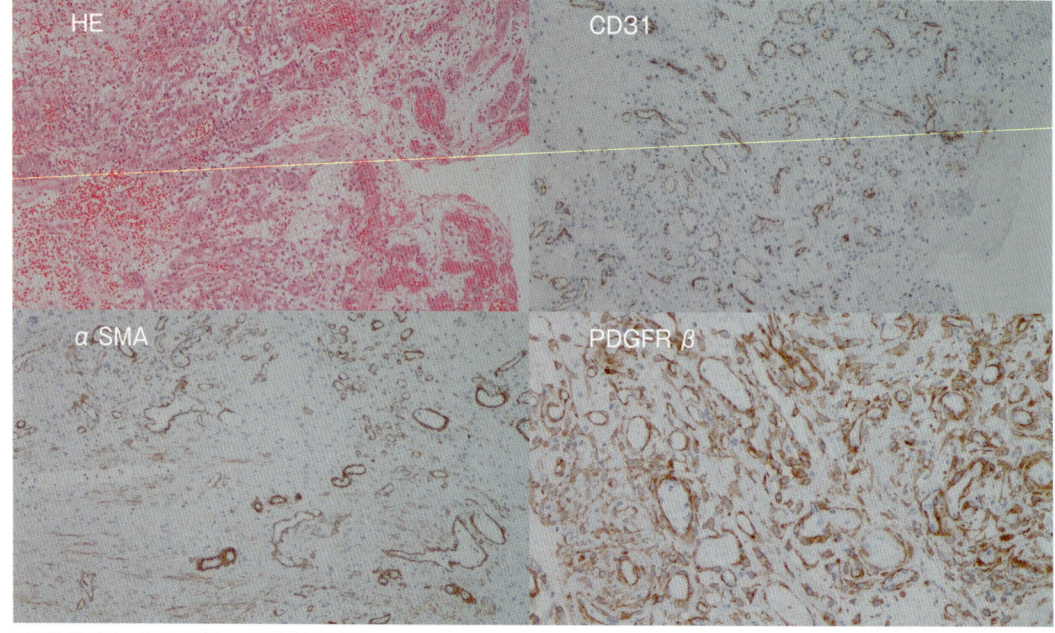

HE
CD31
αSMA
PDGFRβ

VAC 治療による表層の凹凸が目立ち、バクテリア感染は認めない。フィブリン膜は厚い部分で 250μm、薄い部分で 50μm。浮腫層は菲薄化（減少）しており、PDGFRβ陽性の星芒状細胞は 60-80/HPF とやや減少するが、依然増殖能を保った肉芽組織と考えられる。また線維層の形成が認められ、一部でαSMA陽性の紡錘形細胞の束状の増生を伴っており、成熟過程にある肉芽と考えられる。

図5　陰圧療法による褥瘡治療例③

Section 1　新しい局所治療法

　陰圧療法を行ってみたが結果がよくなかったケースは、人の手による体位変換によって生じる圧とずれが原因である。したがって人の手による体位変換は、特に陰圧療法を実施しているときには注意を払う必要がある（図6、7）。
　おむつ交換時の体位移動でも同様なことがいえる。ここで乱暴にしてしまえば、これまでの成果が元も子もなくなってしまう。もちろん、おむつ交換をしてはいけないということではない。上手にやれば陰圧療法の成果は出るし、より厳密な圧とずれの管理が求められる遊離植皮でも完全生着することを臨床上経験している。

　これまでのことをまとめると、以下のようになる。
1）陰圧療法を実施する際には圧とずれを排除する
（1）体位
　　創に圧がかからないよう、また創の変形を起こさないようにするため、身体を少しうつ伏せぎみの側臥位としてポジショニングピローで固定する。アルファプラ ウェルピー®などの柔らかいポジショニングピローを用いるのもよいだろう。
　　また、おむつ交換の際には60度側臥位のほうが創へのに影響を少なくできる。
（2）陰圧を小さくする努力
　　陰圧療法の陰圧を75mmHg程度とする。

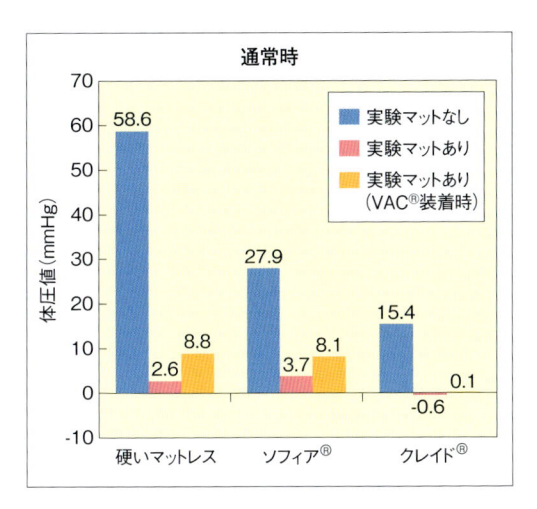

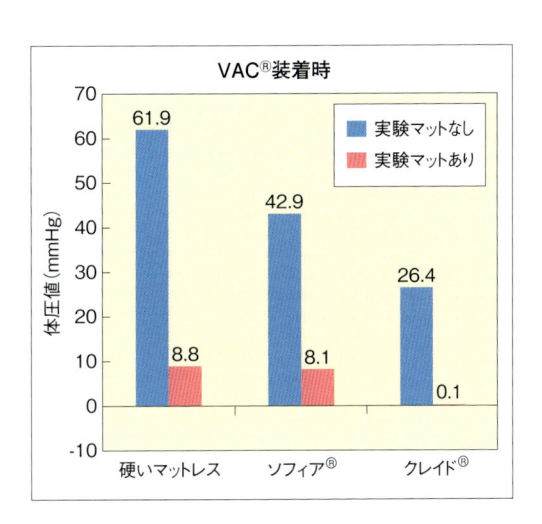

実験マット：人の手による体位変換を必要としない柔らかい特殊なマットレス
通常時／VAC®装着時のいずれの場合も、実験マットを使用することにより仙骨部の体圧値が大きく低下し、仙骨部の圧迫力を十分に除去できることが確認できた。

図6　通常時と陰圧療法実施（VAC®）時の仙骨部体圧値の比較

Chapter 3　褥瘡治療に必要な知識と手法

（3）体位変換の際の注意

　　必ずポジショニング手袋を使い、創と周辺組織の移動を少なくする（p.36 を参照）。

（4）陰圧をかけるタイミングを考える

　　体位変換の際には陰圧をかけずにおいて、体位変換終了後に 75 あるいは 100mmHg 程度の陰圧をかける。

2）陰圧療法前のデブリードメントを確実にする

　陰圧療法開始前のデブリードメントの際には、壊死組織を完全に除去するよう努力する。壊死組織が残っていると陰圧をかけても硬くなったフォームが組織に密着せず、ずれにより滑りやすくなり、これが肉芽を破壊したり、出血や壊死を起こしてしまう。残った壊死組織はなかなか除去されない。

3）陰圧療法におけるフォームの使い方

　創が深い場合、フォームは創の容積よりやや小さめにし、その上の広いフォームを重ねて 2 層にするのがよい。体位変換を行うような褥瘡に対しては陰圧を 75 あるいは 100mmHg に低く設定するほうがよい。

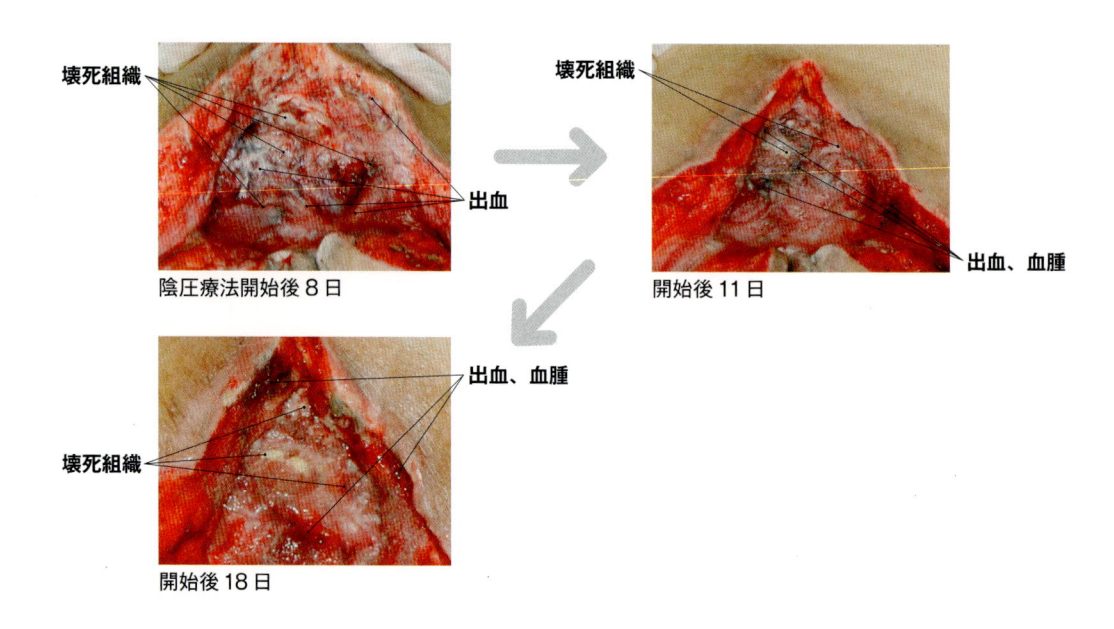

図 7-1　臨床での陰圧療法の失敗例①
創をよくみると出血や壊死組織があり、体位変換の際に異常な圧とずれがかかっていることを示している。

Section 1　新しい局所治療法

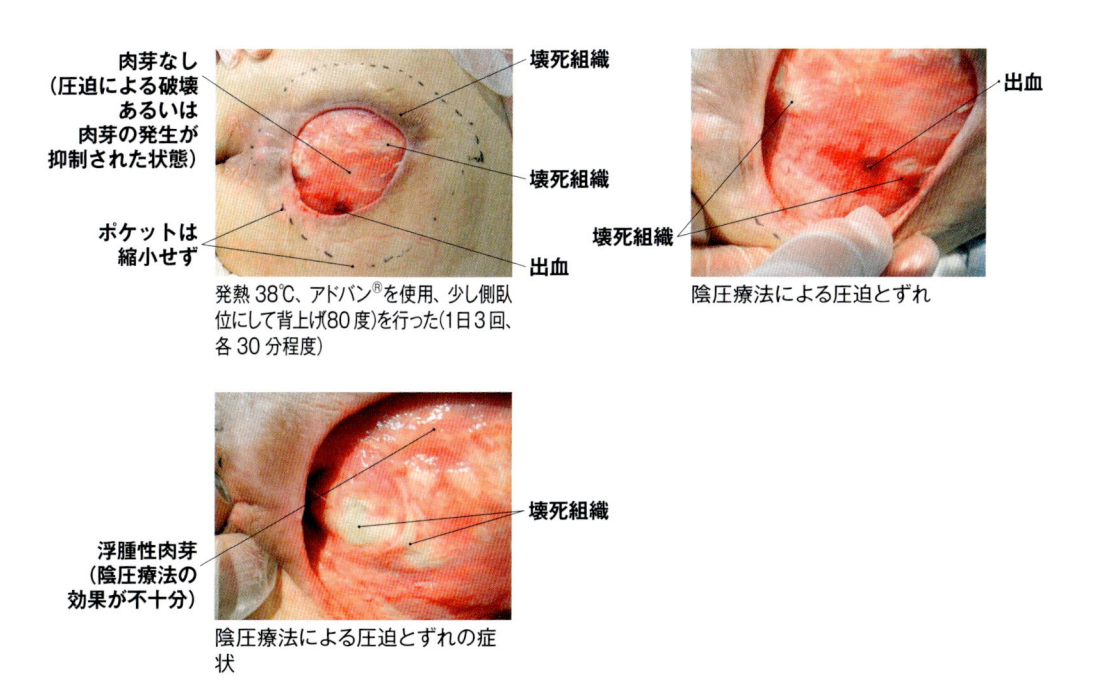

図 7-2　臨床での陰圧療法の失敗例②：陰圧療法開始後 5 日目

- 肉芽なし（圧迫による破壊あるいは肉芽の発生が抑制された状態）
- 壊死組織
- 壊死組織
- ポケットは縮小せず
- 出血

発熱 38℃、アドバン®を使用、少し側臥位にして背上げ(80度)を行った(1日3回、各30分程度)

- 出血
- 壊死組織

陰圧療法による圧迫とずれ

- 浮腫性肉芽（陰圧療法の効果が不十分）
- 壊死組織

陰圧療法による圧迫とずれの症状

Chapter 3 褥瘡治療に必要な知識と手法

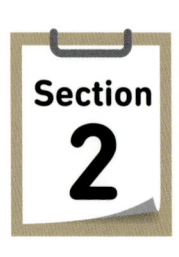

Section 2 陰圧療法とメッシュ植皮
（動的外力を完全排除する！）

メッシュ植皮の効果（図1～4）

　壊死組織がない創で栄養状態が良好であれば陰圧療法を2～3週間実施すると非常によい活性化された充実性の肉芽組織が得られる。そのとき、薄いメッシュ植皮を行うと、理想的でかつ早く、褥瘡を治すことができる。この手術の代わりにフラップを使っている形成外科医が多いが、著者は、陰圧療法をした上でわざわざフラップの植皮をする必要はないと考える。フラップを使用する予定であれば陰圧療法を行うのは無駄である。

　メッシュ植皮術は特別な大がかりな手術でもなく、手術侵襲も少ない。ただし、術後の体位変換は圧とずれを起こさないことが重要で、注意深くケアを（動的外力を排除したケア）行うとメッシュ植皮片は完全生着する。

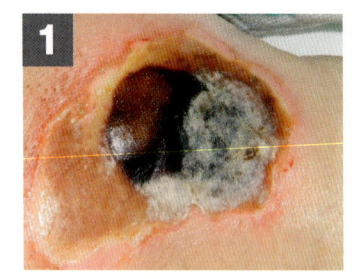

1　2010年11月9日 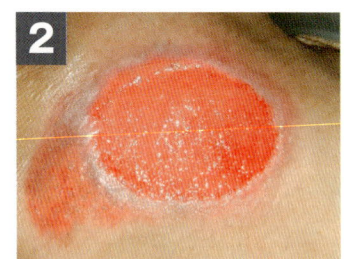
2　2010年12月22日 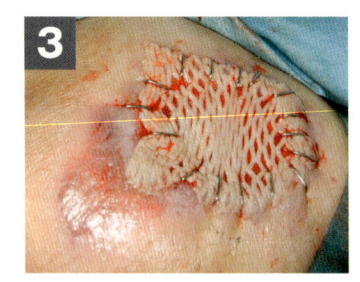
3　2010年12月22日 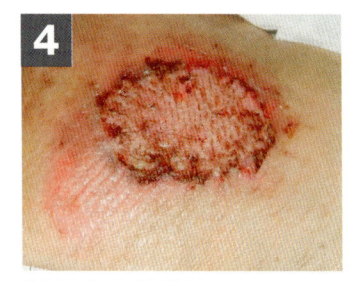
4　2011年1月5日 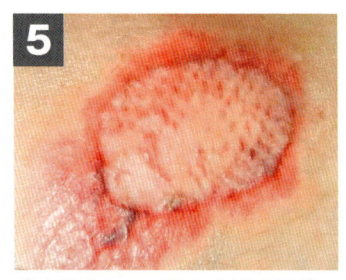
5　発症後86日。陰圧療法開始後75日。植皮後41日

図1　陰圧療法とメッシュ植皮の組み合わせ①

Section 2　陰圧療法とメッシュ植皮

メッシュ植皮術の術後は、人の手による体位変換は"なし"がよい

　植皮をする場合には、人の手による体位変換をやめ、ポジショニングピロー（アルファプラ ウェルピー®）で身体をやや側臥位にして、しっかりと動かないよう固定した上で、自動体位変換マットレスに任せて体位変換をするのがよい。

　たとえば、プロソフト®やアルファプラ ウェルピー®を、自動体位変換マットレスの使用と組み合わせることで体位変換をせずにすむ。こうすれば創を安静に保つことができ、植皮を生着させることができる。

　術後4日程度うつ伏せにしておくことができれば植皮の完全生着が期待でき、理想的である。また、陰圧療法と植皮の併用により、褥瘡は通常の保存的治療だけの場合の1/5～1/4の日数で治癒する。これは患者にとっても医療経済にとっても福音である。

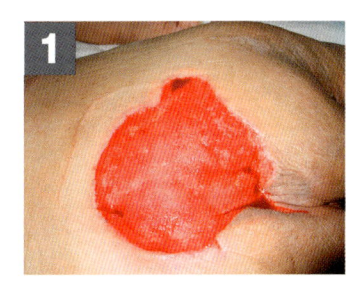

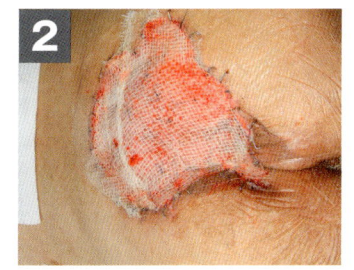

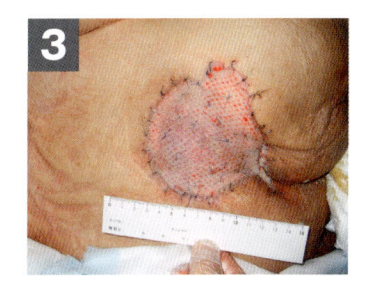

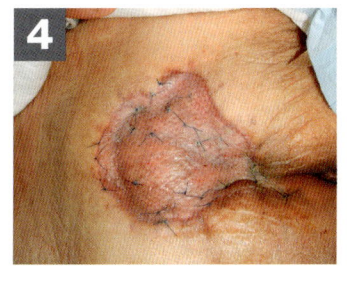

図2　陰圧療法とメッシュ植皮の組み合わせ②

Chapter 3 褥瘡治療に必要な知識と手法

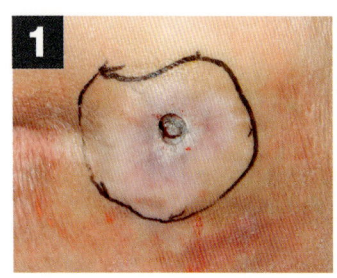

1 15日後（2010年10月1日）
大きなポケットを有する褥瘡

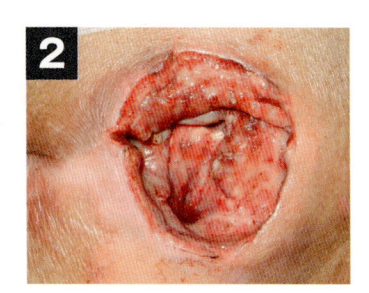

2 陰圧療法開始前日
ポケット切除術後1日目
（2010年10月22日）

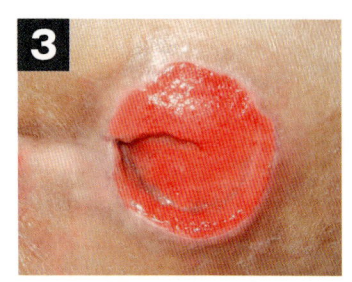

3 陰圧療法開始18日
充実性の肉芽が認められる

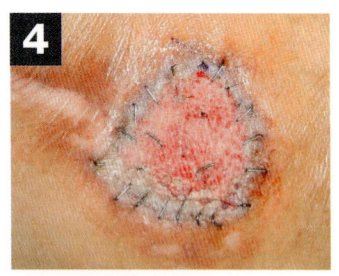

4 陰圧療法開始47日
ポケット切除48日
メッシュ植皮直後

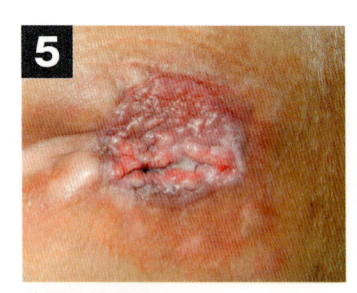

5 陰圧療法開始61日
体位変換のため、メッシュ植皮は20％生着となった

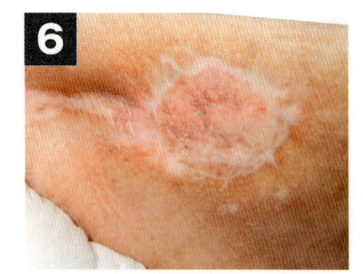

6 陰圧療法開始208日
5か月後、植皮片は柔かく再発はない

図3　陰圧療法とメッシュ植皮の組み合わせ③

Section 2　陰圧療法とメッシュ植皮

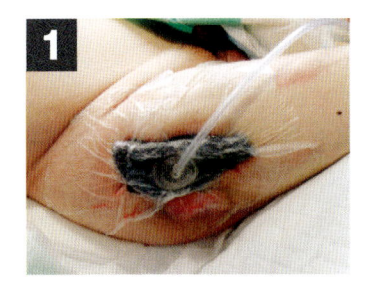

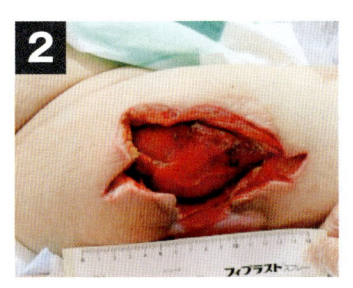

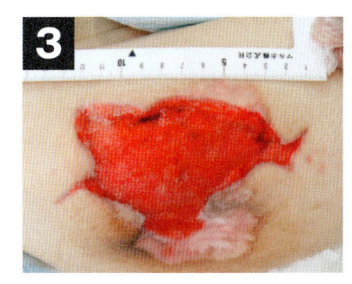

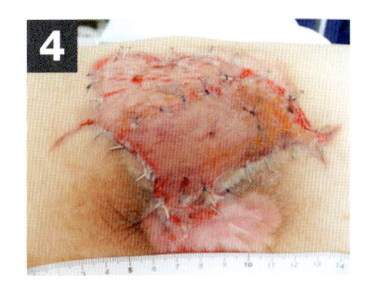

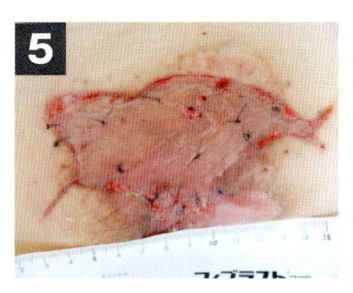

図4　陰圧療法とメッシュ植皮の組み合わせ④

メッシュ植皮は完全生着しなくても創閉鎖はかなり促進される

　メッシュ植皮が完全は生着しなくても創傷治癒効果は著しい。もし、植皮片の少しでも生着していれば植皮片の刺激と生着した植皮片の伸びで創の治癒は非常に早まる。このことは熱傷の場合の同種植皮（allograff）をしたときに創治癒が促進されることで経験している。また最近ではアプリグラフト（米国）の研究でも証明されており、植皮術をすることそのものに効果があるといわれている。現在、著者は在宅における植皮を行い成功している。

Chapter 3 褥瘡治療に必要な知識と手法

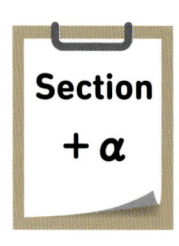

Section +α 遊離植皮術と陰圧療法をめぐる謎

メッシュ遊離植皮が褥瘡治療にあまり用いられないのはなぜか

　陰圧療法を行うと、肉芽組織の状況が劇的に改善され、幼若な肉芽層が成熟した充実性の肉芽と変化する。ところが、形成外科医はこの後に遊離植皮ではなくフラップで潰瘍部を覆う場合が多い。

　なぜだろうか。考えられる理由としては、以下のことがあげられる。
①形成外科医は遊離植皮よりフラップのほうが褥瘡患者のためによいと考えているから
②若手の形成外科医の育成のためにフラップで覆うトレーニングを行うから
③褥瘡に対する遊離植皮は失敗することがあり、フラップのほうが成功率が高いから

　①についてであるが、なぜ、形成外科医が陰圧療法後にフラップを用いるのか不明である。もし、フラップを使うなら陰圧療法は必要ない。著者にはその理由がわからない。

　褥瘡の治療には遊離植皮よりフラップのほうが手術後の褥瘡再発が少ないと考えているかもしれないが、これは間違っている。というよりOHスケールの危険要因でもわかるように、術前と術後で褥瘡危険要因のスコアは変化しない。したがって褥瘡の危険要因は術前と同じレベルが続いていることが多い。手術後もその危険要因レベルに従った褥瘡予防やケアは重要であり、しっかりと褥瘡ケアをしなければならない。これはフラップであっても同じである。実は遊離植皮であっても褥瘡ケアをしっかりとしていれば10数年しても再発は起きない。

　もう一つの理由は、フラップはクッションとなるからよいという理由が過去に言われたことがある。これもおかしい。厚さが増加した分、圧はかかるので時間の経過とともに再発する可能性がある。

　②についてであるが、もし、若手医師のトレーニングや診療報酬が高いからという理由でフラップを用いているのであれば、それはもってのほかである。手術前に陰圧療法を行う3週間の費用を考えると無駄な時間と費用を使っていることになる。

　③についてであるが、褥瘡遊離植皮術が形成外科医には不安なのかもしれない。形成外科

Section 2　陰圧療法とメッシュ植皮

医であれば、一度は遊離植皮を試みるか、あるいは誰かの手術の結果を知っており、熱傷や外傷より成功率がよくないという実感をもっているはずだ。著者も病院、介護施設や在宅医療で遊離植皮を試み、ほかの疾患に行うより成功率が低いことを実感として持っている。

　はっきりとしているのは人の手による体位変換とおむつ交換による圧とずれ（いずれも動的外力）が遊離植皮術を失敗させる元凶であるということである。すなわち人の手による体位変換をやめ、マットレスによる自動体位変換に任せ、持続導尿をし、かつおむつ交換をしなくてもすむようにすると、褥瘡であっても遊離植皮は100％生着し、ほかの疾患における手術結果と変わりない（p86 Chapter4 Section2 Case1 参照）。おむつ交換についての対策は前述のとおりである。

　植皮術の基本として、遊離植皮の場合、手術後初期の48時間は植皮片と創面との間にちょっとしたすき間やずれが生じても生着しない。創面が立体的に大きく変形してしまうような体位変換やおむつ交換がなされてしまうと、遊離植皮の生着は期待できない。

　つまり、遊離植皮術を選択するかどうかは医師の問題だが、術後の成否を決定するのはケアのあり方次第といえるのである。

　著者は、持続導尿の活用によって夜間のおむつ交換をなくし、マットレスによる体位変換を行う方法こそが、これからの褥瘡治療に大きく貢献するものと確信している。

陰圧療法が褥瘡で多用されないのはなぜか

　いまや陰圧療法は、下肢、外傷、がん摘出後の潰瘍では、かつての保存的治療に取って代わる治療法として定着しているが、褥瘡に対してはそれほど多用されていない。その理由はメッシュ遊離植皮の項でも述べているように、陰圧療法後に体位変換とおむつ交換により、創に圧とずれを加えて問題を起こしているからである。人の手による体位変換により周辺の組織を創へ押し込んだり、創を引っ張ったりしているのである。特に陰圧療法では、フィルムで周辺の組織や創とスポンジを一体にして固定しているため、ケアのやり方によってはスポンジと創の間に隙間を作ったり、石のように硬くなったスポンジを創周辺や創底に押し込んだりする。これが、ほかの外傷より褥瘡での陰圧療法で創に対する影響が大きい理由である。

　陰圧療法の実施後に褥瘡の創内に出血や圧迫を起こしたり、創面に安定した肉芽を作れない理由も同じである。したがって、創に優しい体位変換やおむつ交換をすれば、褥瘡への陰圧療法もほかの疾患と同様な効果が得られるはずである。

Chapter 3　褥瘡治療に必要な知識と手法

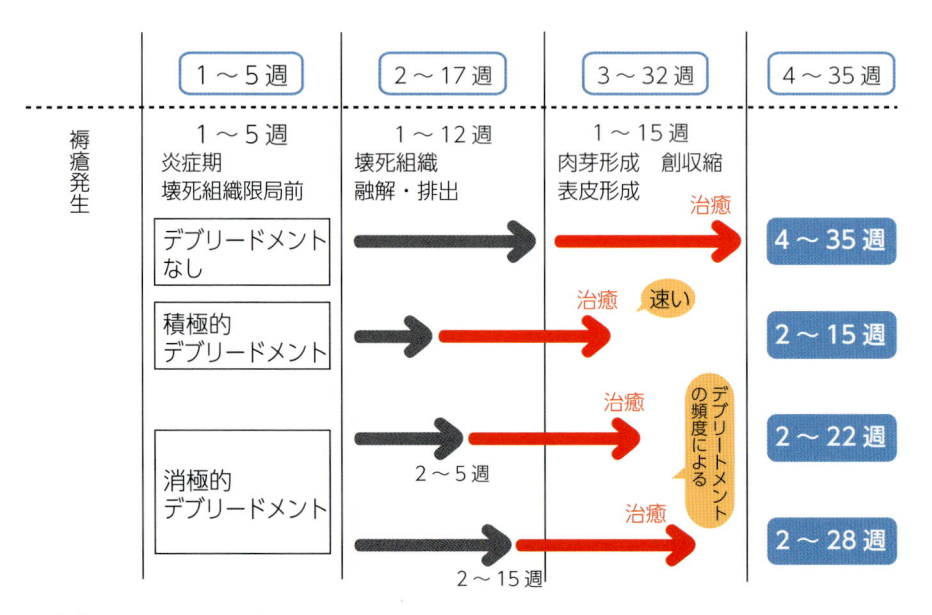

Section 3　デブリードメント

　デブリードメントとは、感染した壊死組織を外科的に除去し、創の清浄化を図り、創を回復に向かわせる手法である。褥瘡におけるデブリードメントの適用は、褥瘡患者の年齢などの問題からか、わが国では、医師により差があるように見受けられる。すなわち、デブリードメントを積極的に行う医師とそうでない医師がいるようである。

　デブリードメントは、創を回復させる期間に大きな影響を与える。著者は、患者の全身状態を確認した上で、治癒期間を短縮することが見込めるなら、デブリードメントを積極的に行うべきと考えている。

　著者は、介入の観点から、デブリードメントを「積極的デブリードメント」「消極的デブリードメント」の2つに分類している。この場合の「積極的」「消極的」とは、医師の方針を指しているのではなく、褥瘡治療の介入手法としてのデブリードメントを「麻酔下で早期に積極的に行うか」か「非麻酔下で対症的に消極的に行う」かということである。デブリードメントを行わないか、積極的デブリードメントを行うか、消極的デブリードメントを行うかの選択で、治癒期間には大きな差が出る（**図1**）。

図1　デブリードメントの効果

Section **3** デブリードメント

積極的デブリードメント

　積極的デブリードメントとは、全身麻酔あるいは局所麻酔下で、電気メスで壊死組織を完全に切除する方法である。これができると治癒期間は最も短縮できる（**図2**）。

　ここではデブリードメント後21日で肉芽が出ている。したがって、積極的デブリードメントを行うと、**図1**の黒色の矢印がぐっと短くなり、早く治癒する。

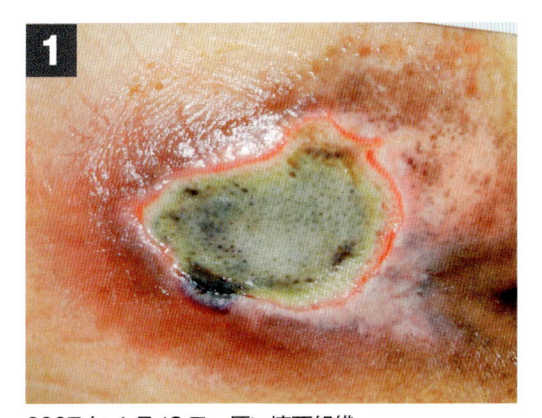

2007年4月18日　厚い壊死組織

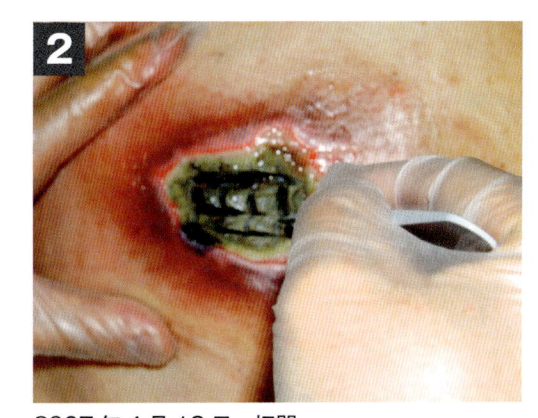

2007年4月18日　切開

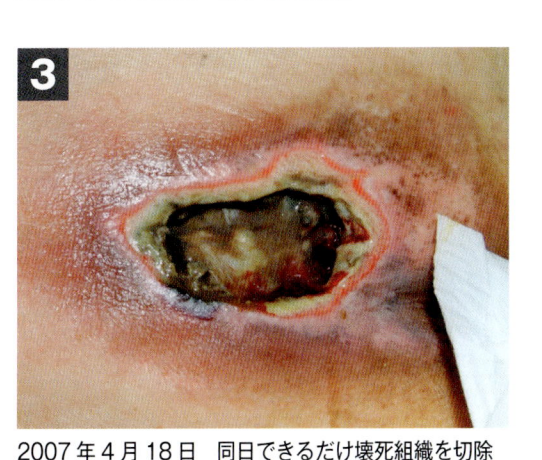

2007年4月18日　同日できるだけ壊死組織を切除

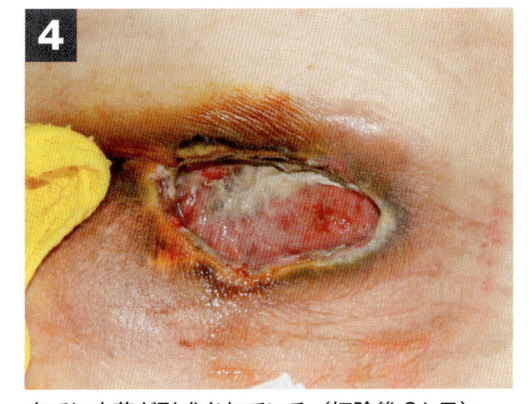

すでに肉芽が形成されている（切除後21日）

図2　積極的デブリードメント

Chapter 3 褥瘡治療に必要な知識と手法

消極的デブリードメント

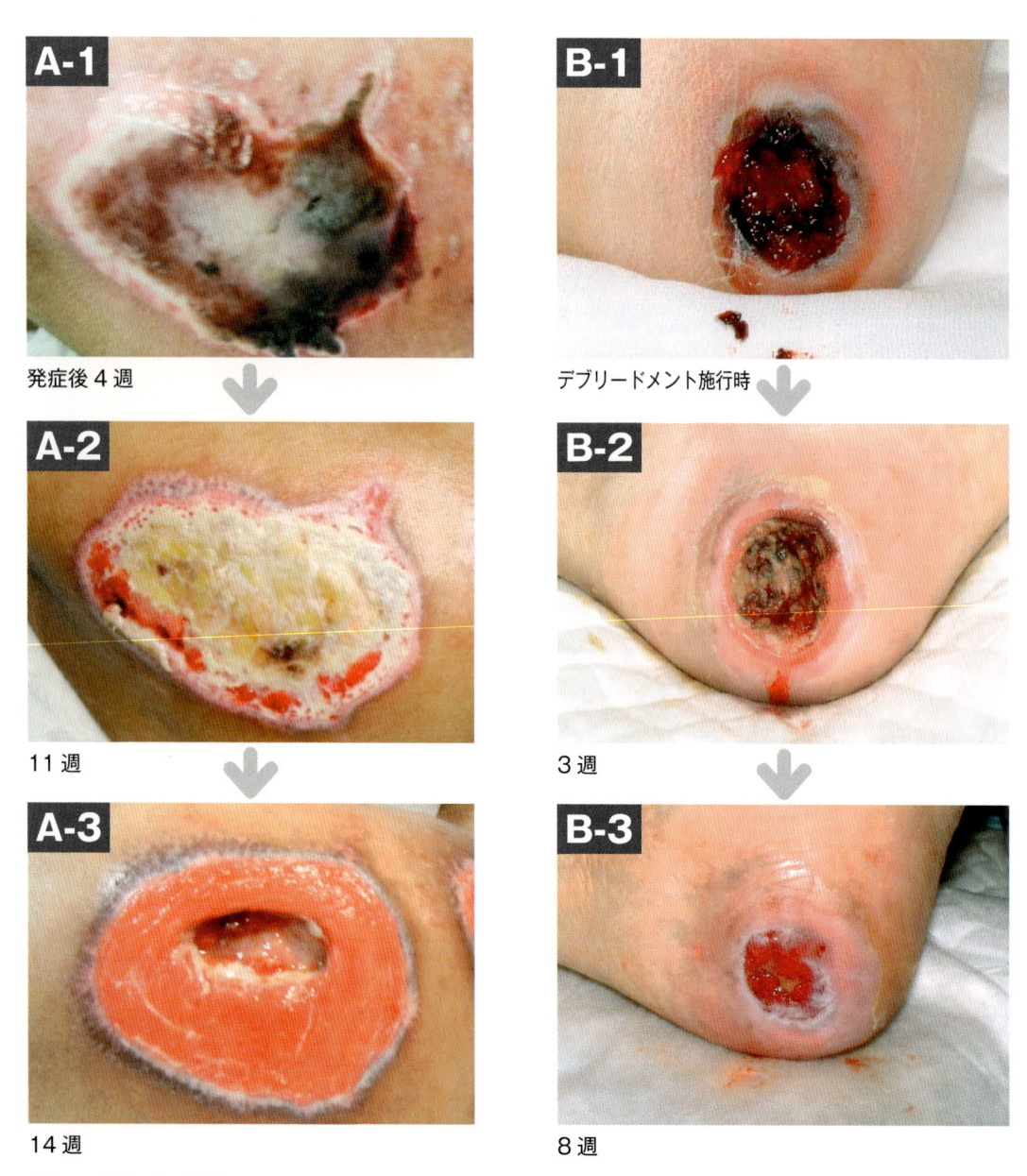

　消極的デブリードメントとは、麻酔を使わず、あまり出血しないように愛護的に、対症療法的に頻回に壊死組織の除去をする方法である。在宅や施設など、積極的デブリードメントを行う環境が整わないときにも行われる。この方法は、頻度によって治癒期間は変わる（**図3**）。

A-1 発症後4週

A-2 11週

A-3 14週

B-1 デブリードメント施行時

B-2 3週

B-3 8週

図3　消極的デブリードメント
壊死組織が限局したところで碁盤の目の切開を入れ，ブロメライン®軟膏とスキンキュアパッド®などの保存的治療で処置する。壊死組織はかなり早く排出される

Section 3　デブリードメント

デブリードメントを行う前の治療

　デブリードメントを行う条件として、壊死組織が湿潤環境にあることがあげられる。炎症期に壊死組織を湿潤に保つためには、ワセリンや油脂性基剤の軟膏を塗布し、その上にフィルム剤で密閉するとよい。ガーゼや滲出液を吸収して乾燥させる軟膏を用いてはならない（図4-1、2）。

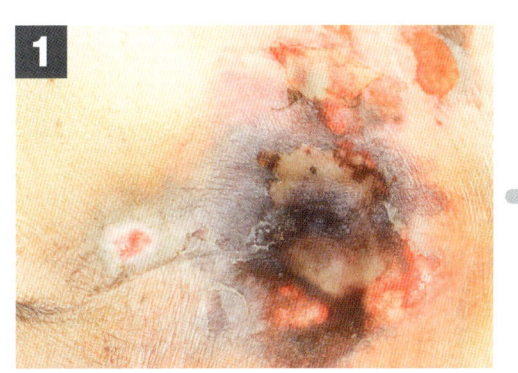

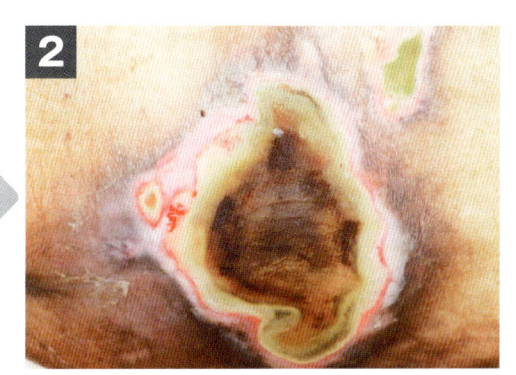

1 初期炎症期

2 壊死組織限局（4週後）

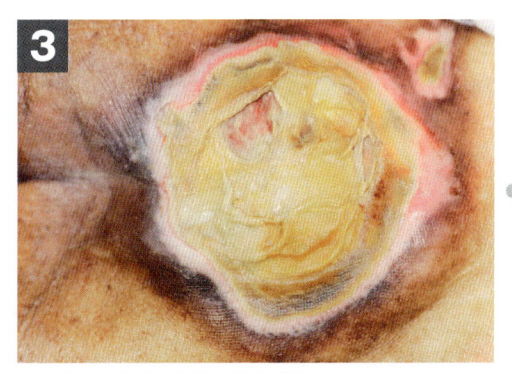

3 柔らかい融解壊死組織（9週後）

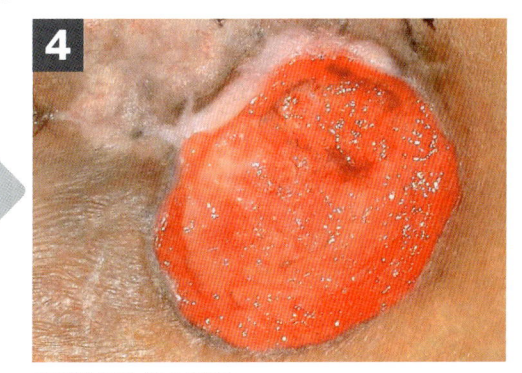

4 肉芽形成期（14週後）

図4-1　厚い壊死組織の融解経過
1 まだ炎症期であり、どこまでが壊死かわからない。**2** 4週後になると限局してきて壊死の範囲がわかってくる。周辺の赤い色は新生した肉芽組織である。**3** 9週後になると厚い壊死組織の表面が剥離し、黄色の壊死組織が現れる。**4**（壊死組織が排出し）14週になって初めて肉芽組織となる。

図4-2　厚く乾燥した壊死組織
約4か月経過しても乾燥した壊死組織は融解する気配がない

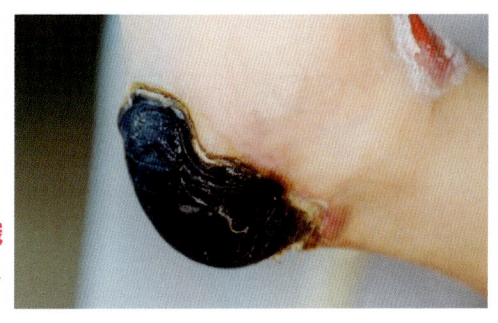

Chapter 3 褥瘡治療に必要な知識と手法

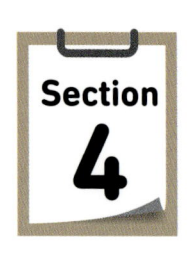

Section 4 知っておきたい褥瘡治療・ケア用品

　これまで再三述べてきたように、これからは、褥瘡の創にかかる圧とずれを可能なかぎり排除することが褥瘡の治療・ケアに求められることになる。その筆頭が体位変換の方法論であり、陰圧療法などの新しい治療方法の活用ということになる。このことは、褥瘡治療・ケアのスタンダードがこれから変化を余儀なくされることを示唆するものでもある。
　ここでは、これからの褥瘡ケアにより重要になるであろう、褥瘡治療・ケア用品を紹介する。

ヒューマニー（ユニ・チャーム　ヒューマンケア）

　排泄介護向けの自動排泄処理装置（尿吸引ロボ）。

● 構造と特徴
　尿を感知するセンサを内蔵した尿吸引パッドと、尿を吸い取る真空ポンプを内蔵した採尿器（尿吸引ロボ本体）を組み合わせている。介護保険制度の自動排泄処理装置に分類され、使い捨て可能な尿を検知するセンサを内蔵した尿吸引パッド（男女共用パッド・男性用パッド）と、小型の真空ポンプ・1Lの尿タンクを内蔵した尿吸引ロボ本体で構成されている。尿吸引パッドと本体は、尿を吸引する尿吸引チューブとセンサーコードを接続して使用。排尿があると、パッド内のセンサが排尿を検知し、本体の真空ポンプを作動させ、真空ポンプにより、尿タンク・チューブ内が減圧され、パッドから液体・気体を吸引し、尿タンク内に尿を溜める仕組みとなっている（図1）。

● エビデンス
　高機能吸収パッドとヒューマニーを比較すると、高機能吸収パッドで200mL×3回=600mL注入後は、ウェット状態が赤折れ線グラフで示されたよう上昇しているが、同様の条件でヒューマニーでは0.5g以下であり、ウェット状態は増加しない。600mL以上、1400mLまで増加させても、ウェット状態は0.5g以下である（図2）。

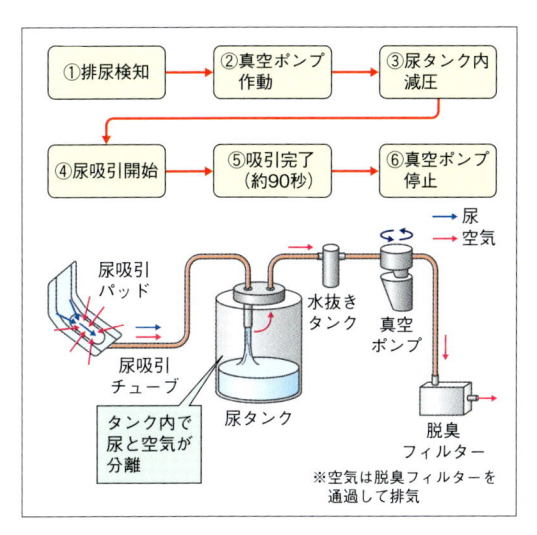

Section 4　知っておきたい褥瘡治療・ケア用品

図1　動作メカニズム

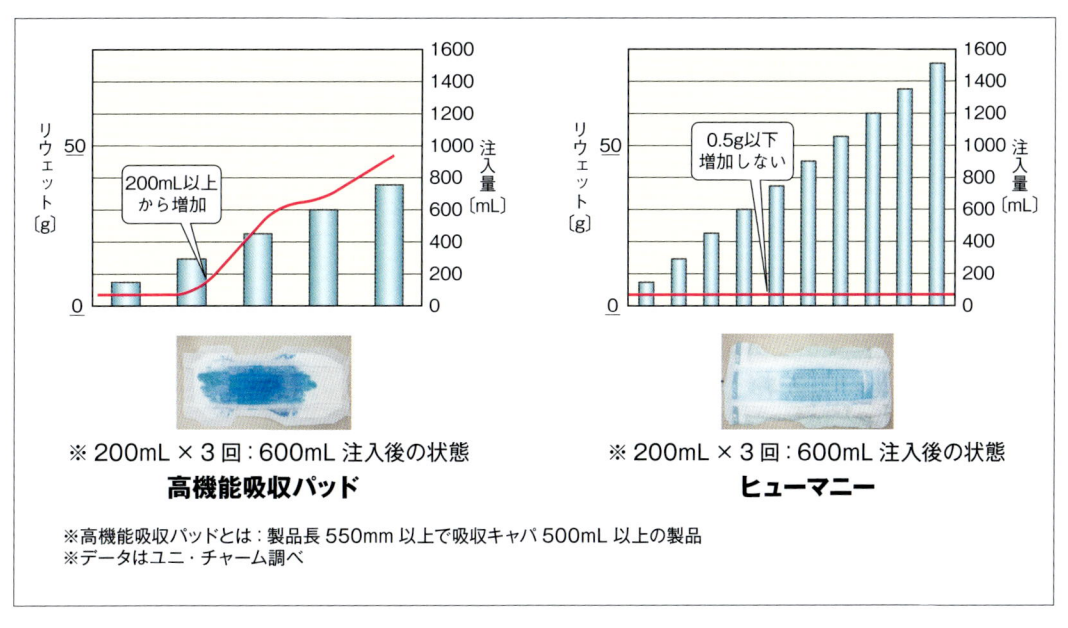

図2　パッド表面のウェット環境

プロソフト（ニチバン）

褥瘡保護用パッド。

● **構造**

プロソフトは、褥瘡保護用パッドである。ポリウレタン発泡体の積層体に肌に優しいアク

071

Chapter 3 褥瘡治療に必要な知識と手法

リル系粘着剤を塗布している。

発泡体は2層構造で、圧力がかかっても変形しにくく、褥瘡をしっかり保護できる外側（寝具側）の硬い発泡体と、変形することで圧力を吸収・分散させ、皮膚への負担を軽減させる内側（皮膚側）の柔らかい発泡体からなっている（図3、4）。

外側の硬い発泡体には表面に30mm間隔のスリットが入っており、貼付時や使用時の皮膚の動きに追従しやすくしてある。

● エビデンス

褥瘡の予防と治療に関する研究として、「保護機材の効果の検討(2)」―厚生労働省長寿科学総合研究事業報告書（H19-長寿-一般-010）平成21年―がある。47例の症例を解析し、貼付開始日の褥瘡の大きさに群間 [d2(真皮)、D3(皮下組織)、D4（皮下組織を超える損傷)] に有意差が認められた。（$p = 0.0067$）。結論として、①創傷保護パットは深さD3、D4の褥瘡と比較して、深度が浅いd2の褥瘡の治癒速度が速かった、②高機能体圧分散マットレスの使用の有無による影響では、高機能体圧分散マットレス使用群と非使用群でほぼ同様な縮小がみられた、③薄いパット（17mm）で効果がみられなかった場合、厚いパッド（25mm）に変えることで縮小効果を得ることができた。また、皮膚刺激が予防できる創傷保護パットの適切な使用方法が確認できた、④ $25cm^2$ 以下の褥瘡において、創傷保護パッドの効果がより期待できると考えられた。

臨床効果では、①骨突出はすべてOK、②躯幹褥瘡ではマットレスの質を考える必要がある、③躯幹の褥瘡では体位変換の際のずれを考える必要がある（固定方法、圧とずれ抜き）、

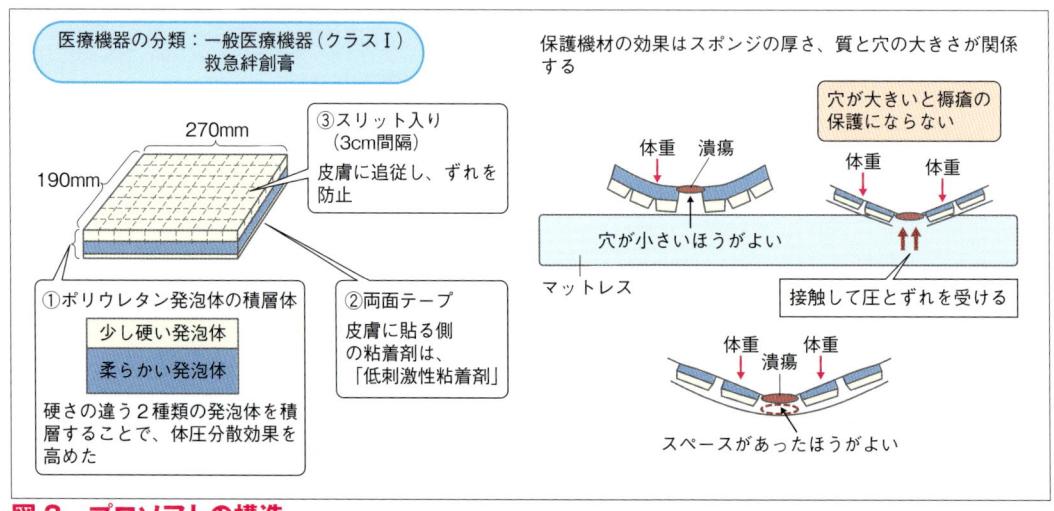

図3　プロソフトの構造

Section 4　知ってきたい褥瘡治療・ケア用品

④あわせて創に優しい体位変換を行うことで効果が得られた。ただし、適応には、褥瘡の形状、大きさに限度がある（最大5cm×5cm程度以下に用いる）。

● **使用上の注意**
　①躯幹に使用する場合、基本的に創と創周辺の動きや移動を止める。通常の体位変換によりプロソフトと創が動く可能性があるので創に優しい体位変換を行えば、より効果的である。②体圧分散マットレスは高機能タイプのマットレスのほうがより安全に、かつ効果を発揮しやすい。③穴は大きく開けてはいけない。④皮膚保護（のスプレーを使用する）を行う、⑤いったんプロソフトを貼ったらプロソフトの穴から綿棒で創を拭き取り、軟膏を塗り、メロリンで覆う。

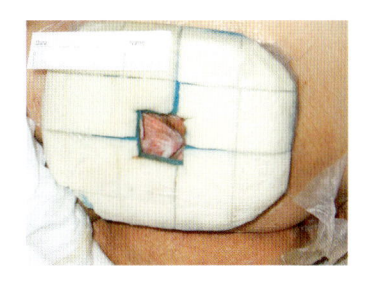

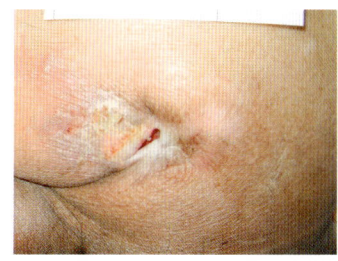

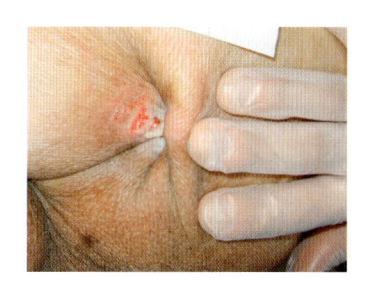

図4　プロソフトの使用方法（治りにくい坐骨部褥瘡）

エキシボ（日東メディカル）

臀部を支える車椅子用クッション。

● **構造**
1. ゲルの中に気泡を持つ、ゲルフォームの構造のクッション
2. クッションとしての構造

　アンカー、ゲルフォーム、内カバーの3層からなり、これらが合皮カバーで包まれている。柔らかいゲルフォームにアンカーを組み込み、座面に「柔らかい部分」と「硬い部分」を設け、"硬い部分で体を支え" "柔らかい部分で褥瘡発生のリスクの高い部分を保護する"ようになっている。

　支える部分は、着座したときに平らな面となる大腿骨や、褥瘡のリスクの低い臀部左右の背面側とする。また、柔らかく保護する部分は、骨が突き出やすい坐骨・尾骨付近としてある。

　エキシボの構造は、ずれを緩和させるために必要な範囲での柔軟性を保持し、それ以上の

Chapter 3 褥瘡治療に必要な知識と手法

動きはアンカーで抑制するものとなっている。

● 特徴

　圧分散とずれ力緩和と両方の機能がある特殊マットレス。特徴は、特殊な素材でできたゲルフォームを採用しているので、体圧分散とずれ力の両方の低減を実現している。このゲルフォームは、高分子ゲルとフォーム（発泡体）の両方の特性をもつ素材からなるので最初はフォームにより除圧として動く（**図5左**）。

　フォームが完全につぶされてもゲルの状態となるのでウレタンフォームのように石のように硬くなり底づきすることがなく、今度は厚いゲル化したクッションとしてずれの排除の力を発揮するという優れ物である。ゲルがずれ力を低減し、フォームが体圧を分散することになる（**図5右**）。

● エビデンス（図6）

1）ゲルフォームのずれ力緩和性能を調べ、比較した。

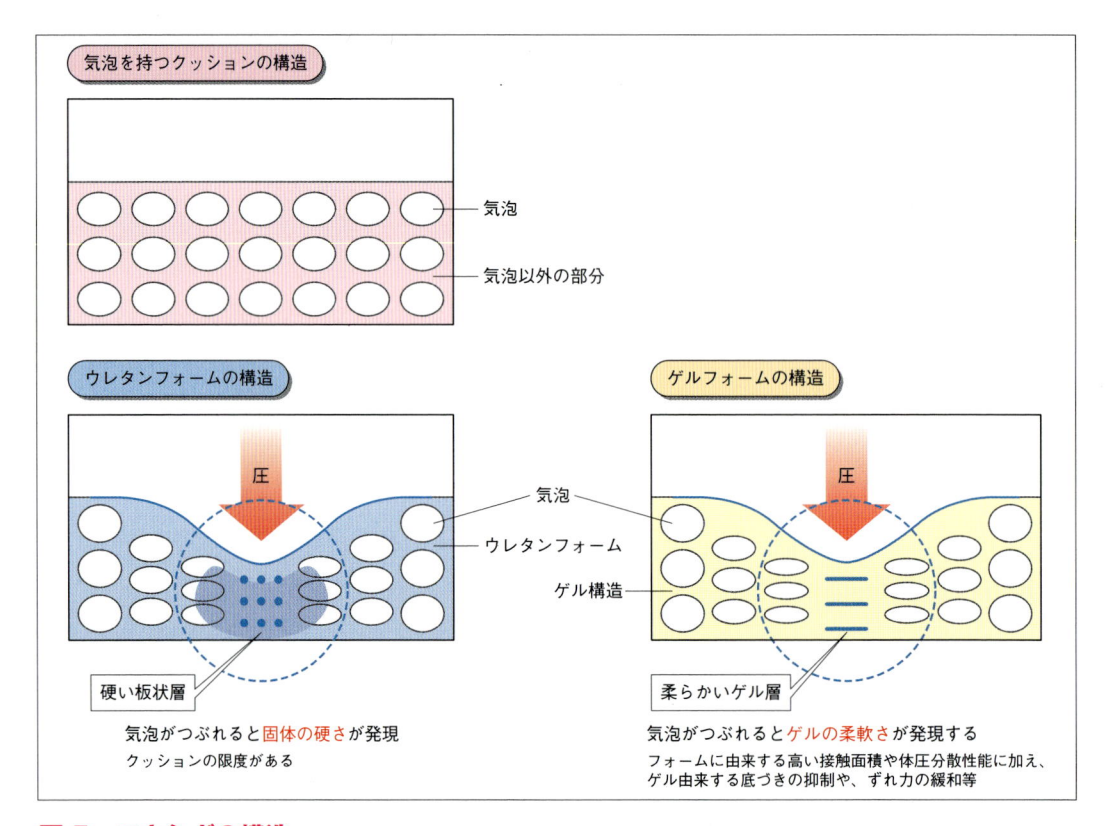

図5　エキシボの構造

Section 4 知ってきたい褥瘡治療・ケア用品

ゲルフォームのズレ力緩和性能をエアセルおよび一般のゲルと比較すると、一般のゲルに近い性能であることがわかった。

2) 体圧分散性能についても調べた。ゲルフォームの最大接触圧をエアセルと比較すると、エアセル同等の圧分散性能を有することがわかった。

以上のように、ゲルフォームを緩衝材とするエキシボは、ずれ力緩和のみならず、体圧分散能にも優れていることが確認された。

また、底部にアンカーが入っていることで、滑らず、利用者の姿勢保持作用もある。

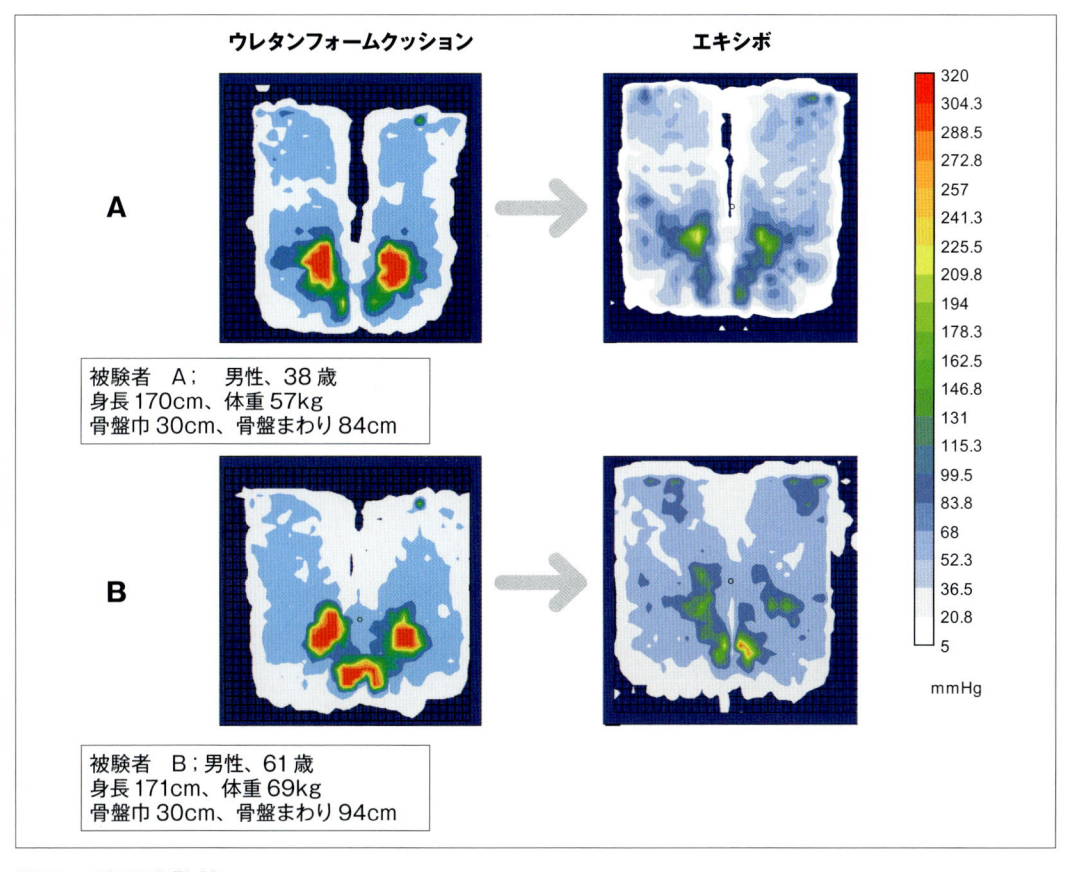

図6 体圧分散性

Chapter 3 褥瘡治療に必要な知識と手法

スキンキュアパッド
(リブドゥコーポレーション)

褥瘡治療用穴あきパッド。

● 構造

3層構造で、創に当たる面には粘着性のあるフィルムでパンチサイズの穴があいており、ドレナージが十分である（図7）。9cm^2（3×3）に28の穴がある。スキンキュアパッドは剥がしやすい紙がつけてあり、粘着フィルムが創面と創辺縁の皮膚を保護することとなる（図8）。粘着フィルムは創面に固着しにくく、創を湿潤に保つ。湿潤環境により上皮形成の

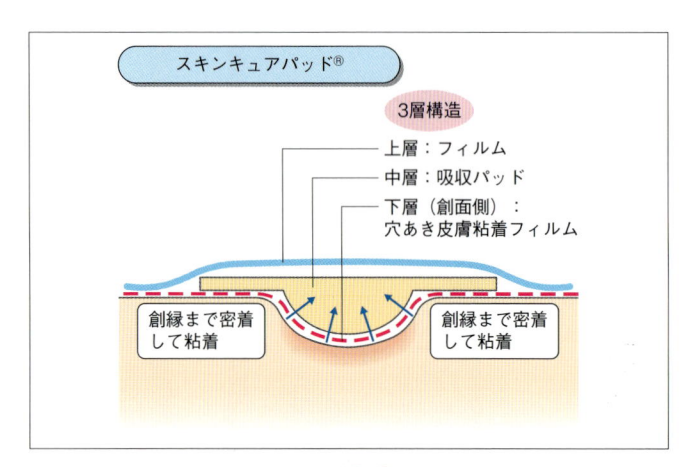

図7　スキンキュアパッドの構造

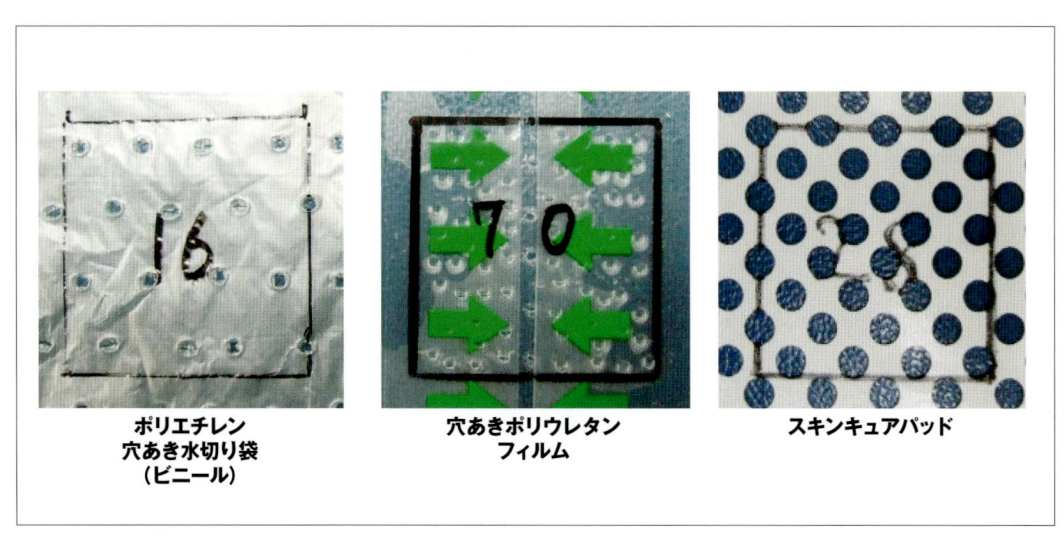

図8　9cm^{2}の中の穴の数と穴のサイズの比較

Section 4　知ってきたい褥瘡治療・ケア用品

促進が期待できる。
　穴あき皮膚粘着フィルムの外側にある吸収パッドは、創面からの滲出液をガーゼの7倍程度吸収する。その外側にある3M社製の粘着フィルムは、外側からの便や尿汚染を防ぎ、かつ外力の影響を少なくしている。

● 特徴

1) 医療機器である
　　この製品は滅菌されており救急絆創膏として認可されており、滅菌済である。したがって、臨床では安心して、かつ安全に使用できる。
2) コストが安い（7.5 × 7.5cmで約110円）
　　ドレッシング材のコスト比較を、**表1** に示した。スキンキュアパッドは、市販されている高価な創傷被覆材と比較してみると臨床的な結果はほとんど同じでありながら、コストが安いという特徴がある。高価なドレッシング材は800円であり、スキンキュアパッドは110円である。コストの問題は、病院でも在宅でも無視できない。
3) 創面を湿潤に保つ
　　創面に当たる穴あき粘着フィルムは、適切な湿潤状態をつくり表皮形成の促進が期待できる。

● 軟膏との併用

　スキンキュアパッドは軟膏と併用して効果を上げることができる。特に、アクトシン®軟膏、プロスタンディン®軟膏などを用いるときは、通常ガーゼで用いるときの量の1/5程度で十分である。またフィブラスト®スプレーと相性がよい。

表1　コスト比較

夜間	スキンキュアパッド®(075S)	創傷被覆材（真皮用）	フィルムドレッシング	滅菌ガーゼ	創傷被覆材（皮下組織用）
サイズ	7.5 × 7.5	10 × 10	6.5 × 7.0	7.5 × 7.5	10 × 10
1枚単価	110円/枚 ($56.25cm^2$)	700円/枚 ($100cm^2$)	172円/枚 ($42cm^2$)	35円/枚 ($56.25cm^2$)	1,200円/枚 ($100cm^2$)
吸収体	○	○	×	○	○
滅菌	○	○	○	○	○
防水（湿潤環境）	○	○	○	×	○
粘着剤	○	○	○	×	○

Chapter 4
ケースが教える悪化のサイン・軽快のサイン

Section 1
深い褥瘡の治癒期間

Section 2
ケース紹介

Chapter 4　ケースが教える悪化のサイン・軽快のサイン

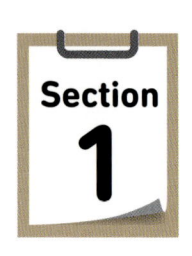

Section 1　深い褥瘡の治癒期間

治らない褥瘡は日数もアセスメント項目になる

　著しい皮膚の脆弱性や、きわめて重大な栄養障害などの問題がなければ、褥瘡は通常、発症から180日前後に軽快する。特段の問題がないのに「180日以上治らない褥瘡」には、多くの場合、外的な軽快阻害要因がある。すなわち、褥瘡のアセスメントの一つとして、経過日数のチェックをあげることができる。

　著者の病院、施設、在宅での3,000例の臨床から得た経験則でいえば、Ⅲ度以上の褥瘡が、長期症例となることが多い。治癒期間が長期（180日以上）にわたるものの経過には、「軽快のサイン」とともに、確実に「悪化のサイン」が含まれている。後者は外的な軽快阻害要因によるものである。これを分析することは、悪化防止だけでなく、発症予防の方法論の発見にもつながるものである。

　しかし、褥瘡による長期臥床の患者が多くいるのに、これらの患者はわれわれのところになかなか現れない。これは施設の中や在宅で放置されているか、あるいはあきらめられている場合がほとんどである。

正確な治癒期間がわからない長期症例

　深い褥瘡について、一般的には正確な治癒期間を調査することは難しい。特に最近は急性期病院、亜急性期病院、長期療養型病院、介護施設や在宅といろいろ行き来する患者が多く、正確に年余にわたりフォローをすることはなかなかできない。論文に記載されている症例の多くは、病院内の発症であったり、すぐに治癒した例ばかりである。しかし、現実には、特に在宅の症例では数年を超えるものも珍しくない。ゆえに、現在までに発表された論文で褥瘡の治癒期間について実態を正しく伝えるものは少ないというのが、著者の実感である。

　このChapterでは、著者の経験した症例から、軽快のサイン、悪化のサインを紹介し、褥瘡の治療・ケアの実践について紹介するが、その前に、褥瘡の治癒期間について少し整理をしておきたい。

Section 1 深い褥瘡の治癒期間

● 治癒期間

1. 治癒期間の決定
1) 発症日：救急患者や院内発症例では発症日は明らかだが、深い褥瘡を持ち込んで入院してくる患者では発症日の誤差が大きい。
2) 治癒日：施設や在宅では治癒が近くなると訪問診療や訪問看護を頼まない場合があるなど追跡が難しい。また、長期になると家族や本人もあきらめてしまっていることもある。

2. 治癒期間を左右する要因
1) 体圧分散マットレスの使用の有無、いつから使用したか、また質の程度についての記載がないことが多い。
2) 本人の危険要因（OH スケール）のレベルによる違いが大きいが、OH スケールを調べていない（レベルによる発症確率が異なり、治癒期間も異なる）。
3) 創の評価としてサイズ、深さ、ポケット、あるいは DESIGN-R® の記載がない。
4) DESIGN-R® は創の評価だけであり、そのほかに治療として、重要な積極的デブリードメントをしているかどうかその詳細の記載がない。また、手術を行っているかなどが経過を大きく左右するが、これらの記載が不明なことが多い。

以上のことを踏まえて、日本褥瘡学会誌における論文を検討した結果、上記の条件を満足するものはほとんどなかったが、比較的アカデミックにとらえた論文を紹介する。日本褥瘡学会としてプロトコールを統一しておく必要がある。

● 論文のレビュー

1. 中條らの報告
1) 褥瘡のステージⅢ、Ⅳの治癒期間について

　Ⅲでは、直径×短径が 36 を境にかなり治癒期間に差異がみられる。Ⅳでは深部の壊死組織のため、皮膚欠損が小さくても治癒期間は 5 か月以上かかる。

　ポケットの重傷度は最深部の深さで表わした。これと治癒期間について述べた。各群の例数が少ないため、統計的に意味がある結果とは言い難いが、1cm を超えるポケットがあれば、治癒に 6 か月以上の期間を要している。

2) ポケットを伴う褥瘡について
・治癒に至らなかった褥瘡のポケットの深さ別治癒期間
　　ステージⅢ：ポケットの深さ≦6cm、例数 1、治癒期間平均値 151 日、中央値 151 日

Chapter 4 ケースが教える悪化のサイン・軽快のサイン

ステージⅣ：ポケットの深さ≦6cm、例数 11、治癒期間平均値 166.3 日、中央値 116 日

2. 塚田らの報告

塚田らは、ポケットは最大深さが 4cm 以上のものは切開・切除手術を勧めている。ポケットの深さが 3cm 以下では保存的治療を選択し、その場合の標準的ポケット消失期間は 2～3 か月であったと報告している。

本書における治癒期間の記述

ここでは褥瘡ステージⅢ、Ⅳでポケットを伴う症例で、一定の工夫をこらして 150 日以内で治った例について述べる。説明に使用している経過日数は、著者が新しい治療法の選択を開始してからの日数である。それ以前の経過日数は、従来の保存的治療を行っていたかあるいは問診等から得たものである。

在宅の症例については、常に定期的に診療ができているわけではない。途中で中止したり、また再開している例もあるので、理解いただきたい。逆にそこで得られた知見が、体位変換などの圧とずれの影響のエビデンスとなっている場合もあり、得難い参考症例として掲載したものである。

参考文献

1) 中條俊夫：褥瘡の治癒に要する期間に関する集計報告．日本褥瘡学会誌 2001；3（2）：229-236.
2) 塚田邦夫：褥瘡重症度分類と経過予測．褥瘡会誌 2006；8（1）：12-20.
3) Ohura T, Ohura N Jr., Oka H：Incidence and clinical symptoms of hourglass and sandwich shaped tissue necrosis in stage IV pressure ulcers. WOUNDS 2007；19（11）：310-319.

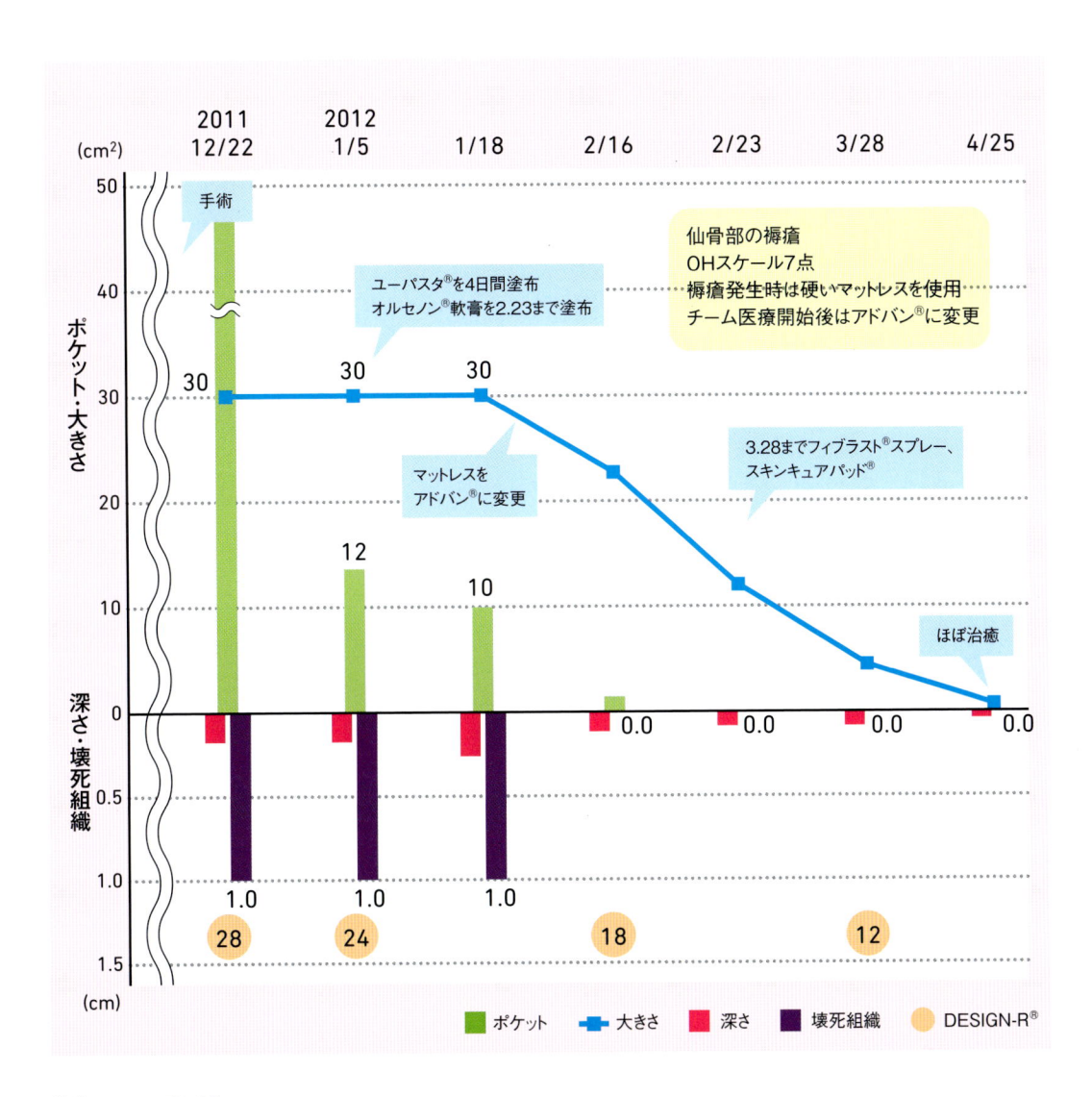

Section **1** 深い褥瘡の治癒期間

【グラフの意味】

ケースの最後に、治癒までの過程を示すグラフを示した（一部のケースでは省略）。グラフは、時間経過とともに、褥瘡の性状（ポケット（の大きさ）、サイズ、深さ、壊死組織（の大きさ）、DESIGN-R®のスコア）と、治療・ケアの方法を示している。どんな治療法が、あるいはケアが、褥瘡の悪化・軽快のポイントになっていたかを確認してほしい。

Chapter 4 ケースが教える悪化のサイン・軽快のサイン

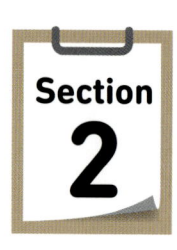

Section 2 ケース紹介
[凡例] 褥瘡の模式図（シェーマ）のみかた

● 創の各部および皮膚断面の呼称
図に示したとおりである。褥瘡の深さが異なっても、呼び方は同じである。

● 写真とセットに示した模式図（シェーマ）
　創面を見て、ケアの方法を考えるためには、「創面を正しく見る力」が求められる。褥瘡の本はこれまでに多く出版されているが、そこで示される創面の写真には簡単な説明がついているだけで、詳細な創面の状態やそこから読み取るべき情報が整理されていない。そこで本書では、特に重要な写真については、創面の写真と模式図（シェーマ）をセットにし、発生部位、創正面像と断面像をわかりやすく示すこととした。

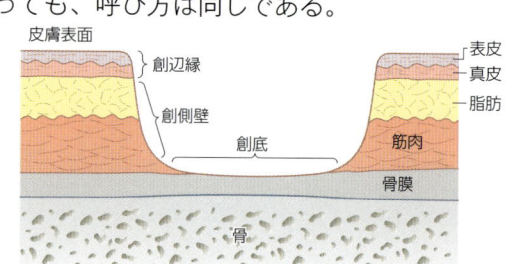

　模式図（シェーマ）は、褥瘡を、上：断面図と深さを示す図、下：創正面（上部）から見た図と、上の断面図の切線を示す。

略字の意味

```
Abr-G = abraded granulation =擦過された肉芽
B = bone = 骨
Ble = bleeding =出血
Bli = blister =水疱
D = dermis =真皮
Dp = depression =段差
Di = Ditch =溝
EF-Dp = external force depression =外力性段差
EF-Un = external force undermining
        =外力性ポケット
Ep = epidermis =表皮
Er = erosion =糜爛（びらん）
Ful = fissure-like-Ul =裂隙
G = granulation =肉芽組織
Ⓖ = flap, globe and mass granulation
        =肉芽塊
I = incision =切開
N = necrotic tissue =壊死組織
Ⓝ = slough or pus =溶解した壊死組織または膿
NTD-D = necrotic tissue discharging
        depression =壊死組織排出性段差
NTD-Un = necrotic tissue discharging
        undermining =壊死組織排出性ポケット
P = Periosteum =骨膜
R = redness =発赤
Ⓢ = scar =瘢痕
T = Tendon =腱
Tn = tendon necrosis =壊死した腱
Ul = ulcer =潰瘍
Un = undermining =ポケット
```

Section 2　ケース紹介

　断面図では、表皮・真皮、脂肪、筋肉、骨の4層を模式化し、写真で示した褥瘡の形状や特徴を記した。
　正面図と断面図で使用した記号の意味は、左下に示したとおりである。

凡例に準じた解説

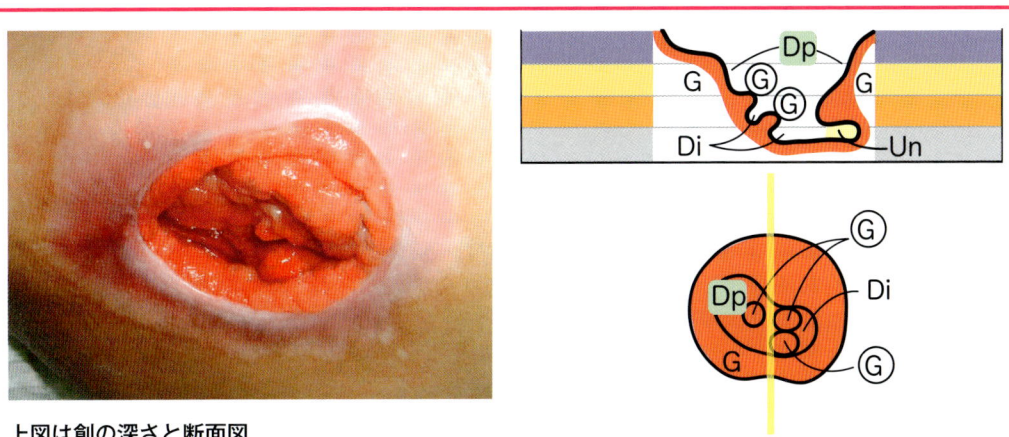

上図は創の深さと断面図
①褥瘡の深さは筋肉（骨の上）に達している。
・断面図は、S＝段差が深くなっており、Ⓖ＝肉芽塊が突出している。G＝通常の肉芽組織があり、Un＝創底にポケットがある。
下図は創の正面図と切線
・G＝肉芽組織、Ⓖ＝肉芽塊、Dp＝段差。

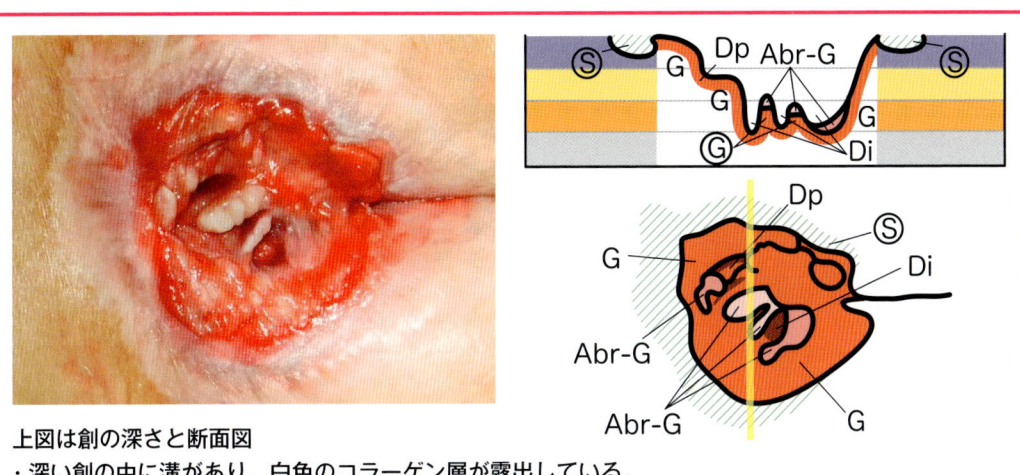

上図は創の深さと断面図
・深い創の中に溝があり、白色のコラーゲン層が露出している。
下図は創の正面図と切線
・Dp＝段差、Ⓢ＝瘢痕、G＝肉芽組織、Abr-G＝擦過された肉芽。

Chapter 4 ケースが教える悪化のサイン・軽快のサイン

Section2 Case 1

入院→在宅患者 思い切った褥瘡ケアが、超難物褥瘡を短期間に完治させたケース

PROFILE ［DESIGN-R® 38点］

66歳、女性。患者はOHスケール8.5点で危険要因高度、そのうえ関節リウマチで、身体に触っただけで痛がり、体位変換やおむつ交換の際も3人がかりで対応していた。

特別養護老人ホームでも、もてあましぎみで、著者らは、2か月前に要請を受けて2週間に1回、訪問診療したが、すでにポケットは大きく、積極的治療ができる状態ではなかった。80cm²以上のポケットをもつ褥瘡で、DESIGN-R®ではポケットの点数が24点、総計38点という重症の褥瘡であった。

瘻孔がつまると皮膚パンチで穴を開け、臭いの強い膿性の滲出液を排除し、ゲーベン®クリームを注入するというだけの治療が主であった。マットレスは静止型からアドバン®に変更したが、根本的な治療はできなかったという。

褥瘡を早期に一気に治癒させるため、次の計画を立てた。
①ポケット切除を行う。②陰圧療法（VAC療法）を短期間行う。③この間、陰圧療法を成功させるために"人手による体位変換を行わない"ケアを行う。④よい肉芽が得られたら、遊離植皮術を行う。術後約2週間は腹臥位（うつ伏せ）にして創の安静を保つ。⑤できるだけ早く退院させられる状態にして、もとの施設に戻す。

著者らのチームが治療を開始してから治癒・軽快までの期間
約3年（関節リウマチで痛がるため、当初、褥瘡の治療を積極的には行えなかった）。

過去の褥瘡経過の概略

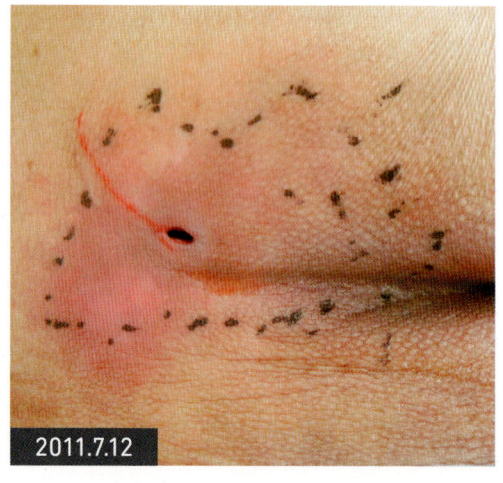

2011.7.12

● 10cm×8cmにおよぶポケットが治らないという。瘻孔が塞がると皮膚パンチで穴を開けて滲出液を排除し、ゲーベン®クリームを注入していた。

Case 1 入院→在宅患者 思い切った褥瘡ケアが、超難物褥瘡を短期間に完治させたケース

このケースのポイント

- PROFILEのような大胆な治療計画に病院側が賛同し、受け入れてくれたことが大きい。
- 関節リウマチがあり、身体に触っても身体を動かしても痛がる患者のケースである。
- 痛みとポケットを伴う褥瘡を長期間、特別な治療もできないまま抱えていた。
- 入院後、ポジショニングピロー（アルファプラ ウェルピー®）の組み合わせと自動体位変換マットレスの併用により、"人の手による体位変換なし"のための工夫と試みを行った。痛みは、デュロテップ®MTパッチを貼って軽減を図った。
- 陰圧療法を行ったがトラブルは生じなかった。
- 遊離植皮術を行ったが100％生着し、大成功であった。しかし、成功はしたが大変な労力と気遣いが必要であった。
- 遊離植皮後も日常生活の中で注意が必要だった。

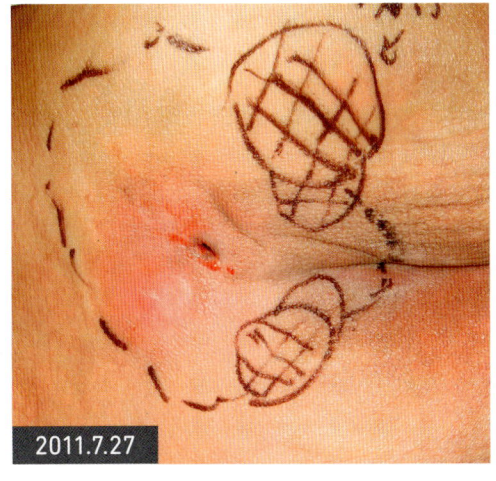

2011.7.27
- 黒線で示した範囲は外力性ポケットである。黒線の斜線の部位は痛みの強い部位である。

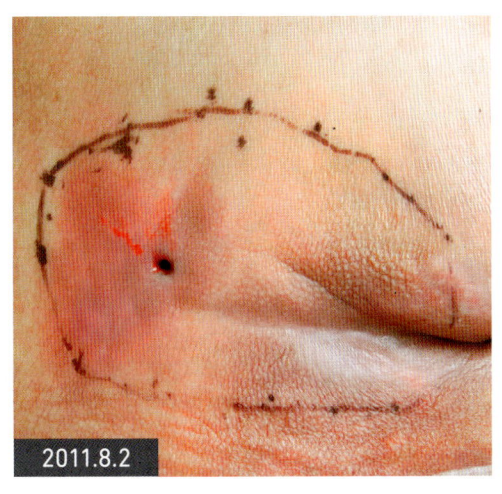

2011.8.2
- 瘻孔を中心とした発赤がある。感染性発赤であり、滲出液は強い臭いがある。

Chapter 4　ケースが教える悪化のサイン・軽快のサイン

1 日目
2011.9.9（手術当日）

- 体位変換の際、ものすごく痛がるため、腫れものを扱うように体位変換を行っていた。図らずして、現在、著者が推薦する「創に優しい体位変換」を行っていたことになる。
- 手術当日。このポケット内を見てわかるように、肉芽塊やフラップなどはみられない。尾骨部に段差があるが、これはおそらく背上げによる圧迫のためと考えられる。

8 日目
2011.9.16

- ブーメランタイプのポジショニングピロー（アルファプラ ウェルピー®、ブーメラン〈大〉）を2つ組み合わせて仙骨・尾骨部の圧とずれを軽減しようとしたが、中央部が広がり、底づきするので2つのブーメランが広がらないようフィルムで固定した（**1**）。
- 大腿から膝にかけてはジャボタイプのピロー（アルファプラ ウェルピー®、ジャンボ）で持ち上げて支えたが、このとき腰（仙骨部）も少し持ち上げるくらいに高く支えるようにした（**2**）。
- おむつ交換や着替えなどの際には、なるべく創周辺の組織を引っ張ったり押したりしないように注意して行った。

Case 1 入院→在宅患者 思い切った褥瘡ケアが、超難物褥瘡を短期間に完治させたケース

2011.9.13（手術後 4 日目）

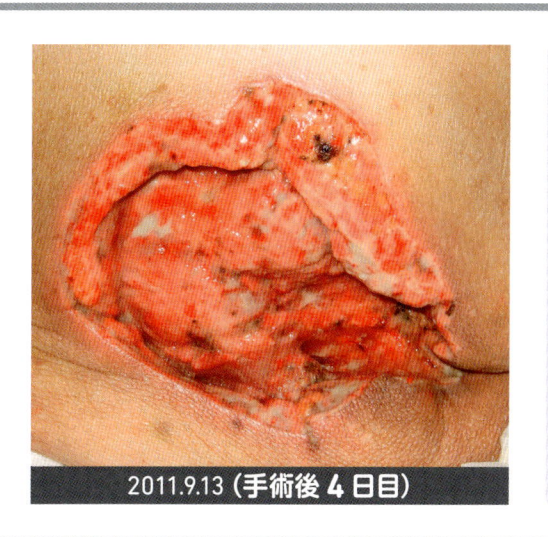

コラム 痛がるためであったが、「優しい体位変換」をしたために、肉芽塊や肉芽フラップをつくっていない!!

　通常、この程度のポケットがあり、できてからの期間が長いと、圧とずれの繰り返しの負荷により、ポケットを切除したときに、創底に大きな肉芽塊や肉芽のフラップ、溝形成、段差がみられることが多い。しかし、この症例にはまったくこれらがみられない。本人が身体を触るだけで痛がり、通常のようには体位変換ができなかったのでやむを得ず優しく体位変換をしていたのが実状である。これがみごとに創に優しい体位変換（動的外力の排除）の典型像となっていたのである。

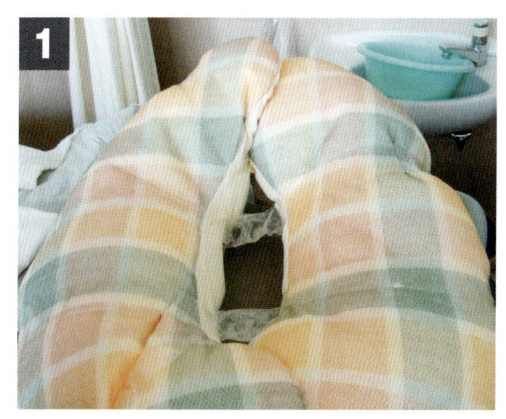

1 2つのブーメランタイプのピローをフィルムで固定して広がらないようにした。

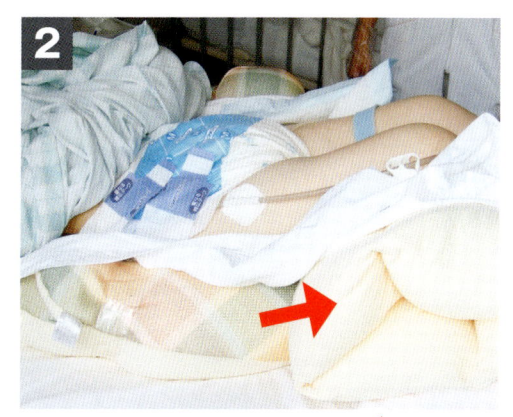

2 膝下にジャンボタイプのピロー（→）を置き、仙骨部が少し浮く程度とした。

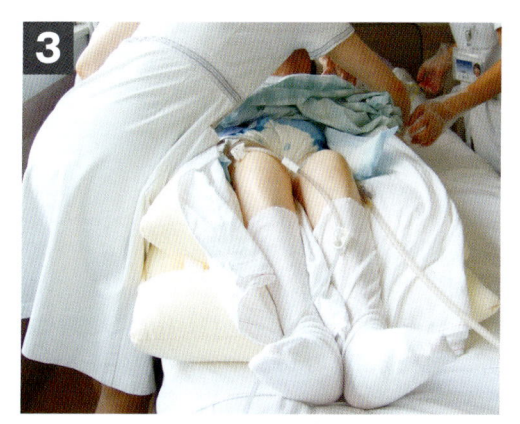

3 肩と肘の部位にスティックタイプのピロー（アルファプラ ウェルピー®スティック〈小〉）を置いている。

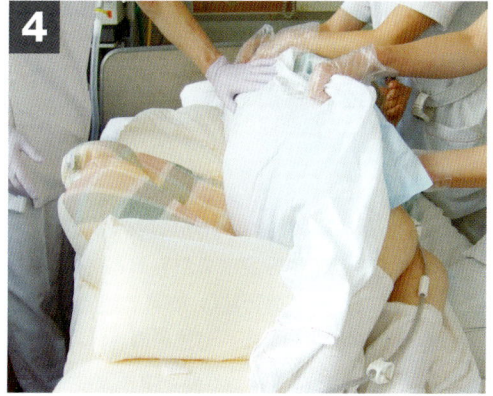

4 身体を側臥位にしてポジショニングピローを整えている。

Chapter 4　ケースが教える悪化のサイン・軽快のサイン

陰圧療法（VAC療法）を採用
- 関節リウマチで触ると痛がるので、なるべく早く治したいと考え、VAC療法と植皮術を採用した。
- VAC®の処置の仕方は通常どおりである（**1**〜**4**）。
- **VAC療法中は"人の手による体位変換なし"とした。**
- VAC療法前後の組織は下のとおり。

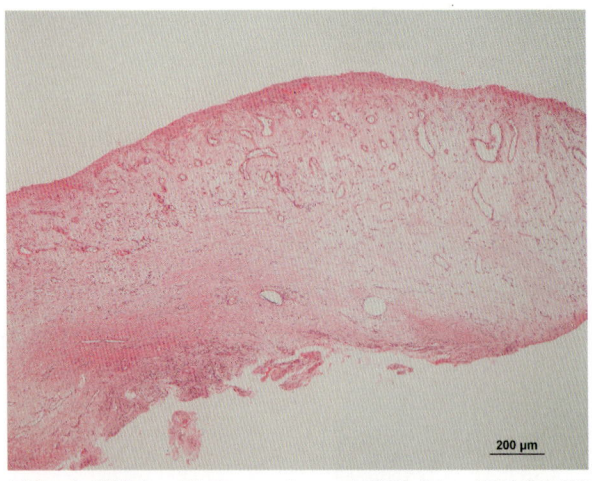

HE ×4．弱拡大。Fibrinous layer は認めない（最表層は硝子化した肉芽）。Edematous layer、Fibrous layer で構成されている。

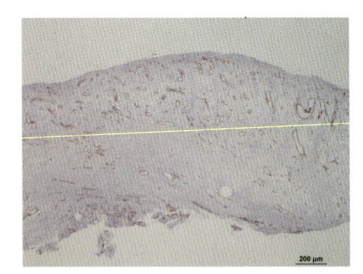

CD31 ×4．血管数は 15-17 個/HPF と増加している。

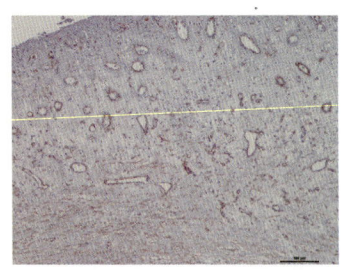

PDGFRβ ×10．星芒状の陽性細胞数は 30-40 個/HPF と少ない。増殖力は低いと思われる。

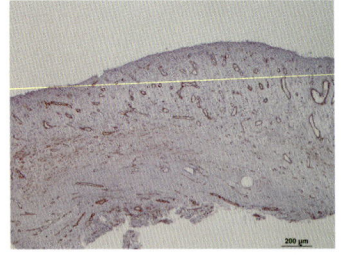

αSMA ×4．水平方向の配列がみられ、一部束を形成しており、収縮力を有する成熟した肉芽と考えられる。

　陰圧療法後の組織画像。表層にはバクテリアの付着はなく、浮腫は著明ではない。創は 800μm 程度の幼若肉芽層でやや浮腫性のある層とその深部の膠原線維層で構成されている。幼若肉芽層には炎症細胞浸潤は目立たず、血管数は 15-17 個/HPF と増加しているものの、PDGFRβ陽性の星芒状細胞数は 30-40 個と減少している。深部の膠原線維にはαSMA陽性細胞の水平方向の配列が認められ、成熟し収縮力を有する肉芽と考えられる。増殖能は低いと思われる。

Case 1 【入院→在宅患者】思い切った褥瘡ケアが、超難物褥瘡を短期間に完治させたケース

1 フォームを剥がすときには水をかけて肉芽を損傷しないようにした。

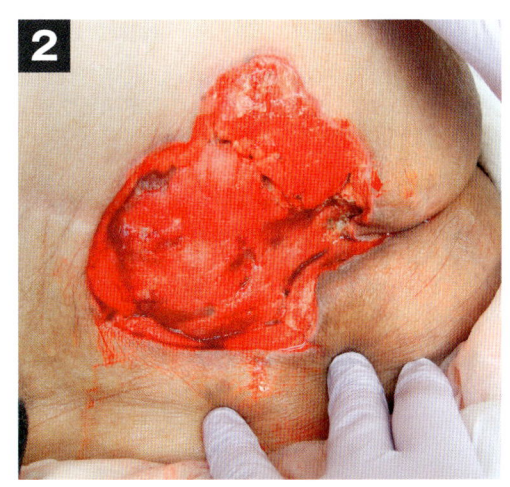

2 フォームを剥離した後、特に圧迫やずれの痕跡を示すような症状はまったくなかった。

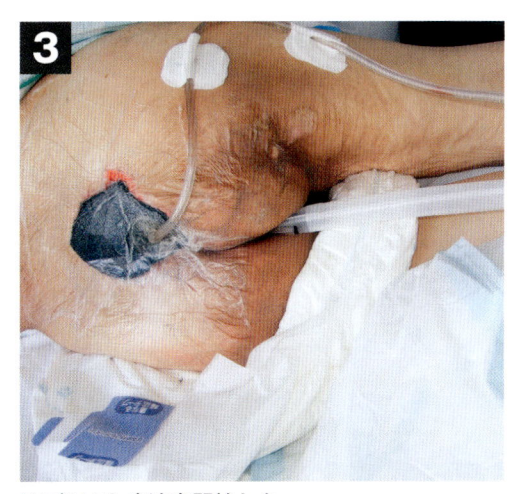

3 再びVAC療法を開始した。

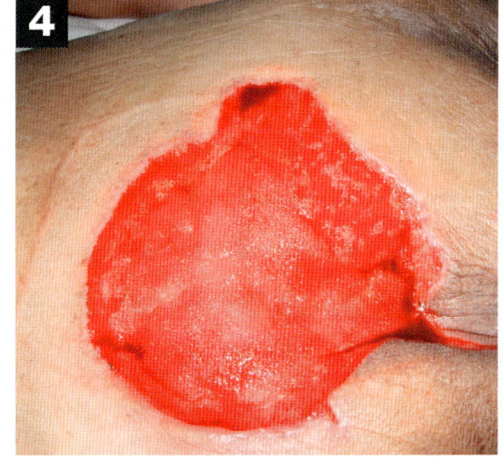

4 VAC療法開始後18日目。圧やずれが引き起こす症状がまったくなく、肉芽も非常に美しく、非常によい創底が得られた。

Chapter 4　ケースが教える悪化のサイン・軽快のサイン

22日目
2011.9.30
～
48日目
2011.10.26

遊離植皮術を採用
- **植皮を行った**。植皮後の経過は以下のとおりであった。
- 早期創閉鎖を目指して遊離植皮術を採用した。
- そのためにアルファプラ ウェルピー®を適切に利用して、植皮後10日間腹臥位を維持した。
- **植皮片は 100% 生着**している。

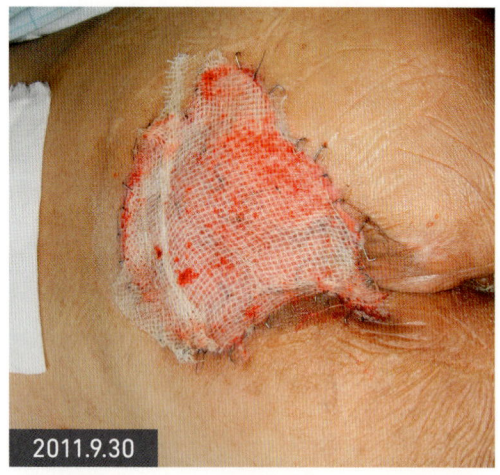

2011.9.30

植皮後4日。メッシュダーマトームによる植皮片は生着している。生着していないところがないことから体位変換やおむつ交換の際にも圧とずれがかかっていないことがわかる。

Case 1 入院→在宅患者 思い切った褥瘡ケアが、超難物褥瘡を短期間に完治させたケース

2011.10.11
植皮後2週目の状態。100％生着している。

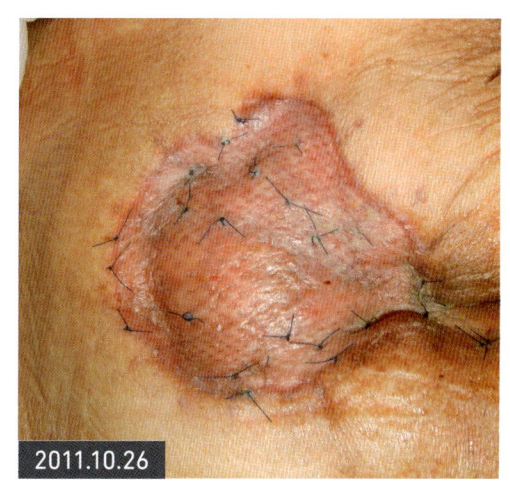

2011.10.26
植皮後約4週。生着した植皮片に圧迫はなく、圧やずれのかかった様子はまったくみられない。

コラム 経過中想定外の難しさを経験した！

　本症例では、数々の困難な体験をした。そのいくつかを紹介したい。
　ちょっと触っただけで、大声を上げるので、デュロテップ®MTパッチを用いたが、それでも体位変換やおむつ交換のときは大変であった。そこで、アルファプラ ウェルピー®をうまく使って、体位変換の負担を軽減することに努めた。
　また、ポケット切除術の際には、複数の麻酔科専門医がトライしたにもかかわらず、挿管できず、マスクで行った。
　植皮手術の際には、wireの誘導で挿管ができた。その後、tubingのまま腹臥位としたが、結局気管切開を行うこととなり腹臥位を続けた。植皮は100％生着している。

Chapter 4 ケースが教える悪化のサイン・軽快のサイン

遊離植皮後の ケア

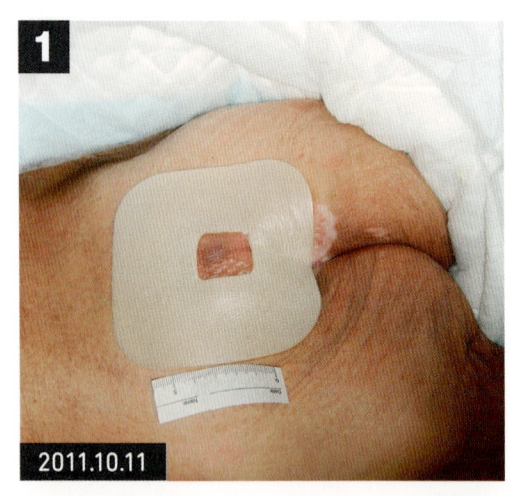

1 2011.10.11

● 植皮片が生着して2か月くらいまではまだ外力に対する抵抗性がないので、圧とずれが負荷されるとすぐ発赤やびらんなどができる。これらがみられたときにはすぐに、圧とずれを軽減させる処置を取るのがよい。具体的には、デュオアクティブ®やプロソフト®で保護するとよい。プロソフト®を固定した後も優しい体位変換を続けるべきである（**1**、**2**）。

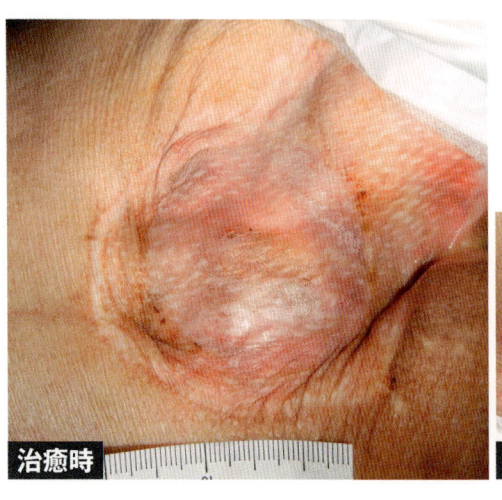

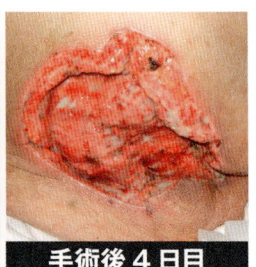

治癒時　　　　　　　　　手術後4日目

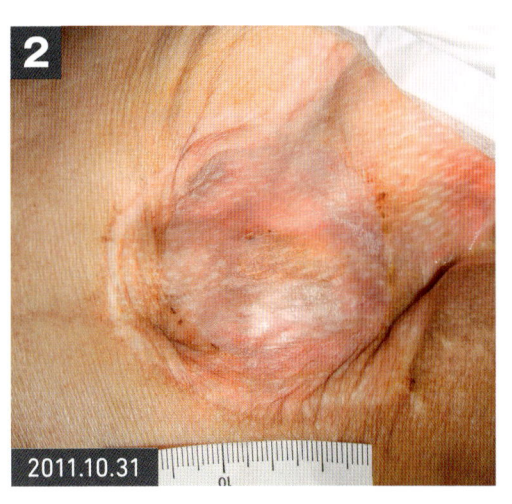

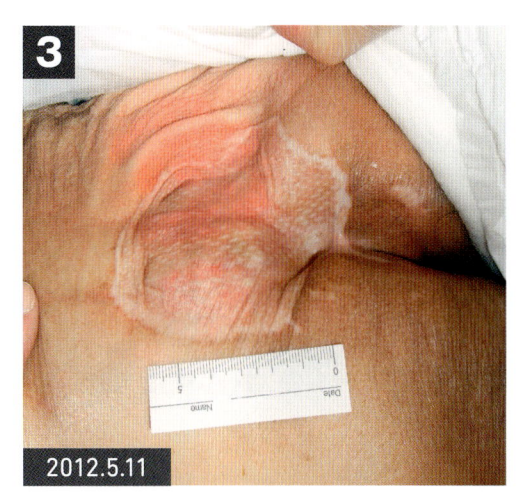

Case 1 　入院→在宅患者　思い切った褥瘡ケアが、超難物褥瘡を短期間に完治させたケース

2 2011.10.31

3 2012.5.11

- **3**は遊離植皮後約8か月であるが、遊離植皮でも特に再発は出ていない。通常の高機能マットレスの上に寝ていて4～5時間ごとの体位変換を行う程度で十分である。発赤などが出る場合には、ポジショニングピローによる対応ですむことが多い。
  ただし、体位変換のときに、周辺の組織が覆いかぶさってくることがあるため、常に"圧抜き、ずれ抜き"をして創の状態を正常に戻すことが一般的に大切である。

まとめ

66歳の女性でOHスケールの危険要因は、高度レベルで8.5点、DESIGN-R®38点、長い間の関節リウマチで触っただけで大声をあげて痛がり、毎日ドレッシングチェンジとおむつ交換が大変であった。入院させ、大至急のスケジュールに合わせて、ポケット切除、陰圧療法、植皮を順次行って施設へ戻し、約60日で目的を達した。

このように協力病院との連携が上手にいき、ポジショニング、陰圧療法、植皮がすべてスムーズにいくとこの程度の日数で褥瘡が治癒し、以後比較的穏やかな入院生活を送ることができるようになることがわかる。しかし、この症例は特別うまくいった症例である。通常の症例では入退院までの待ち日数、ポケット切除日の設定と待ち日数、植皮手術と術後ケア、それに伴う待ち日数があり、その後の"人の手による体位変換なし"の導入などで、どうしても各手順の間にロスがでるため、通常100日以上かかるのが普通だと思っている。

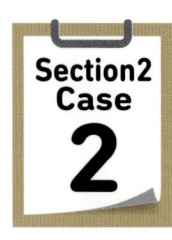

Section2 Case 2 入院患者 自動体位変換マットレスとアルファプラ ウェルピー®で治したケース

PROFILE [DESIGN-R® 24点]
95歳、女性。脳血管障害。仙骨部にポケットを伴う褥瘡がある。肺炎と心不全のため、急性期病院への入退院を繰り返した。OHスケール7点。

著者らのチームが新しい治療の試みを開始してから治癒・軽快までの期間
約5か月。

1日目
2012.11.13

- 巨大ポケットだったため、デブリードメントを行ったほうが治りは早いと判断したが、主治医と家族との相談の結果、高齢であること、低栄養や合併症などで全身状態が悪いことから、デブリードメントなどの侵襲的な処置はせずに、保存的治療を行うこととなった。
- 本ケースでは褥瘡は長期の経過をたどり、創底が瘢痕化していたため、鋭匙で創を擦過した。
- アルファプラ ウェルピー®のブーメラン（大）を2つ組み合わせて使用。
- 自動体位変換マットレス（オスカー®）を使用。

72日目
2013.1.23

- 鋭匙で擦過したことにより創底、創周辺のコラーゲン層はなくなり、未成熟な肉芽層が出現し創収縮が起き始めている。ポケットも縮小した。
- オルセノン®軟膏とエスアエード®を使用。

Case **2** 入院患者 自動体位変換マットレスとアルファプラ ウェルピー®で治したケース

このケースのポイント

- アルファプラ ウェルピー®のブーメラン（大）を2つ組み合わせて固定し、柔らかい円座のようにして用いた。さらに1日1回は、4人ががりで抱えて、円座部分にちょうど仙骨・尾骨があたるように確認した上で再び寝かせた。この患者は体重が軽かったのが幸いであった。
- おむつ交換の際には、ポジショニング手袋を使用し、創周辺の組織に圧とずれをかけないようにした。

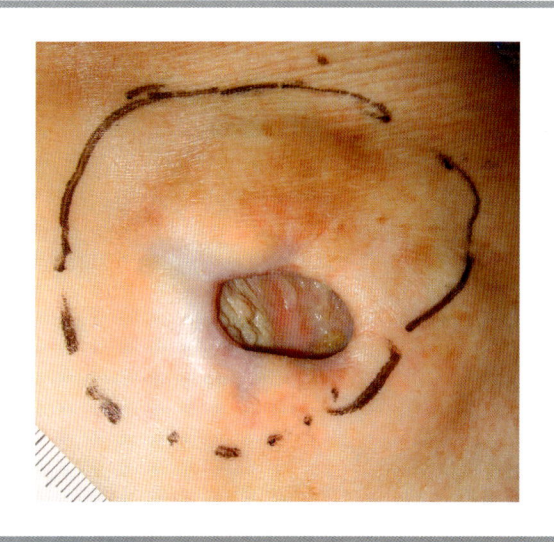

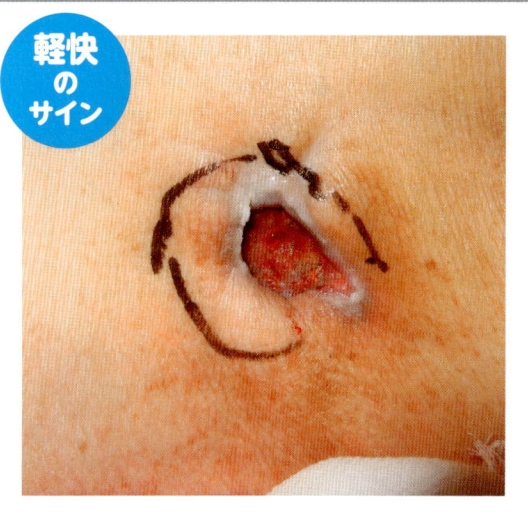

軽快のサイン

そのとき、何を考えたか

ポケットの組織学的所見からわかったことであるが、繰り返しの擦過により肉芽組織が剥脱し、ほとんど細胞成分のないコラーゲン線維層がびっしり（瘢痕）創を包んでいる状態であった。そのため、鋭匙で創を擦過し、コラーゲン層をリフレッシュしたところ、肉芽層が出現し、創収縮が始まった。

Chapter 4 ケースが教える悪化のサイン・軽快のサイン

99日目
2013.2.19
～
113日目
2013.3.5

- **創収縮がみられた。ポケットも縮小。**
- 鋭匙で創を擦過した。
- オルセノン®軟膏とエスアエード®を使用。

そのとき、何を考えたか

この患者は、以前、仙骨部のほかに腸骨と踵にも褥瘡があった。腸骨と踵はアルファプラ ウェルピー®の使用と人手による2時間ごとの体位変換によって治癒したが、仙骨部の褥瘡は治らなかった。これは人的体位変換の際にシーツでの持ち上げを行い仙骨部に応力がかかっていたこと、おむつ交換時に尻を引っ張ることでポケット褥瘡に応力を与えていることが原因と考えた。

148日目
2013.4.9

- 治癒。

そのとき、何を考えたか

完全静脈栄養（TPN）管理で栄養状態が悪く、認知症もあり、体動も激しく除圧の難しい患者であったが、褥瘡は治癒した。
アルファプラ ウェルピー®と自動体位変換マットレス（オスカー®）の併用により、人的体位変換なしでポケットを伴う褥瘡が治ったケースである。アルファプラ ウェルピー®の使用により患者の動きが落ち着いたが、これは患者にとって楽な姿勢になったためと考えられる。

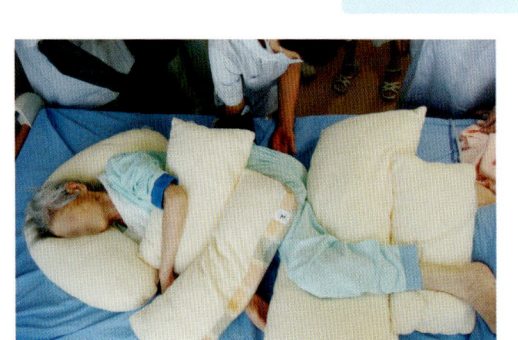

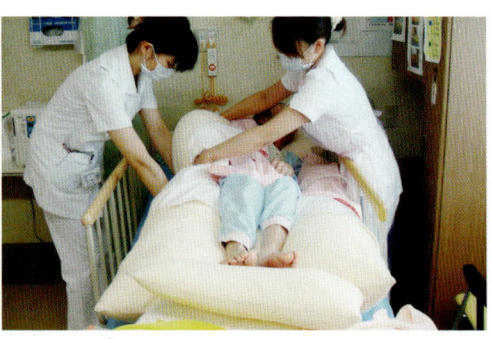

自動体位変換マットレス（オスカー®）とアルファプラ ウェルピー®を用いた体位変換とポジショニング

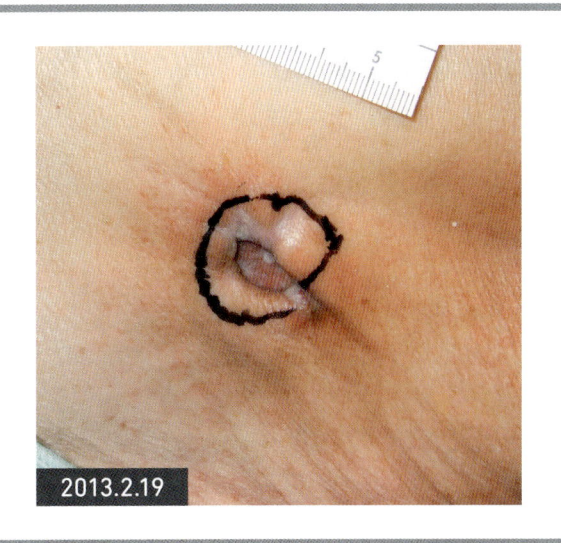

Case 2 　入院患者　自動体位変換マットレスとアルファプラ ウェルピー®で治したケース

2013.2.19	2013.3.5

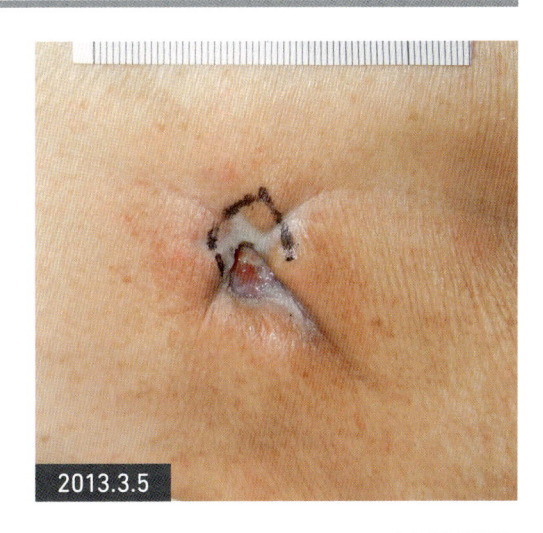

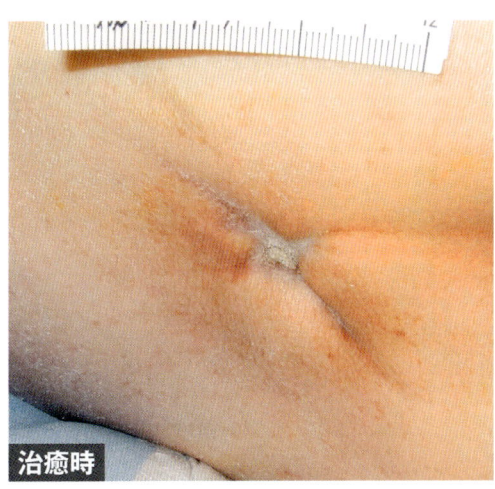

治癒時	著者らの介入1日目

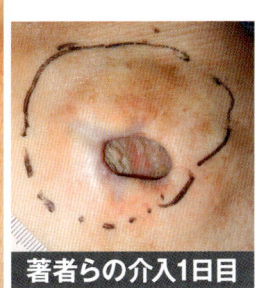

まとめ

本症例は、創に優しい体位変換とポジショニングピロー（アルファプラ ウェルピー®）の使用により、外力性ポケットを伴う褥瘡を、ポケット切除せずに治癒させることができたケースである。

仙骨部のポケットは急激に縮小したがある程度のところで、創の縮小はストップした。これは長年にわたる褥瘡の存在で創の内部と周辺が瘢痕化していたためと考えられる。そこで、それらを手術で切除するのではなく病棟でできる処置として、鋭匙で繰り返し（2回。1月23日と2月19日）、創面をリフレッシュしたことで再度、縮小し始めた。

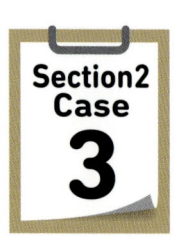

Chapter 4 ケースが教える悪化のサイン・軽快のサイン

Section2 Case 3　在宅患者　尾骨・仙骨部に深い褥瘡のあるケース

PROFILE [DESIGN-R® 39点]

56歳、女性。事故により脊髄損傷となり、車椅子生活を送る。褥瘡発症後、約1年経過してから、著者らのチームが褥瘡治療に参加することとなった。骨壊死を伴う膿瘍があり、発熱が続く。ポケット切除術により骨壊死組織を除去することで解熱した。

著者らのチームが治療を開始してから治癒・軽快までの期間
約5.5か月。

1日目
2008.12.18

- 0.5cmの瘻孔に6cm×7cmのポケットがあるステージⅣの褥瘡。プローブで探ると骨と思われる硬いものを触れる。
- 発熱があり、フロモックス®を3日分（2回／日）術前処置として投与した。
- 臭いを伴う膿様の滲出液が排出される。
- かろうじて自分で寝返りができるが、脚は軽介助により正しい位置に置き直す必要があった。

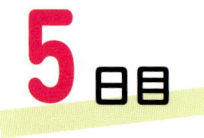

5日目
2008.12.22

- **ポケット切除手術所見**。高度な骨壊死があり、膿が溜まっていた。これが発熱の原因と考えられる。壊死骨を切除し、腱壊死も切除した。**ポケットを切除するとともに、軟部組織の壊死組織も除去した。**
- DESIGN-R® 18点。

Case 3 在宅患者 尾骨・仙骨部に深い褥瘡のあるケース

このケースのポイント

- 仙骨部の局所感染症と全身発熱がみられたため、緊急に切開排膿を行い、可能なかぎり壊死組織を除去した。
- 介護者が知的障害をもつ娘であったため、コミュニケーションが難しい側面があった。
- 在宅リハビリテーションを依頼していたが褥瘡への十分な配慮されていなかった。
- 仙骨・尾骨部の外力性段差と内出血がなかなか改善されなかったことから、圧とずれが負荷し続けていることが考えられた。外力性段差や内出血があった場合、その原因となる外力（圧やずれ）を追究する必要がある。

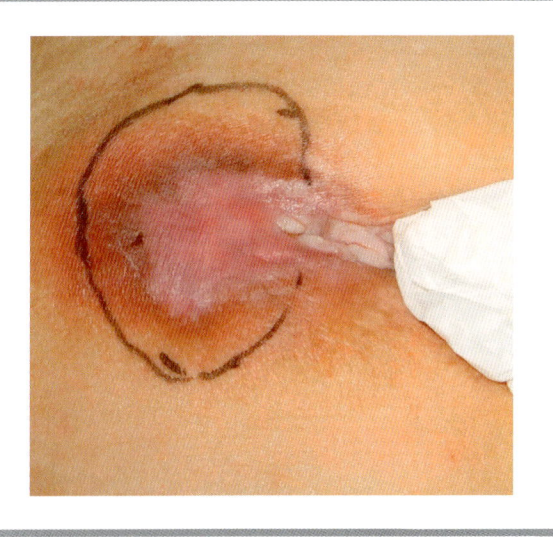

そのとき、何を考えたか

創の入り口が塞がれ、ピンホールのみ残されている。そのため中の膿が排出されない。波動が触れる周辺に局所炎症があるので、早急に切開排膿が必要であると考えた。

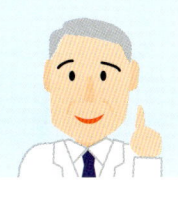

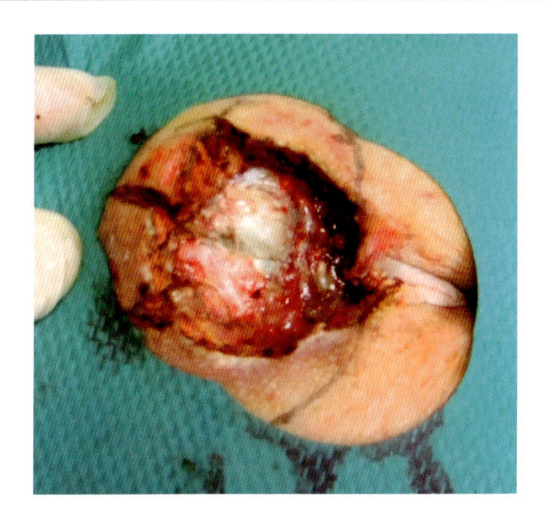

Chapter 4　ケースが教える悪化のサイン・軽快のサイン

9日目
2008.12.26

- 手術後4日目。壊死組織がまだ残っている。

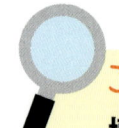

> **ここをチェック！**
> **壊死組織が残っている！**
> →ここで壊死組織を除去できれば治癒が速くなる。写真の矢印①〜⑤の壊死組織は積極的に除去するべきである。
> 　しかし、在宅治療では医療設備がない。術後のケアの体制を整えてからでないとできない。

22日目
2009.1.8

- 手術後17日目。**良好な肉芽が生じてきた。**
- 止血→洗浄→ユーパスタ®→おむつを直接当てた。おむつは、最初は1日に2回交換していたが創の周辺がかぶれるので、1日に3回とするとかぶれはなくなった。
- 写真中央の黄色の箇所は骨壊死である。写真上方では辺縁が創底と密着しておらず、**浅いポケットがみられる。**写真下には段差があり、**段差の周辺に黒色の出血をみる。これは、おそらくずれによるものと考えられる。**
- 体圧分散マットレスをアドバン®に変更した。

29日目
2009.1.15

- 骨壊死組織は残存しているが、溶解した壊死組織はなくなってきている。**相変わらず段差と内出血がある。**

Case 3 在宅患者 尾骨・仙骨部に深い褥瘡のあるケース

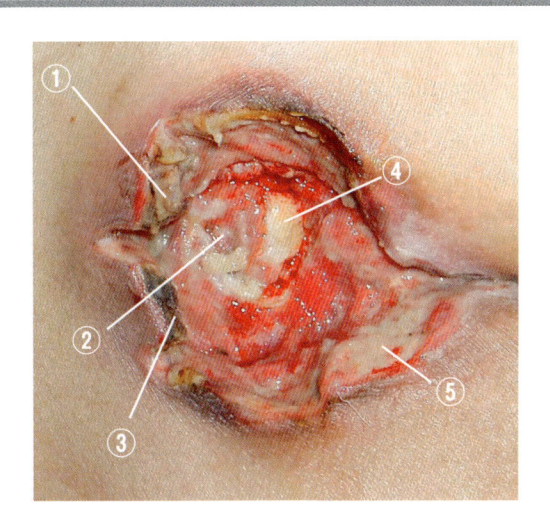

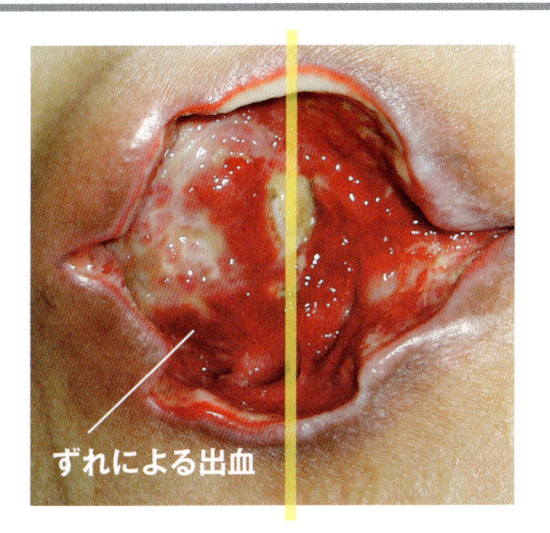

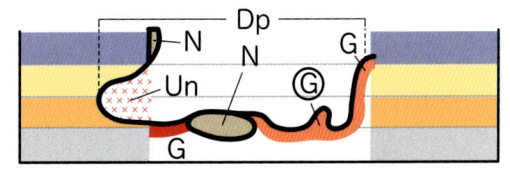

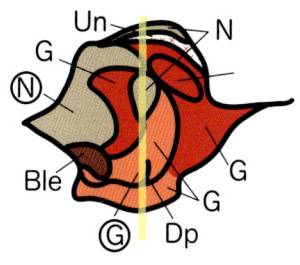

ずれによる出血

Ble：出血、Dp：段差、G：肉芽組織、Ⓖ：肉芽塊、N：壊死組織、
Ⓝ：溶解した壊死組織または膿、Un：ポケット

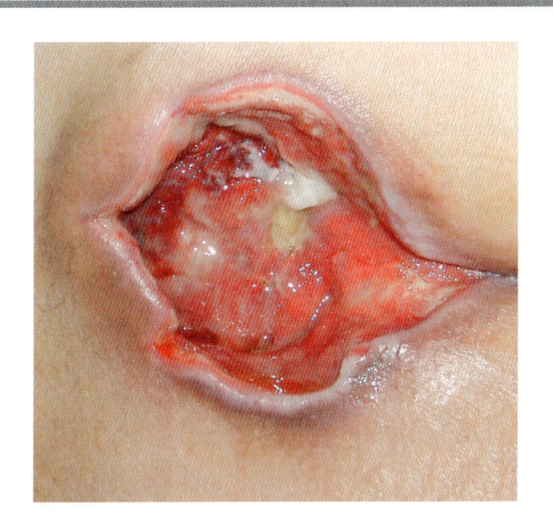

これが View ポイント！

22日目になってもまだ、壊死組織があることに注意‼ もし9日目の時点でデブリードメントをしていれば、一気に肉芽組織に変化する（50日目の状態に直接移行する）ので、40日間ほど治癒期間が短縮できたことになる。

Chapter 4　ケースが教える悪化のサイン・軽快のサイン

36日目
2009.1.22

- 滲出液が多く、おむつは1日2回取り替えている。
- 軟膏はオルセノン®軟膏を使用している。
- **外力性段差が治癒せず、内出血がみられる**のは、**相変わらずずれ力がかかっている**ことを示す。

> **ここをチェック！**
> 段差や内出血は
> ずれ力がかかっている証拠！

43日目
2009.1.29

- 依然として創内に段差があり、内出血もみられる。また、浅いポケットもあることから、この**創面にずれ力が負荷され続けている**ことがわかる。
- そのため患者には、**ベッド上を移動する際にハンドブロックを使用**してもらい、尾骨部にずれ力がかからないよう注意してもらった。

50日目
2009.2.5

- 滲出液が相変わらず多い。**創底に外力性段差が生じてきた**。ここの肉芽が成長してこない。その中には擦過された肉芽があり、溶解した黄色壊死がある。これは洗浄するとき、プラスチック手袋で軽くこすることにより除去される。

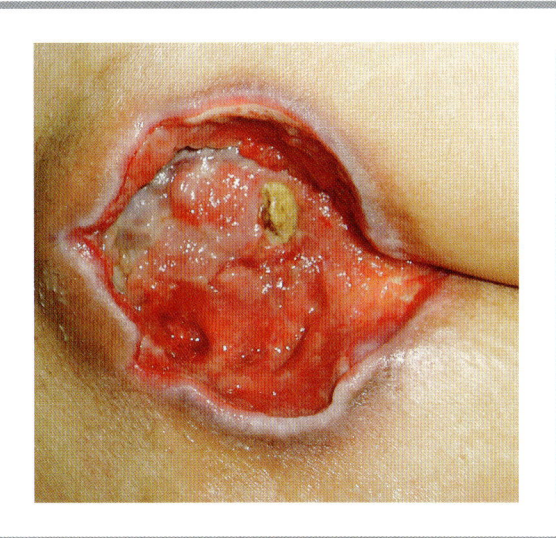

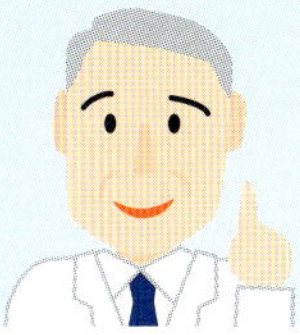

Case 3 在宅患者 尾骨・仙骨部に深い褥瘡のあるケース

そのとき、何を考えたか

外力性段差がまったく改善されていない。融解壊死と内出血があるのは、圧とずれの負荷がかかっているからである。

中央部の黄色部位は壊死性骨組織があるので、リュエルにて骨壊死除去を行った。骨からのOozing（滲み出る出血）は電気メスと骨ろうで止血した。

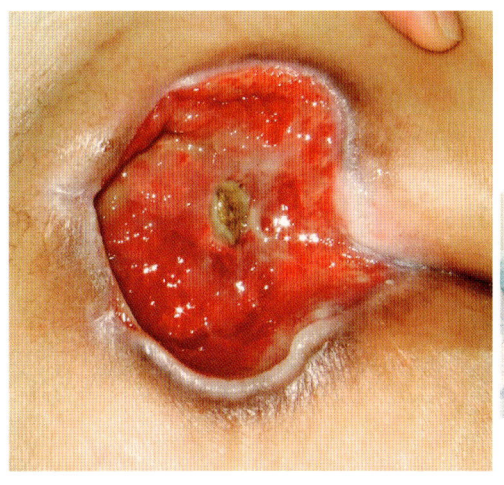

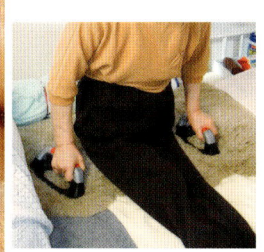

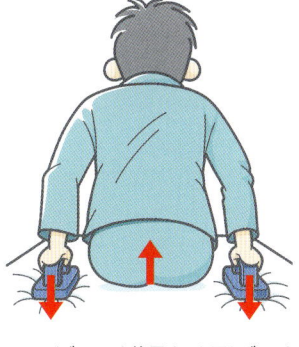

ハンドブロックを使用すると圧とずれが軽減する

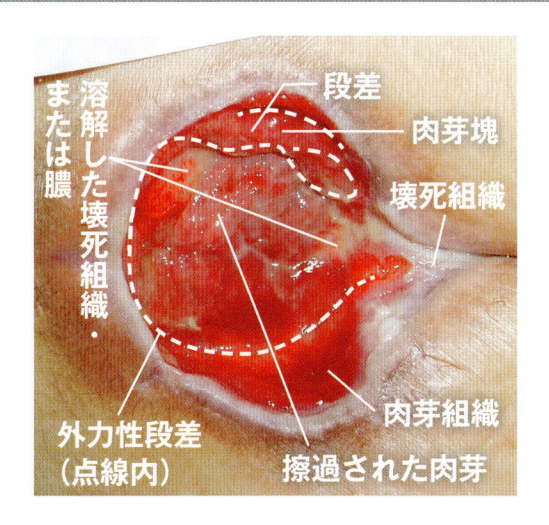

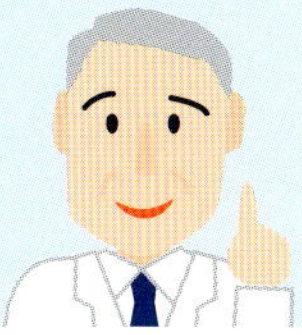

段差
肉芽塊
壊死組織
肉芽組織
擦過された肉芽
外力性段差（点線内）
溶解した壊死組織・または膿

そのとき、何を考えたか

依然として続く外力性段差、時々起きる内出血がある。圧とずれ力がかかっていることは明白だが、当時はこれが体位変換や身体の移動のためとはわかっていなかった。今であれば"人の手による体位変換"がよくないと断言できるのだが。背上げの際の側臥位角度を調べたところ、角度が不足しており、手に圧とずれを感じたため、側臥位の角度をもう少し上げるよう試みた。

Chapter 4 ケースが教える悪化のサイン・軽快のサイン

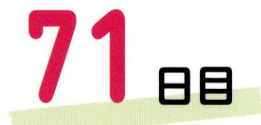

71日目
2009.2.26

- 創底の段差が小さくなり、写真の上部・下部から肉芽が盛り上がってきている。新しい幼若肉芽組織で状態のよい肉芽である。

86日目
2009.3.13

- **肉芽の盛り上がりが出てきている。** 創底の段差は幅が狭くなり、溝の状態となってきている。
- 周辺の辺縁に新生表皮が萌出したので、おむつをやめ、針穴あきパンチ穴ポリウレタンフィルムを使用した。

99日目
2009.3.26

- 依然として外力性ポケットがあり、浅くはなってきたが外力性段差や溝が存在している。

> 今であれば創に優しい体位変換を行う！

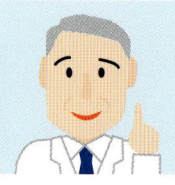

Case 3 　在宅患者　尾骨・仙骨部に深い褥瘡のあるケース

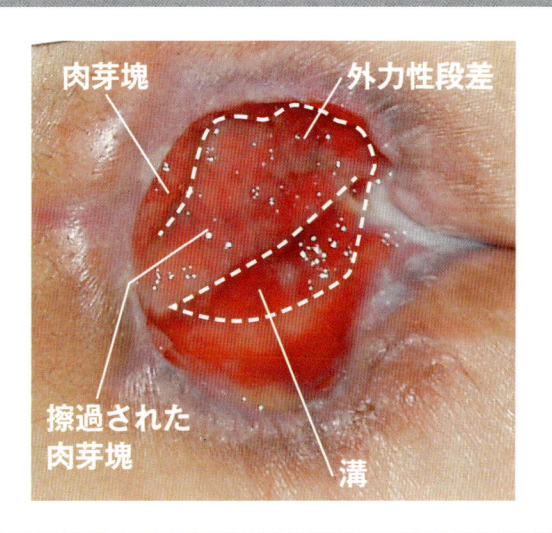

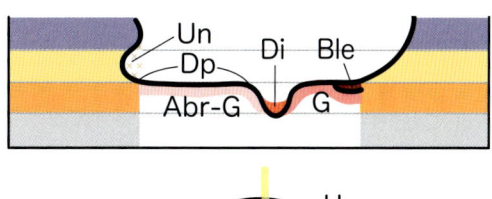

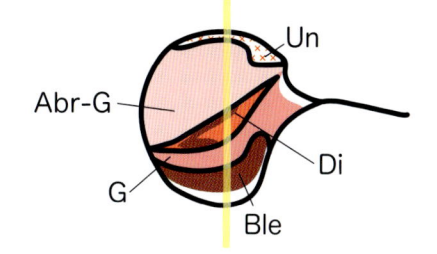

Abr-G：擦過された肉芽塊、Ble：出血、Di：溝、Dp：段差、G：肉芽組織、Un：ポケット

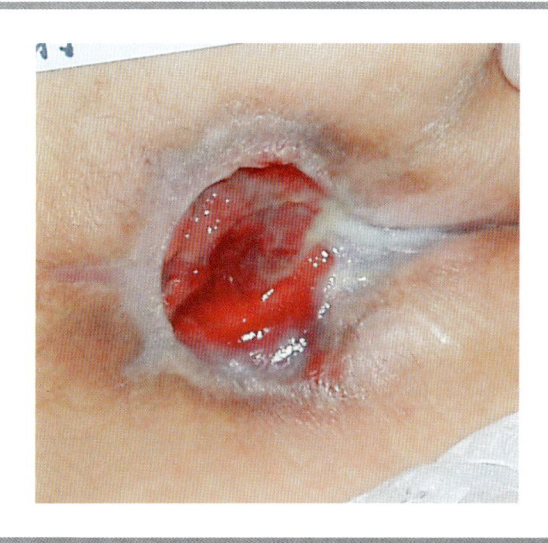

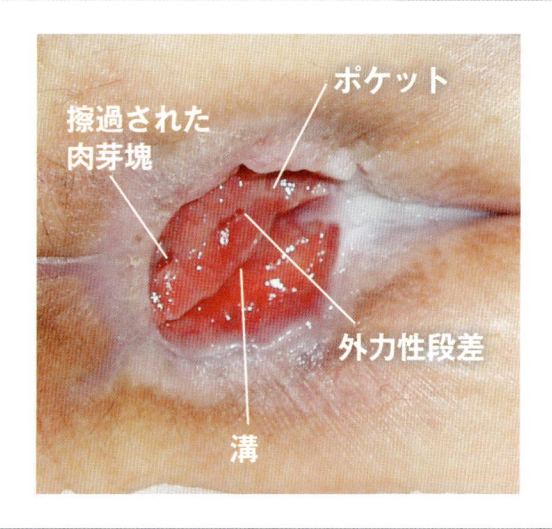

Chapter 4　ケースが教える悪化のサイン・軽快のサイン

110日目
2009.4.6

- どうも、**まだ圧がかかっている**ようだ。よく調査してみると背上げのときにとる側臥位の角度が足りないことと、風呂に入るときに木製の椅子に座ることが問題であった。風呂場の椅子については、天然ゴムのクッションを用いるようにした。
- フィブラスト®スプレーを使用後、アクトシン®軟膏で処置した。穴あきポリウレタンフィルム周辺の辺縁が創底に密着してきたので、表皮形成が起き始めていることがわかった。

> 現在であれば、この状態のときには、ただちに人の手による体位変換は中止する

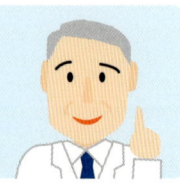

135日目
2009.5.1

- 非常によい。創が小さくなっている。
- 臀裂の褥瘡は裂隙にはなっていない。**引き続きベッドの背上げの際にずれがかからないように注意する**ことにした。
- アクトシン®軟膏、穴あきポリウレタンフィルムで処置した。

166日目
2009.6.1

- 治癒。
- **リハビリテーションは側臥位で行うように依頼**した。
- 肛門周辺に発赤があったため、真菌を疑いニゾラール®で処置した。セキューラPO®を塗布。
- 車椅子乗車開始に備えて車椅子チェック（クッションの圧測定）をする。車椅子用クッションは空気調節式のロホ®クッション（厚さ10cm）であり、簡易式体圧・ずれ力同時測定器プレディア®で圧とずれを測定した結果、それほど圧とずれはかからないことがわかった。

Case 3 在宅患者 尾骨・仙骨部に深い褥瘡のあるケース

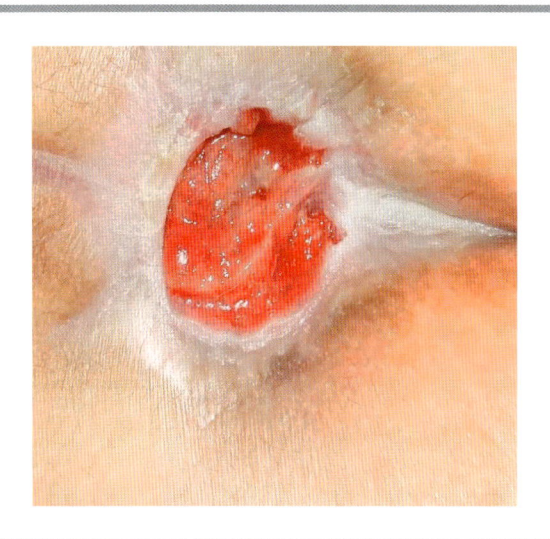

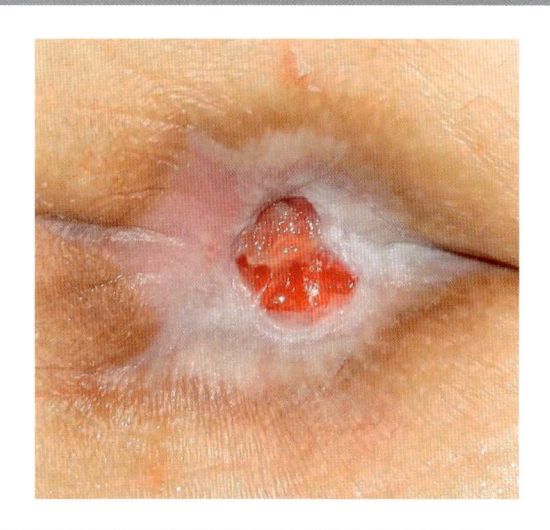

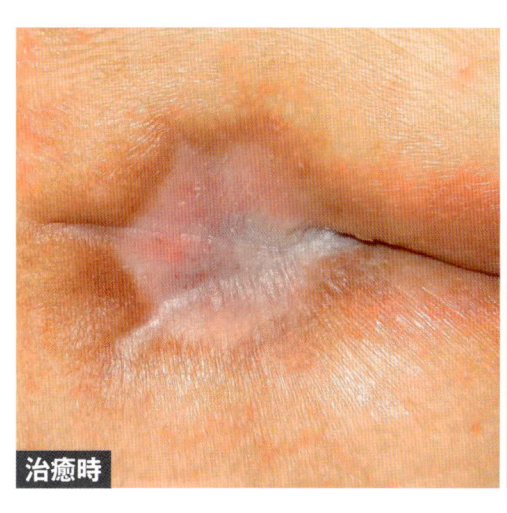

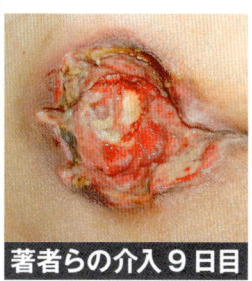

治癒時

著者らの介入9日目

Chapter 4 ケースが教える悪化のサイン・軽快のサイン

その後の状態

【治癒1か月後】
- 特に変化なし。車椅子乗車の時間を30分間延長し、これを約1週間続けて発赤がなければ、もう30分延長させることとした。1時間30分ほど車椅子に乗っているが発赤はない。もう少し時間を長くしてもよい。

【治癒2か月後】
- 治癒してから2か月経過すると、瘢痕の色も赤みが薄くなり、成熟した瘢痕となり、外力に対しても若干、抵抗力がついている。
- 車椅子に室内で2～3時間、屋外で3～4時間座っているという。車椅子のリクライニングや背上げのやり方を教える。
- リハビリテーションのセラピストにリハビリテーションを行う前後の創の状態をチェックしてもらうこととした。

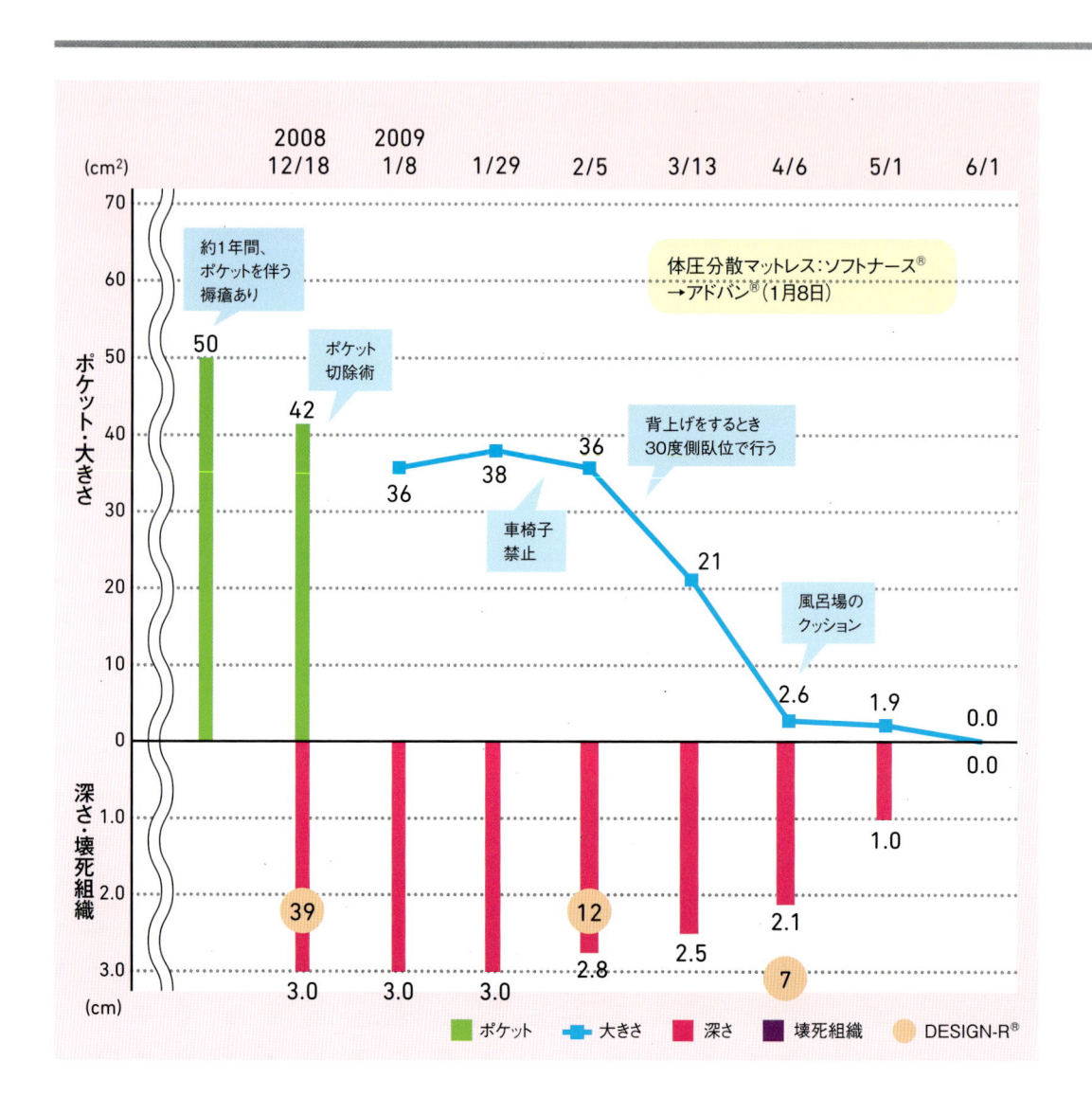

Case 3　在宅患者　尾骨・仙骨部に深い褥瘡のあるケース

治癒2か月後（2009.8.10）

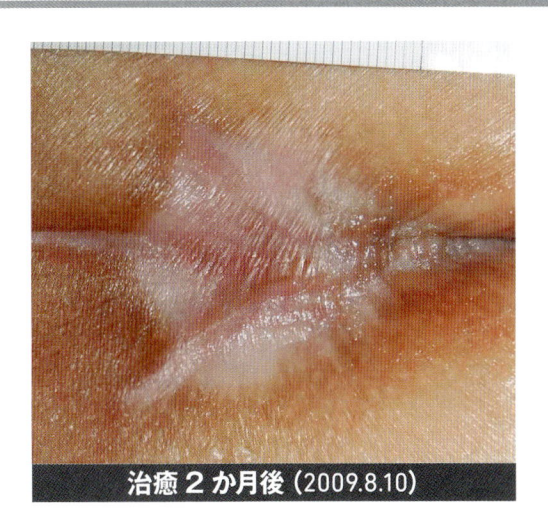

まとめ

1) 局所感染があり、在宅において緊急のポケット切除術を行った。
2) 骨壊死組織があったが、在宅治療であったので電気メスの用意や術後ケア体制を整えるのに日数がかかった。病院・施設では考えられない時間のロスである。
3) 43〜135日（2009年1月29日〜2009年5月1日）頃の創は明らかに圧とずれの荷重がある状態である。今なら人の手による体位変換が「よくない」と断言できるが、この頃は何が悪いのかわかっていなかった。
4) 110日目、風呂場でクッションを用いていないことがわかり、天然ゴムのクッションを用いた。
5) 在宅であるがゆえに、30日間くらいのロスがあった症例である。

Chapter 4 ケースが教える悪化のサイン・軽快のサイン

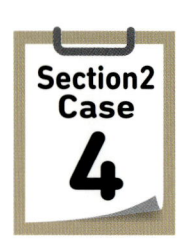

Section2 Case 4 入院患者
比較的早く治癒した踵にできた褥瘡のケース

PROFILE [DESIGN-R® 10点]

73歳、男性。胃ろう造設（手術）のため転院。転院先から戻ってきたときに踵部に褥瘡を生じていた。

著者らのチームが治療を開始してから治癒・軽快までの期間

約3か月。

1日目
2012.1.23

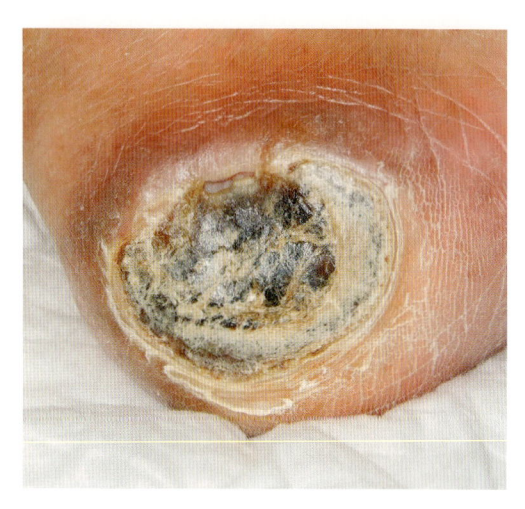

● 踵部に壊死組織があった。

> **ここがポイント！**
> 創の収縮が起きにくいため踵の褥瘡は治りにくい。

Case 4 入院患者 比較的早く治癒した踵にできた褥瘡のケース

このケースのポイント

- 本ケースは、治りにくい踵の褥瘡の症例である。
- 踵の褥瘡が治りにくい理由は、周辺組織の伸展性がないことと創面が突出していることにある。
- ただし、踵でも部位によっては早く治る。踵の正中線より少しはずれていると収縮が起きやすく、治りやすい。
- 収縮を促すため創を掻爬した。
- 湿潤に保つための軟膏とドレッシング材を選択した。

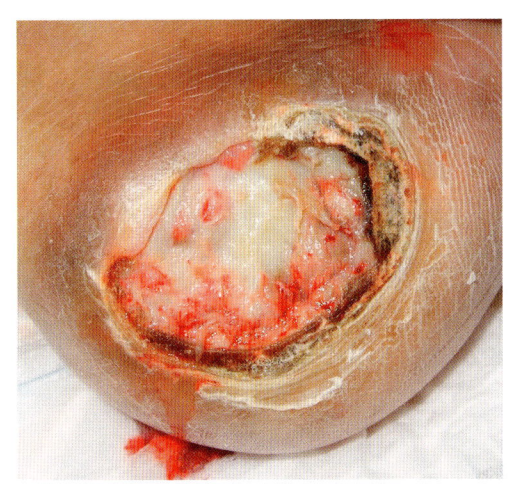

- この壊死組織は厚く乾燥していたため、積極的デブリードメントを行った。
- デブリードメント後、湿潤に保つことを目的に、オルセノン®軟膏を塗布し、その上にスキンキュアパッド®を使用。

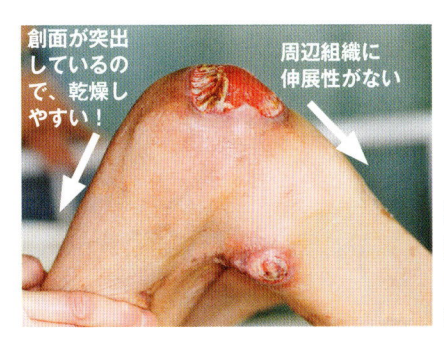

創面が突出しているので、乾燥しやすい！

周辺組織に伸展性がない

膝拘縮の褥瘡。踵と同様に創面が突出しているので、乾燥しやすい。周辺組織に伸展性がない。

Chapter 4　ケースが教える悪化のサイン・軽快のサイン

12日目
2012.2.3

- 潰瘍創面は収縮した。壊死組織がなくなり、肉芽組織ができつつある。オルセノン®軟膏、スキンキュアパッド®を使用し、湿潤に保つ。

そのとき、何を考えたか

踵、拘縮を起こしている膝の伸展側の褥瘡、指のPIP拘縮の伸展側の褥瘡は治りにくい。その理由として以下のことがいえる。
① 創周辺の軟部組織が伸びないので創の収縮ができない。拘縮がある場合には反対に引っ張られるようになる。
② 創が凸面となり乾燥しやすいので細胞の移動が起きない。

57日目
2012.3.19

- **創の収縮が起きている**。踵の正中線から少しはずれているので周辺の皮膚が引っ張られていることがわかる。①と②の皮膚が引っ張られて、創は三日月型に治りつつある（写真左）。

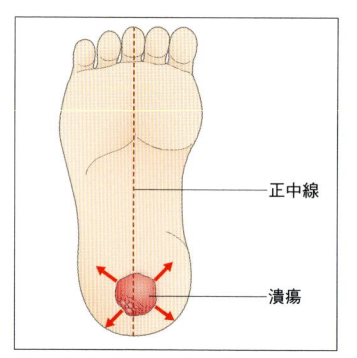

踵の中心部に潰瘍があると足底の皮膚に伸展性がないため、創の収縮が起きにくい。瘢痕は円形になり陥没している。

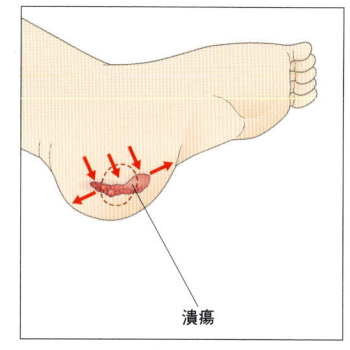

正中線をはずれると創の頭側の皮膚が伸びて創は線状となってくる。

ここがポイント！
踵の正中線からはずれたところに創があると創の収縮が起きやすいため、治りやすい。

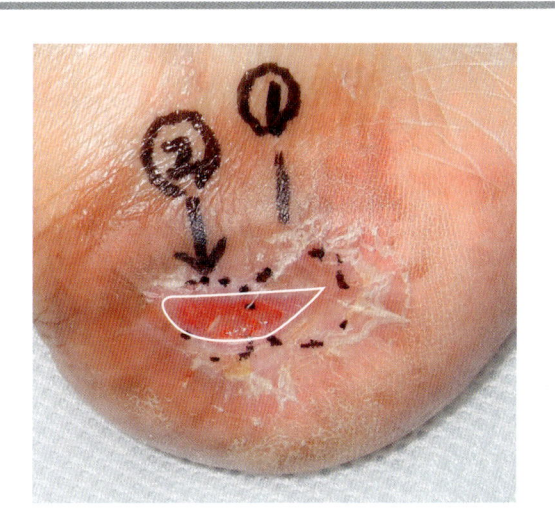

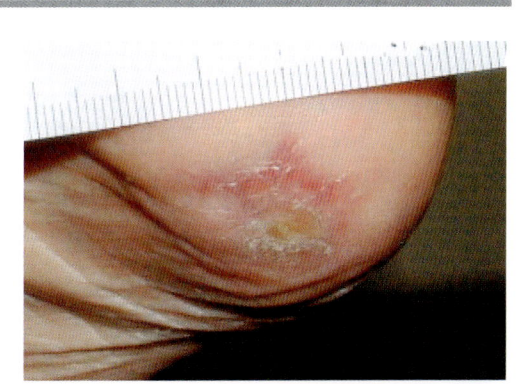

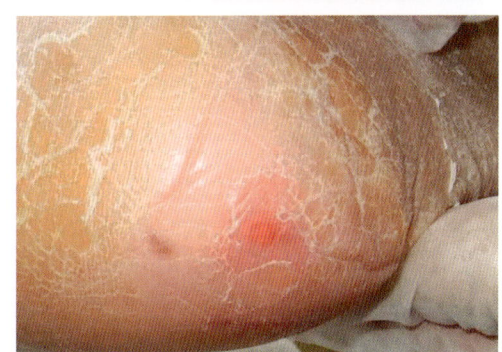

Case 4　入院患者　比較的早く治癒した踵にできた褥瘡のケース

Chapter 4 ケースが教える悪化のサイン・軽快のサイン

85日目
2012.4.16

- 創が閉鎖している。踵の正中線から少しはずれていたので、周辺組織の伸縮性に助けられ、創の収縮があり、比較的早く治った。治癒後、三日月字型の線の瘢痕となっている。

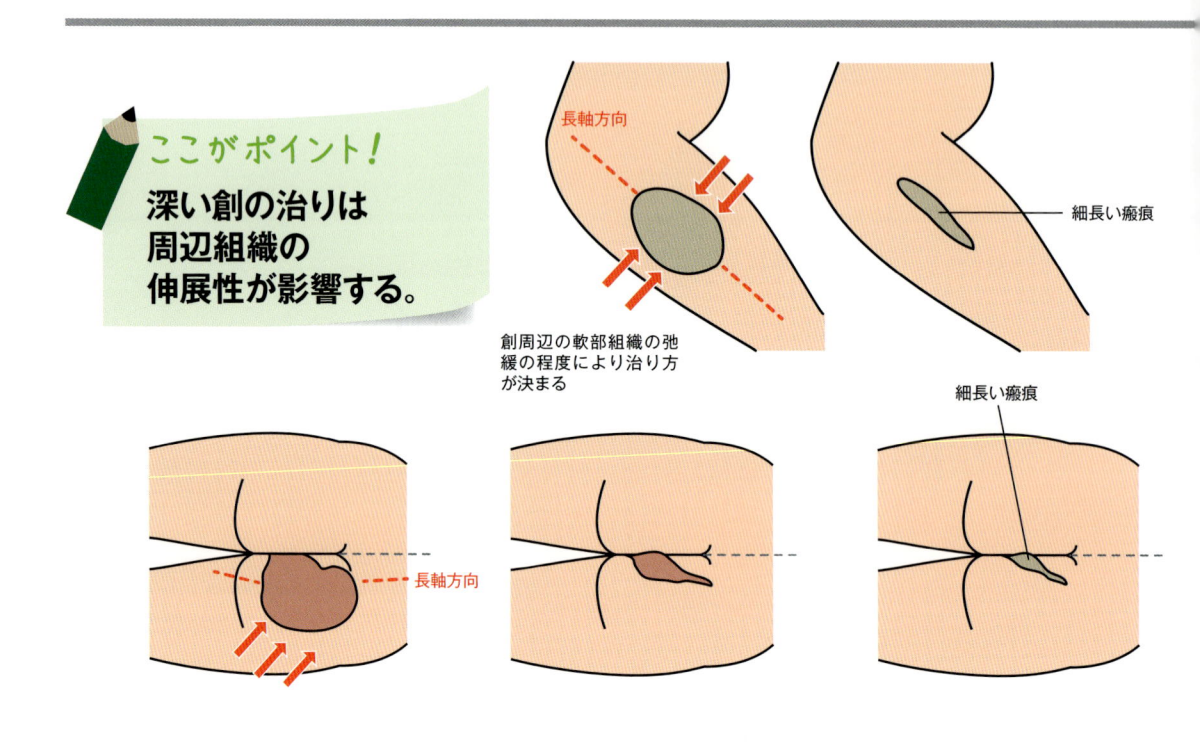

ここがポイント！
深い創の治りは周辺組織の伸展性が影響する。

長軸方向

細長い瘢痕

創周辺の軟部組織の弛緩の程度により治り方が決まる

長軸方向

細長い瘢痕

Case 4 入院患者 比較的早く治癒した踵にできた褥瘡のケース

三日月型瘢痕

治癒時

著者らのチームの介入1日目

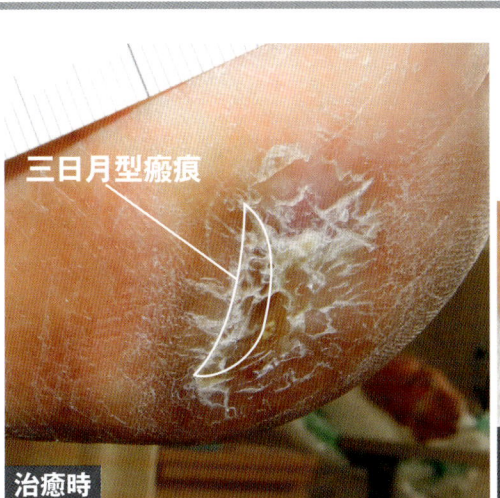

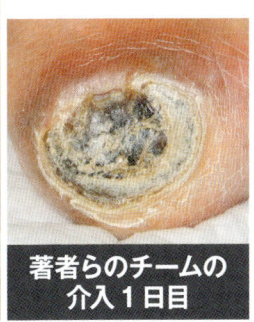

まとめ

1）治りにくい踵の褥瘡について、なぜ治りにくいかについて述べた。
2）身体の中で創周辺の組織が伸展しないのは、踵、背中部、手指、関節伸展例である。これらの部位の全層欠損は創の収縮がないので治りにくい。
3）踵でも正中線を少しはずれていると、創収縮が起きるため治りやすい。

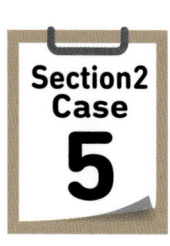

Chapter 4 ケースが教える悪化のサイン・軽快のサイン

Section2 Case 5 入院患者
治療・ケアの修正で改善した仙骨部の褥瘡のケース

PROFILE [DESIGN-R® 19u点]

89歳、女性。仙骨部右側の褥瘡。2011年6月10日に脳血管障害で倒れ、褥瘡発症後約1週間経過して搬送された。来院時より仙骨部に黒色壊死あり。入院後はブロメライン®軟膏、周辺にワセリンの塗布、スキンキュアパッド®を貼付していた。

著者らのチームが治療を開始してから治癒・軽快までの期間
約5.5か月。

1日目
2011.8.14

- 発症。意識を失い倒れていたという。DESIGN-R®は13点。
- 壊死は黒色だったが、湿潤を保っていたので一部、白色化している。創周辺の発赤は感染ではなく、ブロメライン®軟膏による滲出液の刺激と考えられる。
- 体圧分散マットレスはマキシーフロート®を使用。

ここをチェック！

危険な壊死組織
→ この症例のように厚い壊死組織で創に栓をしたようなケースでは、深部に融解壊死組織が溜まってしまっている。逃げ場がなく、局所感染を起こすため、ただちに切開か壊死組織除去を行う必要がある。

20日目
2011.9.2

- 厚い柔らかい壊死組織がある（仙骨部右側）。
- 局所麻酔を行い、**積極的デブリードメントを行う。壊死組織の下には膿が溜まっていた。**
- 体圧分散マットレスをトライセル®に変更。カデックス®軟膏を塗布。

Case 5 入院患者 治療・ケアの修正で改善した仙骨部の褥瘡のケース

このケースのポイント

● 積極的デブリードメントの適応例。
● 危険な壊死組織が発生していた。
● 創の状況をみて使用する軟膏を変更した。
● 動的外力による褥瘡の悪化、治癒の延長に対して、ケアの方法を修正した。

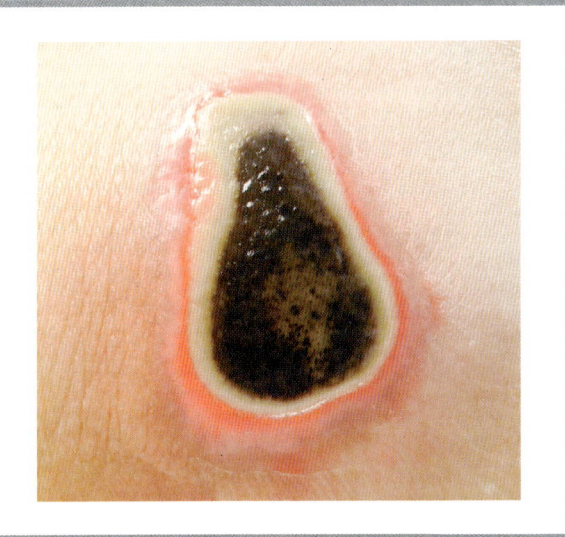

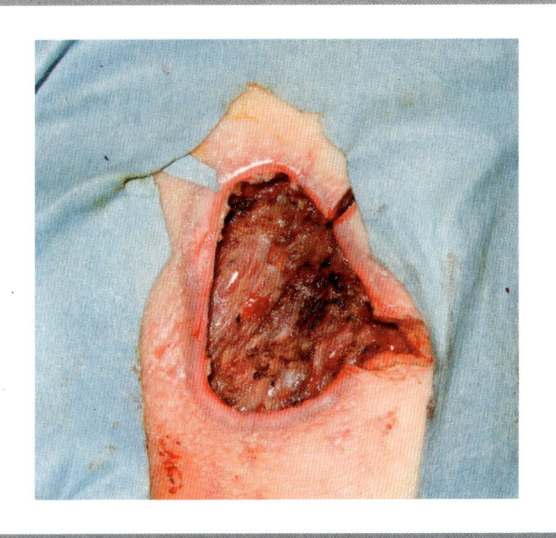

そのとき、何を考えたか

　本症例でそれまで行われていた治療について、以下のように考えた。

1) それまでの治療のよい点

　ブロメライン®軟膏塗布後、デュオアクティブ®で密閉したことである。密閉することで黒色の壊死組織は白色化、軟化するとともに、黒色の壊死組織も柔らかくなっている。

2) よくない点

　デュオアクティブ®を使い続けたのはよくない。理由は、これは吸収の程度が低く空気の流れがないためである。ブロメライン®軟膏内に含まれる蛋白融解酵素の刺激作用と滲出液の中に混じっている蛋白融解産出物が創周辺に刺激を起こし、創周辺に炎症を起こしている。これはドレッシング材の吸収がよくないために起きたといえる。このようなケースではスキンキュアパッド®の使用が適切である。スキンキュアパッド®は、多くの穴の開いたフィルムが創にあたるので滲出液の吸収もよく、かつ創面をフィルムで保護するので新生表皮を破壊することがない。

Chapter 4 ケースが教える悪化のサイン・軽快のサイン

44日目
2011.9.26

- 白色の膿苔が創面にみられ、肉芽の上がりがよくない。カデックス®軟膏をオルセノン®軟膏に変更。
- 体圧分散マットレスをトライセル®に変更。

62日目
2011.10.14

- 肉芽の上がりがよくなってきている。

100日目
2011.11.21

- 9月にオルセノン®軟膏に変えてから幼若性肉芽が生じており、創の収縮が急速に起きている。ただ、**9時方向に外力性ポケットがある**。これは、人の手による体位変換での"ずれ"によるものと考えられる。

> **ここがポイント！**
> **人手による体位変換によるずれ**
> → 現在であれば創に優しい体位変換を行うか、自動体位変換を行う。そうすれば、もっと早く治った症例である。

Case 5 入院患者 治療・ケアの修正で改善した仙骨部の褥瘡のケース

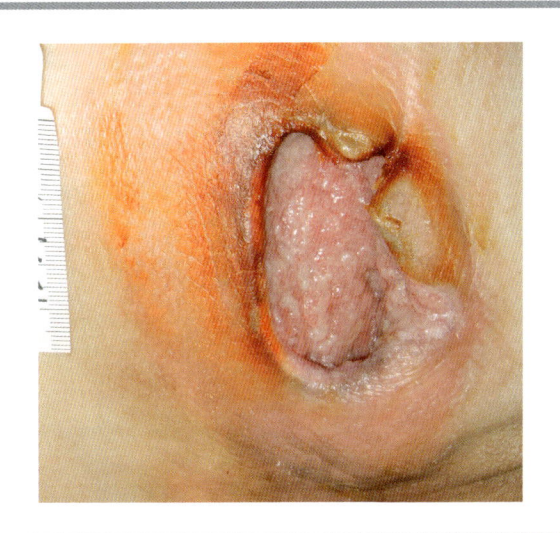

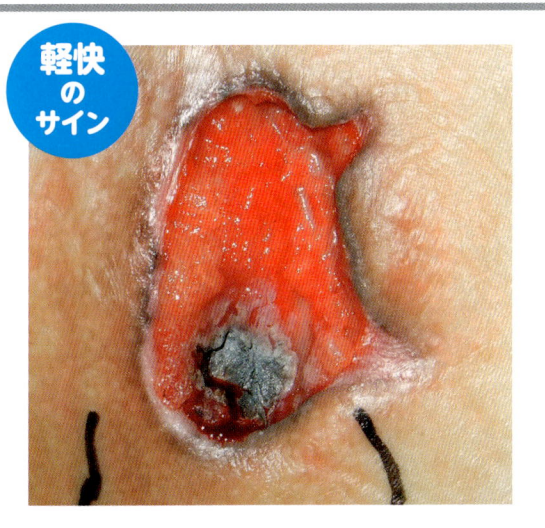

軽快のサイン

そのとき、何を考えたか

9月2日に手術をしてからずっとカデックス®軟膏を塗布していた。カデックス®軟膏やユーパスタ®は抗菌作用があるので、壊死組織のある感染創には効果があるが、壊死組織がなく感染もない肉芽創に継続的に用いた場合、創の収縮や創治癒を促進する作用があまりないため、治癒が遅れてしまう。そこで、この時点でオルセノン®軟膏に変更した。すると10月14日の写真のように、新しく肉芽組織が出現、新生血管に満ちており創収縮が起きやすい状態となった。

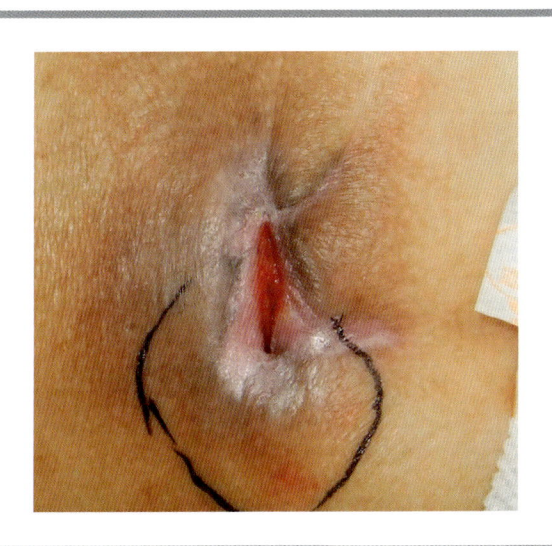

Chapter 4 ケースが教える悪化のサイン・軽快のサイン

163 日目

2012.1.23

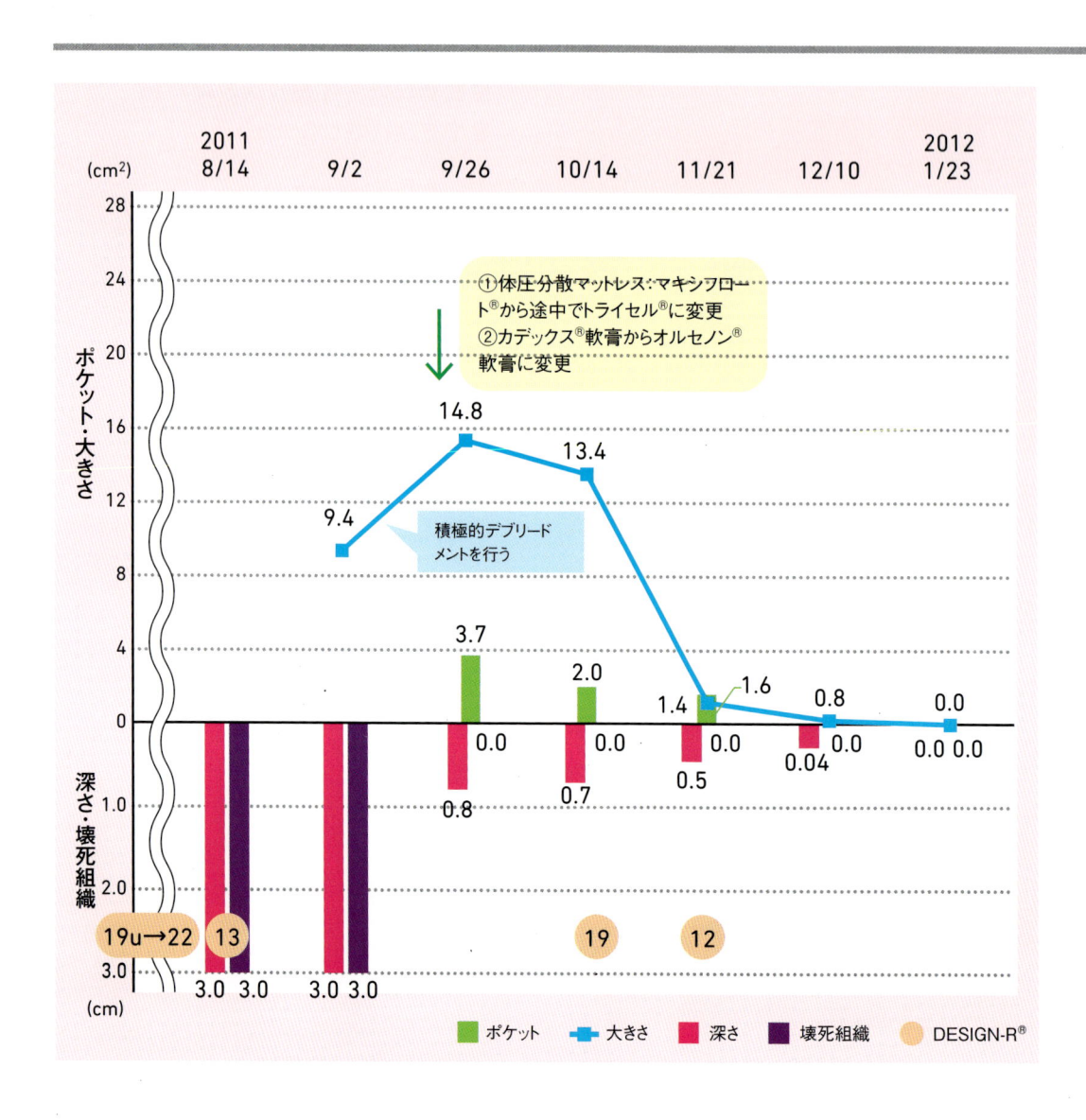

● 治癒。

①体圧分散マットレス：マキシフロート®から途中でトライセル®に変更
②カデキス®軟膏からオルセノン®軟膏に変更

積極的デブリードメントを行う

ポケット・大きさ (cm²)

深さ・壊死組織 (cm)

日付	2011 8/14	9/2	9/26	10/14	11/21	12/10	2012 1/23
大きさ			9.4	14.8	13.4	1.4	0.8	0.0
ポケット				3.7	2.0	1.6		
深さ	3.0	3.0	0.8	0.7	0.5	0.04	0.0
壊死組織	3.0	3.0	0.0	0.0	0.0	0.0	0.0
DESIGN-R®	19u→22 / 13			19	12		

■ ポケット　■ 大きさ　■ 深さ　■ 壊死組織　● DESIGN-R®

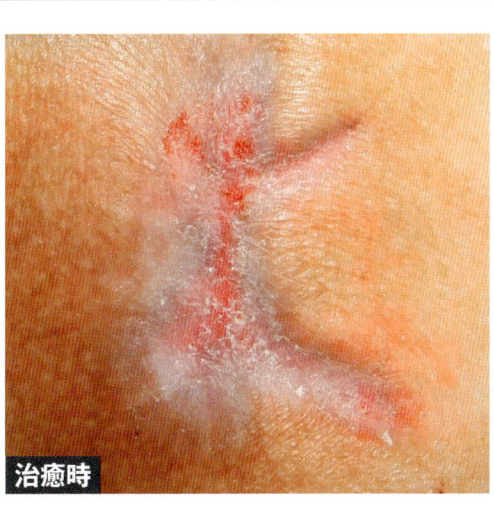

Case 5 入院患者 治療・ケアの修正で改善した仙骨部の褥瘡のケース

治癒時

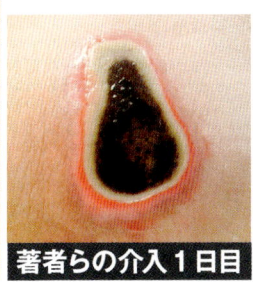

著者らの介入1日目

まとめ

1) 厚い壊死組織に対してブロメライン®軟膏とデュオアクティブ®を使用することで壊死組織を侵食させられ、早期にデブリードメントができた。
2) カデックス®軟膏をはじめヨード剤の軟膏は肉芽形成期に長く使うものではなく、なるべく早く陰圧療法か肉芽形成促進剤に変えるべきである。
3) 2011年10月14日頃から外力性ポケットがあったため、頭側挙上時には、やや右下に固定してずれを予防した。しかし、現在では創に優しい体位変換を行うべき症例である。
4) 臀部の中心部から少し離れていたので、創の収縮が起きて治癒した。これは瘢痕が線状となっていることからわかる。

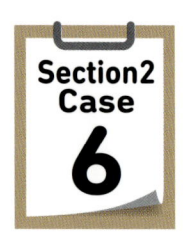

Chapter 4 ケースが教える悪化のサイン・軽快のサイン

Section2 Case 6
入院患者 創に優しい体位変換とフィブラスト®スプレー、スキンキュアパッド®の使用で治癒したケース

PROFILE [DESIGN-R® 33点]
77歳、男性。体重56kg、アルブミン2.6g/dL。右脳梗塞と左麻痺、意識障害がある。肺炎を繰り返しているうちに褥瘡が発生した。

著者らのチームが治療を開始してから治癒・軽快までの期間
約4か月。

1日目
2010.3.30

- 褥瘡の大きさは18.1cm²、ポケットの大きさは47cm²。
- 創周辺の黄色壊死、創底の壊死および内出血を起こした壊死がみられる。
- 鋏による消極的デブリードメントを行う。臭いがするので、ブロメライン®軟膏とゲーベン®クリームを塗布。

15日目
2010.4.13

- ポケット切除を行い、ユーパスタ®を3日間使用後、フィブラスト®スプレーに変更した。褥瘡の大きさは137.5cm²（12.5cm×11.0cm）、ポケットの大きさは7.5cm²。

Case 6 入院患者 創に優しい体位変換とフィブラスト®スプレー、スキンキュアパッド®の使用で治癒したケース

このケースのポイント

- ポケット切除を行い、3日間のみユーパスタ®を使用、その後はフィブラスト®スプレーのみで治療を行った。
- 1か月後、創の中の背柱側に肉芽組織の欠損と肉芽魂が出現したのでスライディングシートとポジショニング手袋を使用し、創部の圧とずれをなくすようにした。
- スキンキュアパッド®を使い、ずれの軽減を図った。

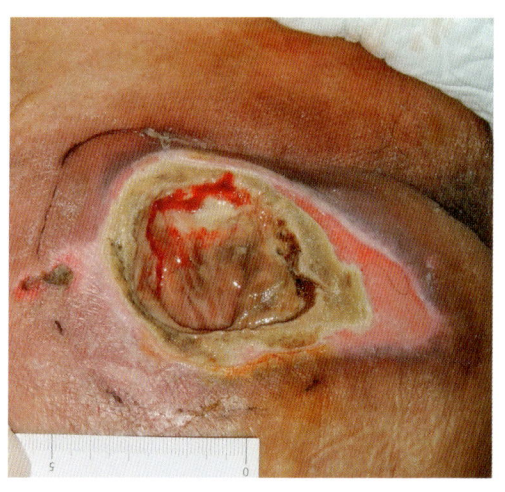

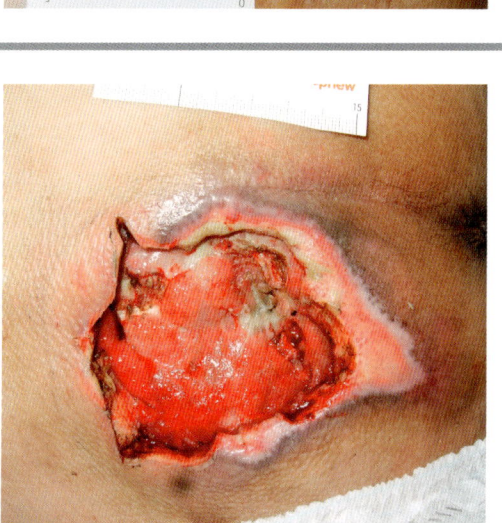

コラム （p.76参照）

スキンキュアパッド®（SCP）

スキンキュアパッド®（SCP）は、"穴のあいたフィルム"をコンセプトにした新しいドレッシング材である。SCPの穴は大きく、数も多いので、滲出液が溜まることなく、かつ創を湿潤に保つことができる。

SCPを商品化する前は、ポリウレタンフィルムに穴をあけて使用していたが、十分な大きさ・数の穴があけられていないケースも少なくなかった。

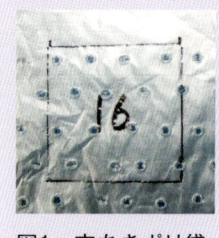

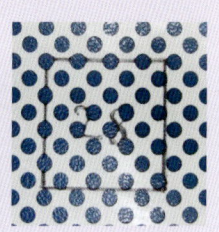

図1 穴あきポリ袋（ラップ）（左）とスキンキュアパッド®（右）
穴あきポリ袋は、穴が小さくフィルムがビニールであることが問題。

Chapter 4　ケースが教える悪化のサイン・軽快のサイン

43 日目
2010.5.11

- 肉芽塊が出現。
- フィブラスト®スプレーを使用。褥瘡の大きさは 20.4cm^2（7.3cm × 2.8cm）、ポケットの大きさは 3.3cm^2（2.5cm × 1.3cm）。
- 圧とずれを排除するためスライディングシートとポジショニング手袋を併用して "創に優しい体位変換" を開始した。

> **ここをチェック！**
> 肉芽塊があれば、圧とずれが存在していると考えてよい。

73 日目
2010.6.10

- フィブラスト®スプレーと穴あきポリウレタンフィルムを使用。
- "創に優しい体位変換" を実施してから肉芽塊が小さくなった。褥瘡の大きさは 8.4cm^2（4.0cm × 2.1cm）、ポケットの大きさは 1.5cm^2。

106 日目
2010.7.13

- フィブラスト®スプレーと穴あきポリウレタンフィルムを使用。潰瘍の大きさは 0.4cm^2（0.8cm × 0.5cm）、ポケットの大きさは 1.0cm^2。

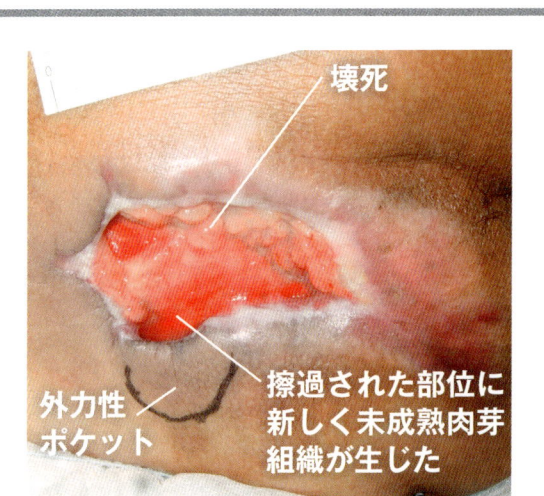

Case 6 入院患者 創に優しい体位変換とフィブラスト®スプレー、スキンキュアパッド®の使用で治癒したケース

壊死

外力性ポケット

擦過された部位に新しく未成熟肉芽組織が生じた

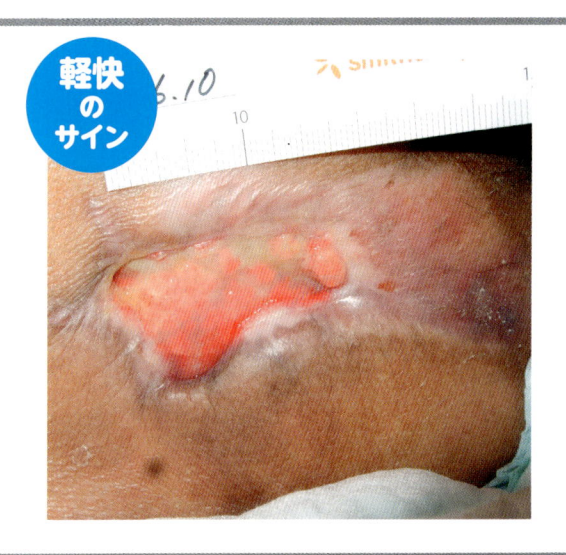

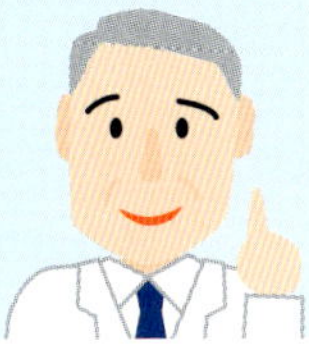

軽快のサイン

これが View ポイント！

　創の収縮があり、周辺には白色の新生表皮が認められる。また、黄色の部位は圧迫とずれがあるために肉芽組織の表層が黄色を呈する壊死組織であり、ずれによってできた肉芽塊も認められる。その外側では、肉芽組織が擦過により剥脱して、そこに鮮紅色の未成熟な薄い肉芽組織が現れている。さらにその外側には外力性ポケットが認められる。そのため、スライディングシートとポジショニング手袋の使用を開始し、褥瘡ケアの際に圧とずれ（動的外力の排除）を軽減させた。

これが View ポイント！

　創に優しい手袋（ポジショニング手袋）とスライディングシートを利用して体位変換をしていたところ、約1か月で肉芽塊はなくなり、外力性ポケットも創底と密着し、消失した。また、創面もずれと圧迫の症状がなくなっている。創傷治癒の観点からは、よい傾向となっている。

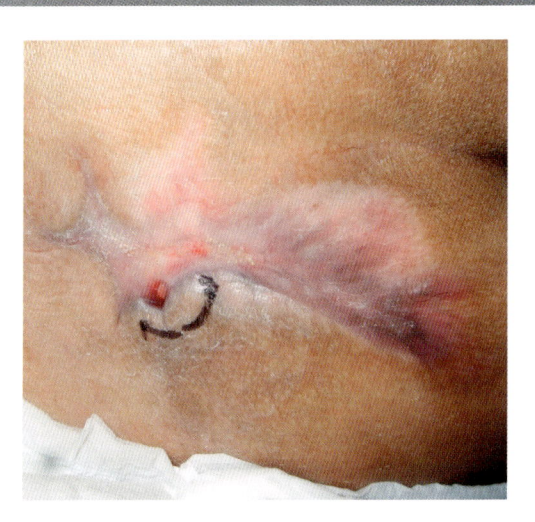

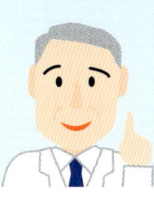

Chapter 4 ケースが教える悪化のサイン・軽快のサイン

120 日目

2010.7.27

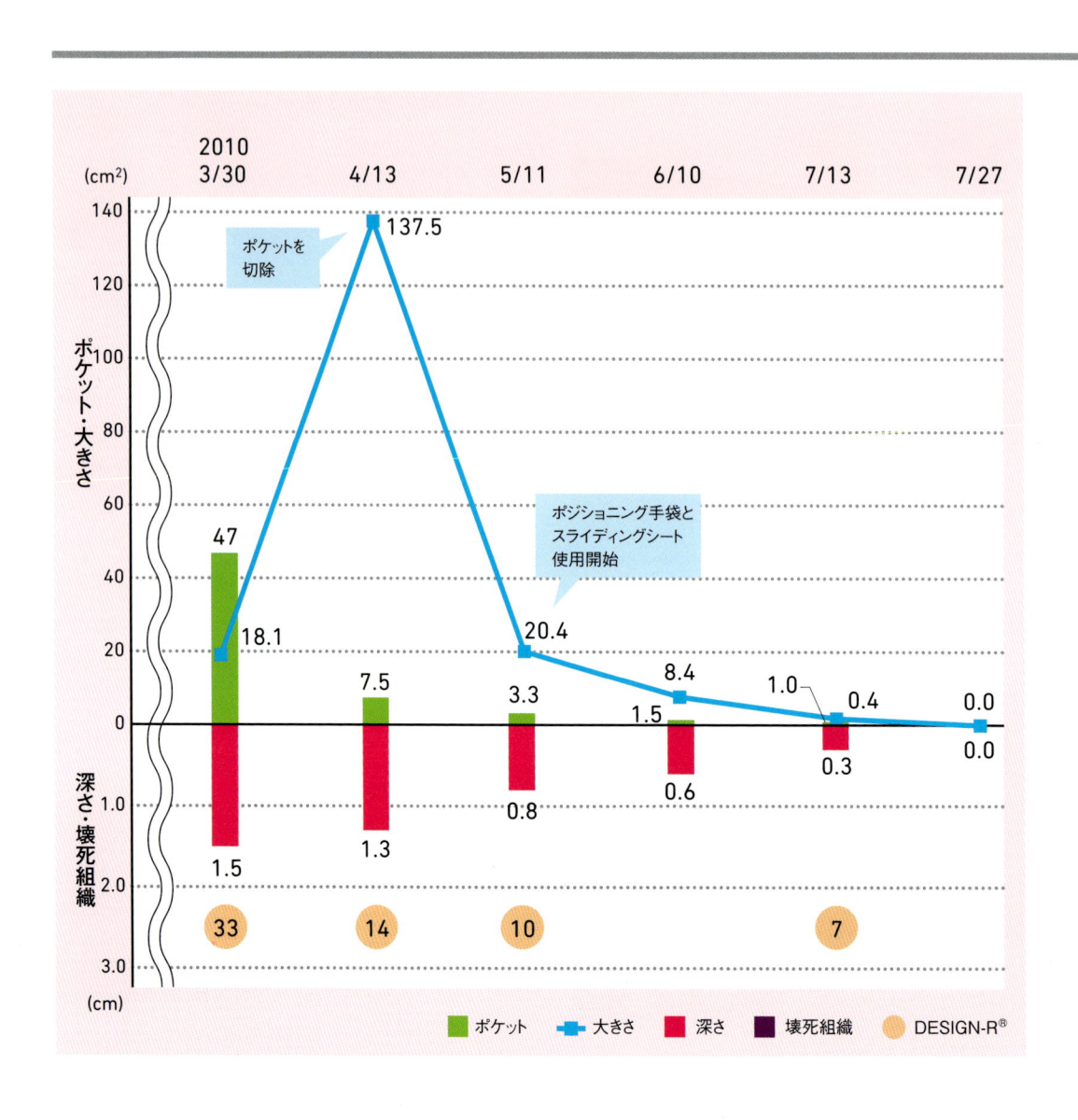

● 治癒。

	2010 3/30	4/13	5/11	6/10	7/13	7/27
ポケット・大きさ (cm²)	47 / 18.1	7.5 / 137.5	3.3 / 20.4	1.5 / 8.4	1.0 / 0.4	0.0 / 0.0
深さ・壊死組織 (cm)	1.5	1.3	0.8	0.6	0.3	
DESIGN-R®	33	14	10		7	

ポケットを切除

ポジショニング手袋とスライディングシート使用開始

凡例: ポケット / 大きさ / 深さ / 壊死組織 / DESIGN-R®

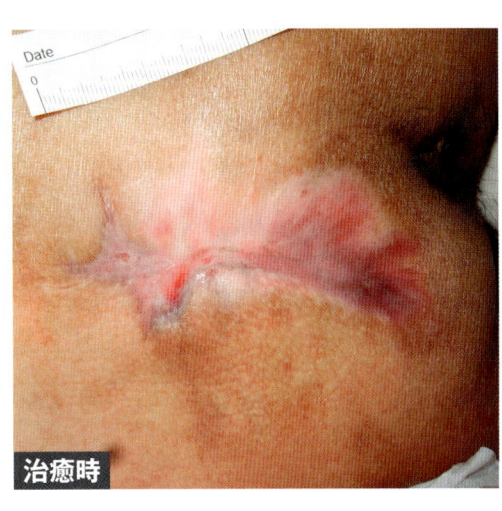

Case 6 入院患者 創に優しい体位変換とフィブラスト®スプレー、スキンキュアパッド®の使用で治癒したケース

治癒時

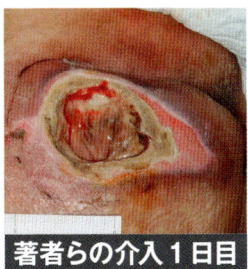

著者らの介入1日目

まとめ

1) フィブラスト®スプレーの効果が発揮されている。
2) 肉芽組織の欠損や肉芽塊あるいは外力性ポケットが出現した場合、圧とずれ（動的外力）の負荷の証拠である。ただちに本ケースのような対策を立て、実行すべきである。

コラム スキンキュアパッド® のコスト（p.77 参照）

　スキンキュアパッド®は、厚生労働省で認められた消毒済みのパッドである。創面に当たるところに多くの穴が開いたポリウレタンフィルムであり表皮形成を妨げず、また外用剤も少なくてすむメリットがある。また、コストはフィルムだけを貼るよりも安く、在宅でも施設でも利用価値が高い。

Chapter 4 ケースが教える悪化のサイン・軽快のサイン

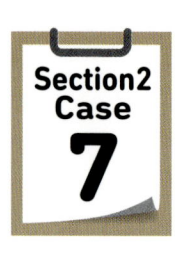

Section2 Case 7

入院患者
難治性褥瘡の典型である裂隙を治癒したケース

PROFILE [DESIGN-R® 18点]

70歳、女性。体重50kg、身長158cm、アルブミン3.3g/dL。右高血圧性被殻出血。2003年1月、脳出血後の後遺症で寝たきりとなり、2月に褥瘡が発症した。その後、ポケットが出現し、なかなか治らない。褥瘡発症1年後より著者がかかわった。OHスケール危険要因7点で高度の危険要因保持者である。ポケット切除、マットレスをアドバン®とすると、6月にDESIGN-R® 14点となるが、創段差と溝はずっと残っていた。

著者らのチームが治療を開始してから治癒・軽快までの期間 約3.5か月。

過去の褥瘡経過の概略

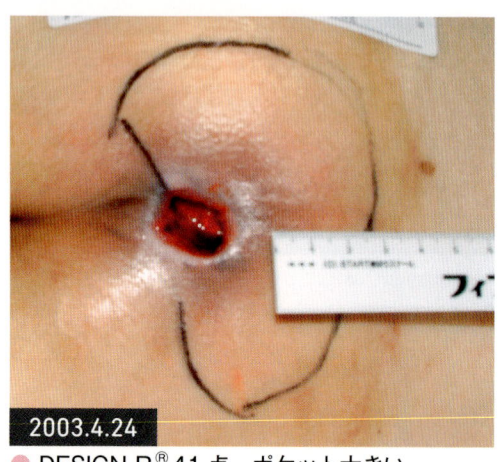

2003.4.24
● DESIGN-R® 41点、ポケット大きい。

1日目

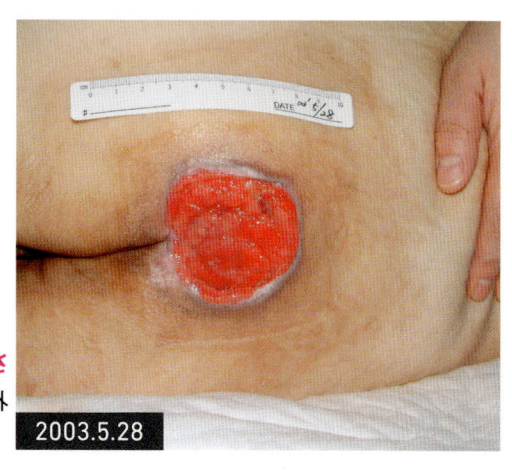

2003.5.28

● DESIGN-R® 14点、段差、溝形成。
● 肉芽の中に段差が出現しており、その中に溝が形成されている。この原因は創の左右から押し込まれる外力（体位変換）である。

2003.5.28

Case 7 入院患者 難治性褥瘡の典型である裂隙を治癒したケース

このケースのポイント

- 治療担当者が複数いたため、治療方針の統一がとれていなかった。
- 圧とずれの原因がわからず、なかなか排除がなかなかできずにいた。裂隙によいという治療法をすべて試みたが、なかなか治癒しなかった。臀部にスポンジを置き、固定することにより、創の安静を図って治癒した。
- 当時は裂隙に対する確実な治療法がなかった。
- 今であれば、ポジショニング手袋やスライディングシートを使い、創に優しい体位変換や移動を行い、おむつ交換の際にも注意を払えば治癒する症例である。

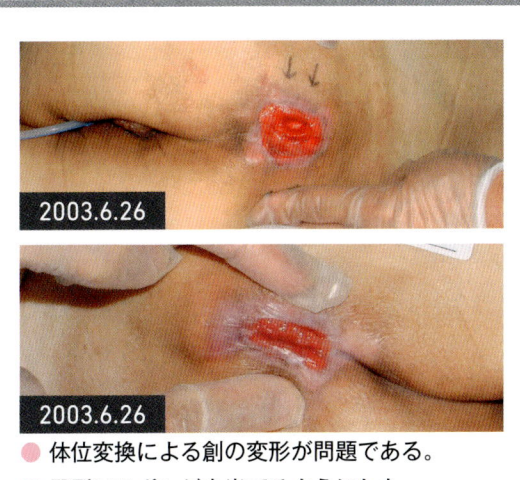

2003.6.26

2003.6.26

- 体位変換による創の変形が問題である。
- 臀裂にスポンジを当てるようにした。

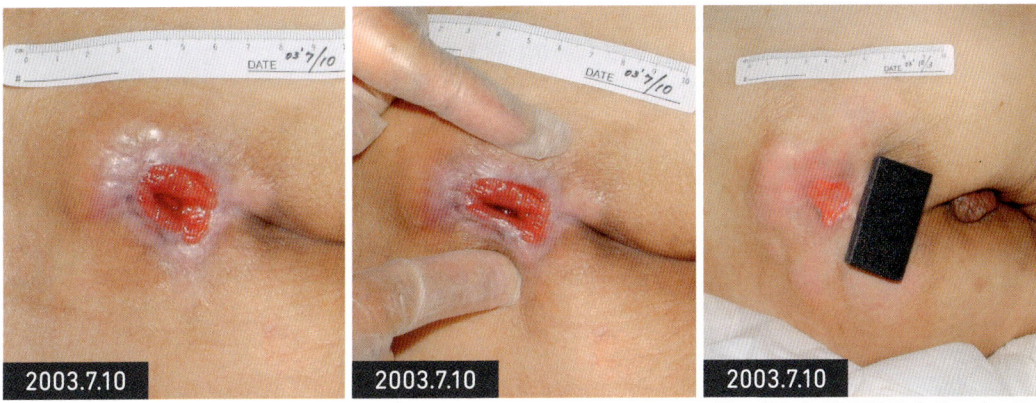

2003.7.10

2003.7.10

2003.7.10

- 肉芽組織はよい肉芽であるが**創内に深い溝があり深さも深い**。これは横の軟部組織が体位変換のたびに創内に押し込まれているからである。要するに、**体位変換によるずれが問題**であった。

Chapter 4 ケースが教える悪化のサイン・軽快のサイン

71日目
2003.8.6

ずれ予防
- 約1か月後であるが創周辺の組織の動きを減少させることにより溝は浅くなっている。やはり**体位変換が問題**であった。

> **そのとき、何を考えたか**
>
> 当時はまだ体位変換が問題であることがわかっていなかった。そこで創に当たる影響を少なくするため、臀裂にガーゼロールや硬めのスポンジを当てていた。
> 今なら、まず創に優しい体位変換を行う症例である。

100日目
2003.9.4

- 臀裂にガーゼロールを当てて固定することにより、創周辺の軟部組織の褥瘡はほぼ治癒に向っている。

167日目
2003.11.10

- スポンジとガーゼロールを適当に換えて用いている。創周辺の軟部組織があまり動かないようにすることが大切である。

Case 7 入院患者 難治性褥瘡の典型である裂隙を治癒したケース

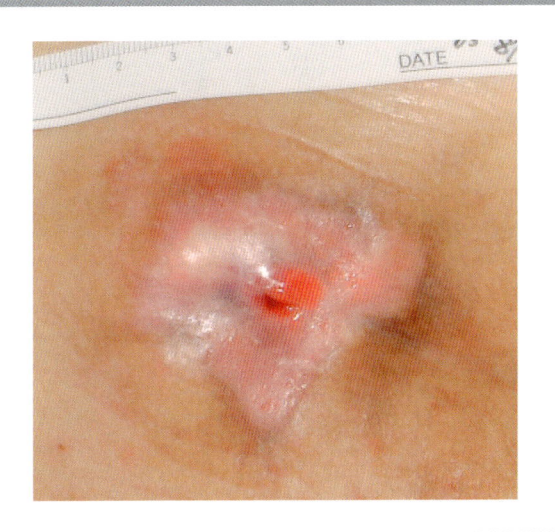

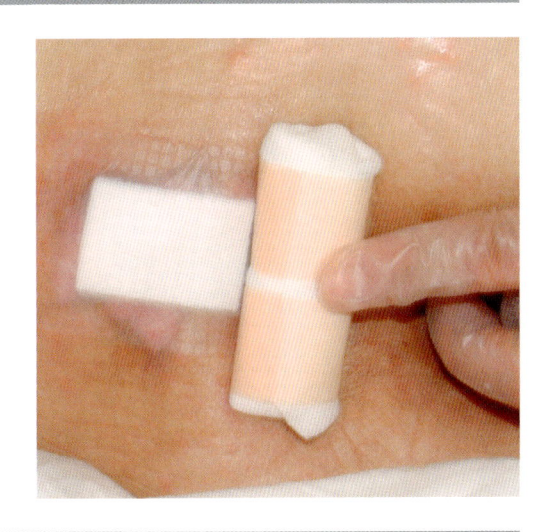

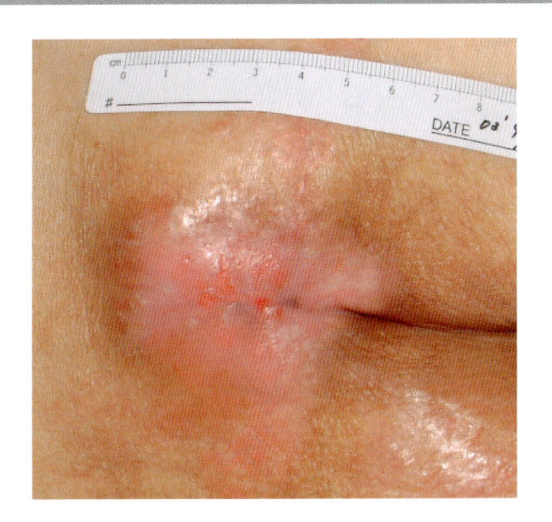

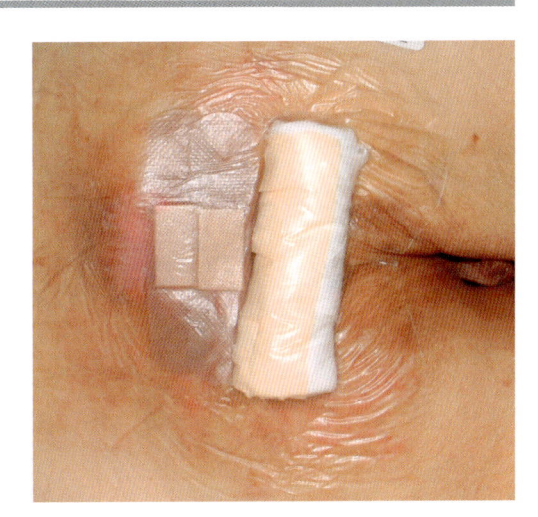

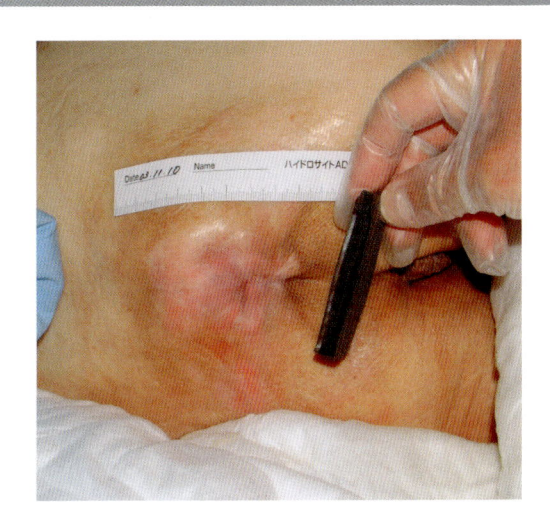

Chapter 4　ケースが教える悪化のサイン・軽快のサイン

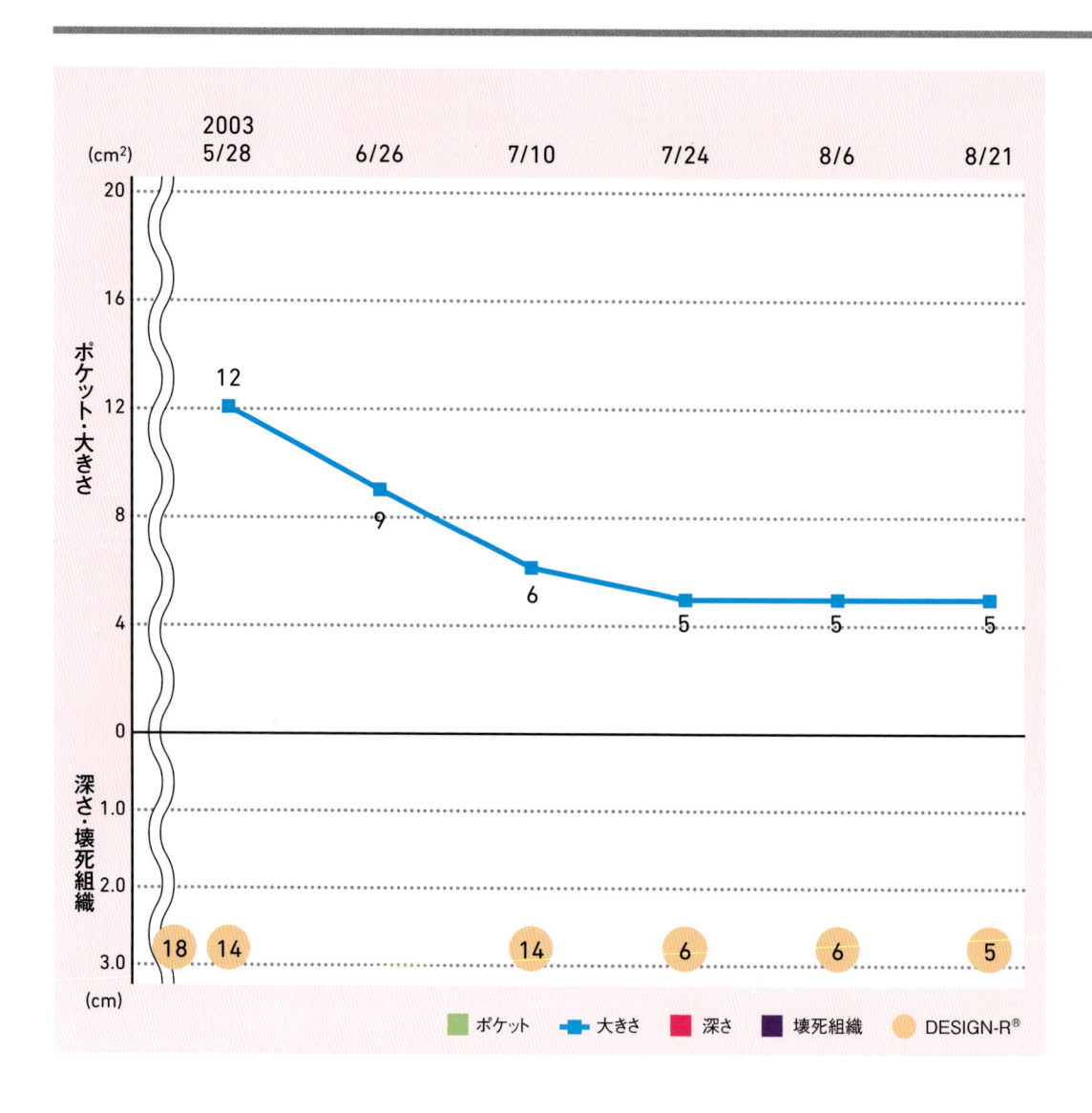

	2003 5/28	6/26	7/10	7/24	8/6	8/21
ポケット・大きさ (cm²)	12	9	6	5	5	5
深さ・壊死組織 DESIGN-R®	18 / 14		14	6	6	5

■ ポケット　■ 大きさ　■ 深さ　■ 壊死組織　● DESIGN-R®

Case 7 入院患者 難治性褥瘡の典型である裂隙を治癒したケース

まとめ

以前の考え方

創周辺の動きを止めるための種々の方法が工夫されトライされている。少しは効果があったとの報告があるも、いずれの方法も確実ではなかった。
①デュオアクティブ®CGFを貼る（重ね貼りも含む）
②臀裂にスポンジあるいはウレタンフォームを置き固定する
③プロソフト®を貼る
④強力な伴創膏で周辺組織を引っ張る
以上の方法を行っても体位変換の方法を考慮しなかったことが、これまで確実に治せなかった原因である。

確実な裂隙の治療

裂隙は創周辺の組織の移動によるが、周辺の組織が厚いと横方向の移動だけでなく、垂直方向の動きも発生し、治癒が遷延する。したがって、いろいろと工夫され試みられていた方法だけでは治らなかった。

裂隙を確実に治すためには創に優しいケア（創に優しい体位変換、または人の手による体位変換"なし"とする）を行うのが基本である。これに以前からの工夫した方法を併用すれば確実に裂隙を治すことができる。

裂隙が重症の場合にはプロソフト®の使用と創に優しいケアの組み合わせがよい。プロソフト®だけでは効果は確実ではない。必ず創に優しい体位変換（およびおむつ交換）をすることが大切である。軽度であればデュオアクティブ®との併用でもよい。

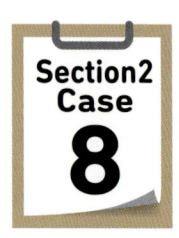

Chapter 4 ケースが教える悪化のサイン・軽快のサイン

Section2 Case 8

入院患者
裂隙＋不適切なケアによる超長期経過のケース

PROFILE [DESIGN-R® 19点]

69歳、男性。2001年に脳内出血により意識障害を起こし、寝たきりとなり仙骨部とその右側に大きな褥瘡を生じたという。過去に手術を6回行うが治癒したことがない。悪化と治癒傾向を繰り返し、褥瘡の周辺には瘢痕があった。体位変換は2時間ごとに実施。

著者らのチームが新しい治療法を開始してから治癒・軽快までの期間
約5か月。

過去の褥瘡経過の概略

- 著者らのチームが最初にこの患者にかかわったのは、2009年8月31日で、このときは外力性ポケットを切除した。しかし、その後、ポケットが再発し（2010年1月25日）、創の治りもよくなかった。さらに裂隙も生じ治癒しない状態が続いた（2010年5月10日、2010年9月9日、2010年11月11日）。

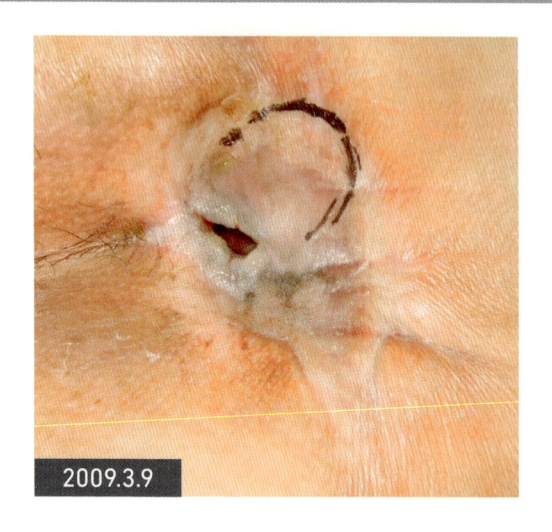

2009.3.9

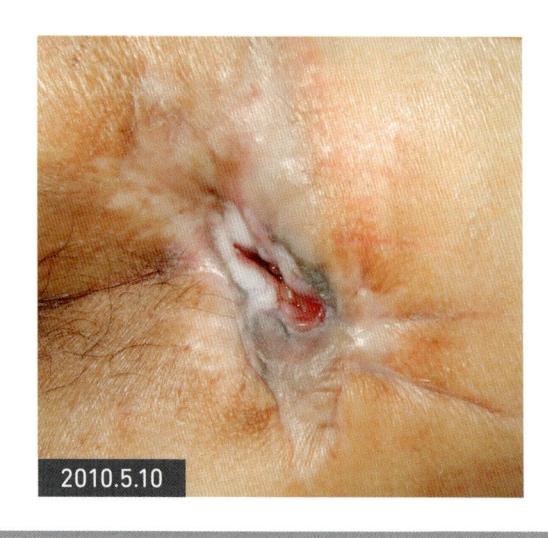

2010.5.10

Case 8 　入院患者　裂隙＋不適切なケアによる超長期経過のケース

この症例のポイント

- 裂隙の主な原因は人の手による体位変換であった。
- 裂隙の治療において自動体位変換マットレスによる"人の手による体位変換なし"は非常に有効であった。
- 植皮術後は絶対に人による体位変換は避けるべきである。理想的にはポジショニングピローの適切な使用と自動体位変換マットレスの使用が推奨される。

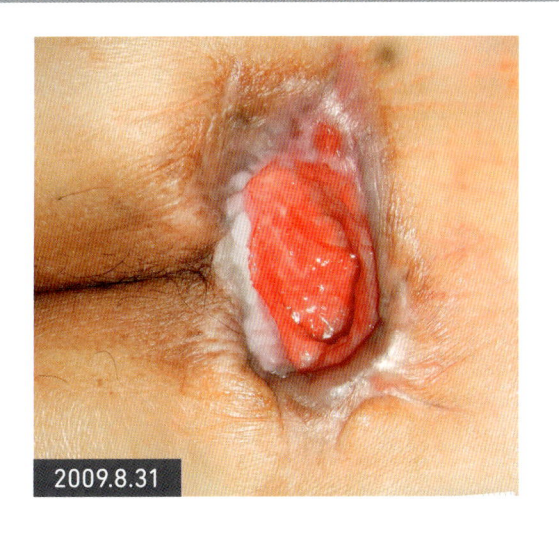

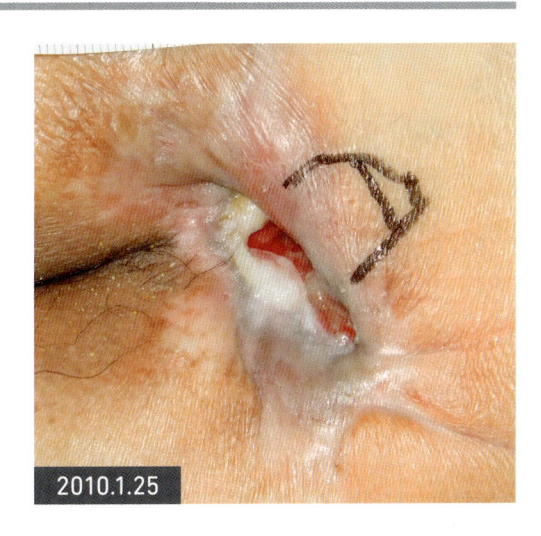

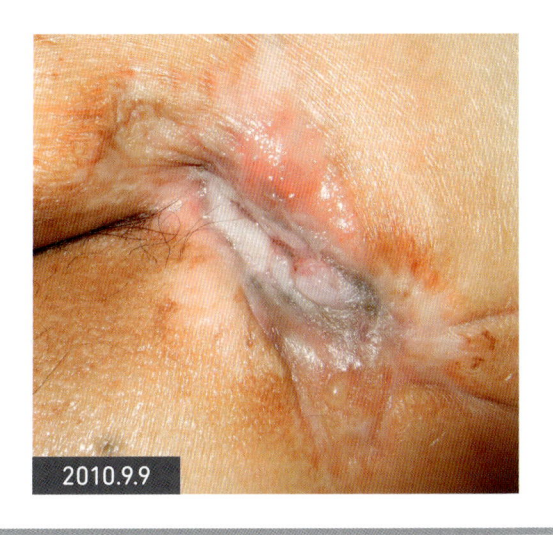

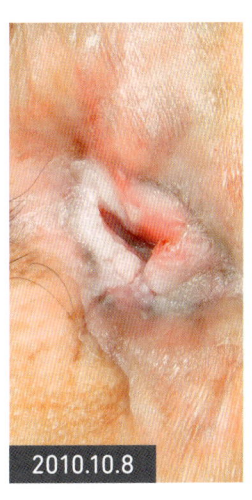

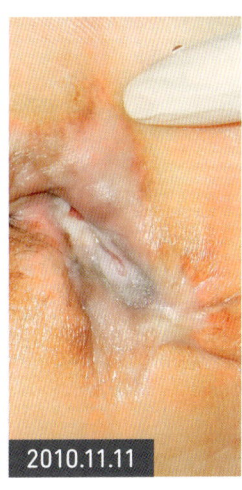

2009.8.31

2010.1.25

2010.9.9

2010.10.8

2010.11.11

Chapter 4　ケースが教える悪化のサイン・軽快のサイン

改善前のケア

- **[ビニール袋の代用ではダメだった]** 人の手による体位変換が問題であると考えたため、体位変換時の圧とずれを軽減する方法に変えた。その際にスライディングシートとポジショニング手袋がなかったため、ビニール袋で代用していた。しかし、これではなかなか傷に優しい体位変換はできなかった。

1日目　2012.3.28

【新たな治療・ケアの開始】
- 全身状態が悪化し、高熱、嘔吐などにより褥瘡が悪化した。裂隙だけだった褥瘡が発赤、出血、壊死を起こしてステージⅢの褥瘡を発症。

これが View ポイント！　（裂隙の原因）

最近、裂隙ができる大きな原因は人の手による体位変換であることが確認できた。

できやすい部位
① 軟部組織が厚い、褥瘡好発部位（尾骨・臀裂）。
② 異なる質の軟部組織間でずれが起きる部位。
③ 瘢痕のように伸びや縮みが少ない組織、またはその境界。

解決法
① 動的外力の創への影響をなるべく軽減して、創に優しい体位変換を行う。
② 人の手による体位変換をやめ、自動体位変換マットレスに任せる。
（植皮術後も同様）

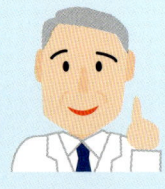

5日目　2012.4.1

- 壊死組織が融解し始め、創底には黄色壊死組織がみられる。壊死融解性ポケットが3時〜4時の方向に存在する。

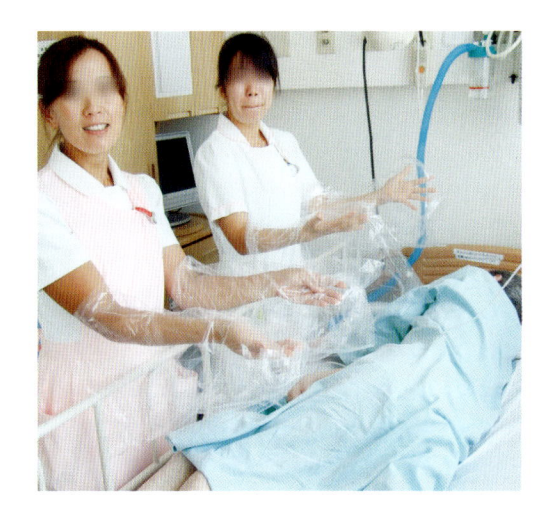

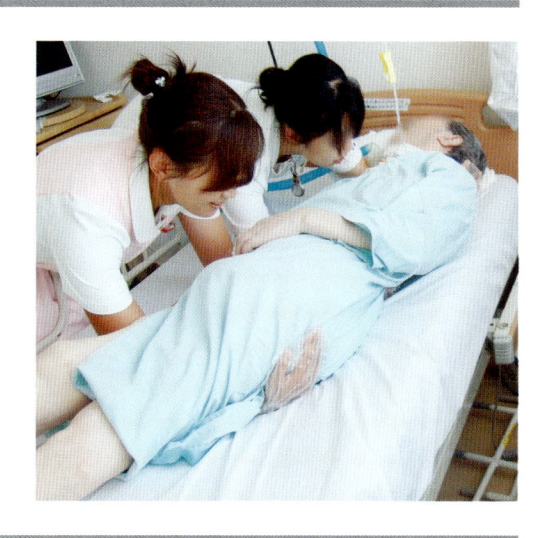

Case 8 　入院患者　裂隙＋不適切なケアによる超長期経過のケース

コラム　裂隙とは

　厚さ、硬さ、伸展度や緊張度の異なった皮膚同士の境界が繰り返し、押されたり引っ張られたりして裂傷を起こして次第に深くなった状態をいう。通常引き裂かれたように深く、細く狭い創傷である。臀裂部の延長線上や、瘢痕と植皮の境界や辺縁に発症することが多い。褥瘡患者に裂隙が多くみられるのは、体位変換や身体移動時に繰り返し起こる垂直方向のずれのためと思われる。

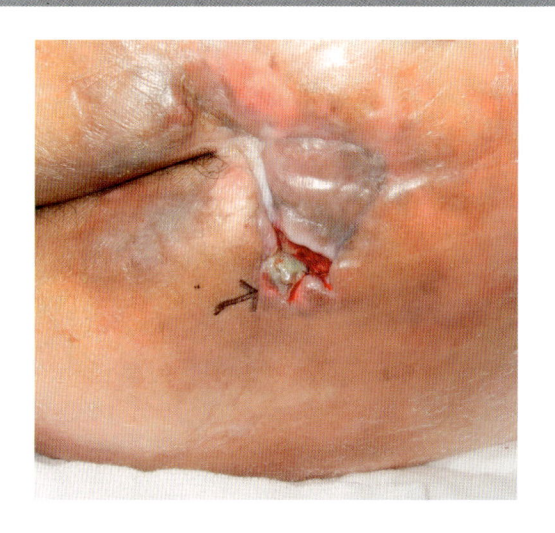

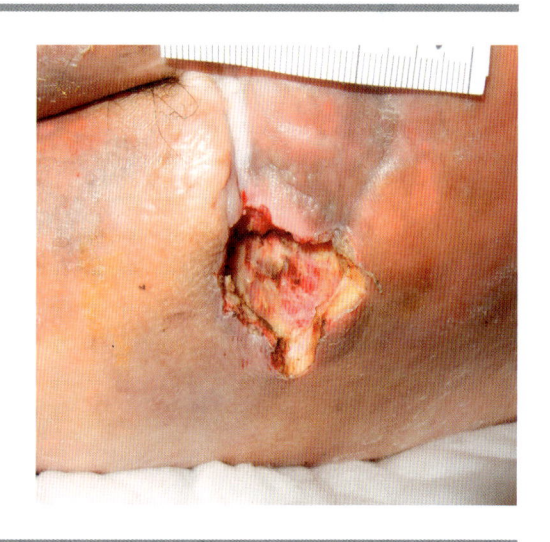

Chapter 4　ケースが教える悪化のサイン・軽快のサイン

21日目
2012.4.17

- **ポケットを切除し、創底を鋭匙でリフレッシュし、植皮を行った。**
- **植皮後は60度側臥位でポジショニングピローによりしっかりと固定し、人の手による体位変換は行わずに、自動体位変換マットレス（クレイド®）に10cmのスリットが入っている（尾骨部に当たる部位に）オーバーレイマットレスを用いた。**

- **着替えやおむつ交換の際には"創に優しい体位変換"をする必要がある。**
創に優しい体位変換は以下のように行う。
①スライディングシートを患者の身体の下に敷く。シーツ交換のようにして挿入するか、頭のほうから入れてスライディングさせるかする（スライディングシートは2枚に折りたたんで使用する）（ **1** **2** ）。
②その後、ポジショニング手袋を装着して創周辺の組織と創を一体にして動かす（ **3** ）。

そのとき、何を考えたか

自動体位変換マットレスの改良（特殊オーバーレイマットレスの併用）。
①体位をポジショニングピローでしっかりと側臥位に固定する。
②下になった腸骨部に発赤や褥瘡ができないことを確認。
③おむつ交換の際もポジショニング手袋を使用。
④①～③を3日間行い、下になっている骨突出部の安全と創への影響がないことを確認してから植皮術にふみきった。

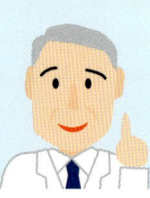

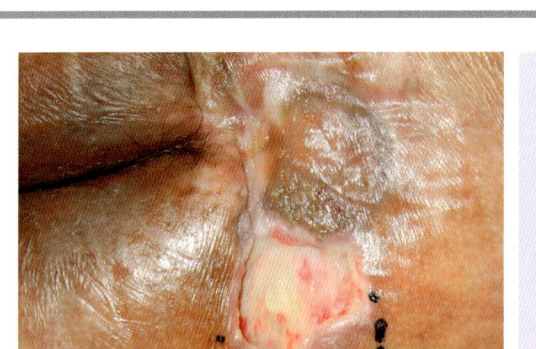

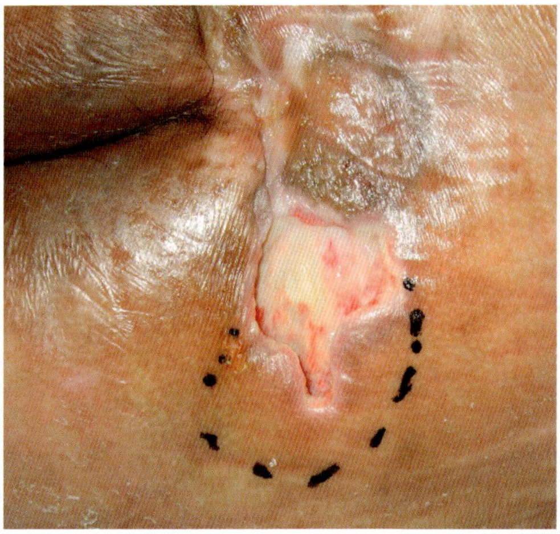

Case 8 入院患者 裂隙＋不適切なケアによる超長期経過のケース

コラム　植皮術と体位変換

　遊離植皮を行う際に、48～72時間は植皮片と創面との間にずれが生じないようにすることが大切である。植皮の失敗症例では、通常の体位変換を行っていることが多い。体位変換時に創は大きく変形する（p.28参照）。そのときの変形は、三次元的変形であるため、体位変換を通常どおり行いながら植皮片を100％生着させるのは難しい。おむつ交換についても同様な問題がある。

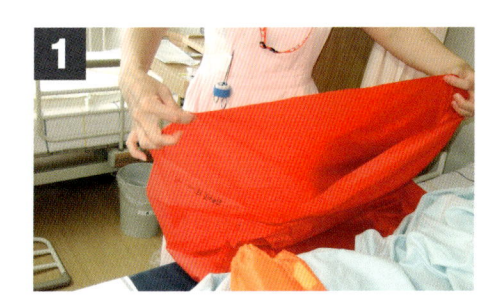

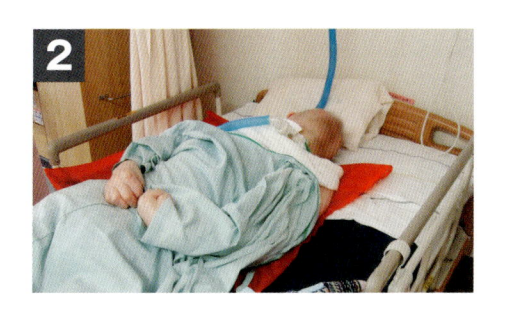

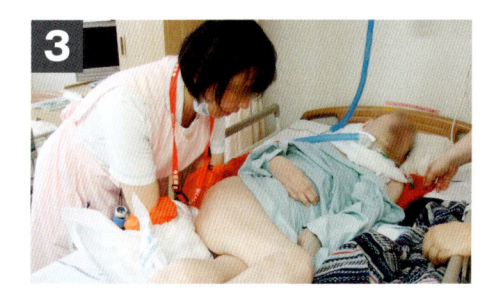

Chapter 4　ケースが教える悪化のサイン・軽快のサイン

57日目
2012.5.23

- **植皮術の施行**。
- 植皮術は病棟で行った。手術術式や手術後の処置は手術室で行うのと同じであるが、かなり簡略化した。植皮の固定はタイオーバー固定を行った。植皮術はポケット切除術を行った後に直に行ったので、肉芽組織はポケットの創底で擦過されたままであり、植皮片の創ベッドはそれほど理想的な状態でなかった（陰圧療法の後のように非常によい肉芽状態ではなかった）。植皮後、なるべく創を変形させないようにしたが、植皮片にずれの影響が出ており、80％の生着だった。

> **ここがポイント！**
> 遊離植皮術後は、"人の手による体位変換なし"とすべきである。

86日目 ～ 88日目
2012.6.21 ～ 2012.6.23

- 植皮片は生着したが、植皮部と周辺皮膚とで硬さ・緩みが異なるために、**体位変換やおむつ交換の際に境界にある正常皮膚が押し込まれたり、引っ張られたりして、裂隙が生じている**。

- そのため、以下のことを行った。
① 植皮面と辺縁との段差で折り重なったり、引っ張られたりしないようにした。
② 創面にアクアセル® Ag を細く載せ、3M™ テープで固定した。その上からオプサイト＊でしっかりと固定した。
③ 周辺の皮膚と創面の皮膚との動きが少しでも少なくするようにし、さらに創に優しい体位変換を試みた。
体位変換の際には、ほとんど動かなくなっていることが確認できた。
点線は固定したフィルムの形を示す。固定したフィルムはまったくずれていない。

Case 8　入院患者　裂隙＋不適切なケアによる超長期経過のケース

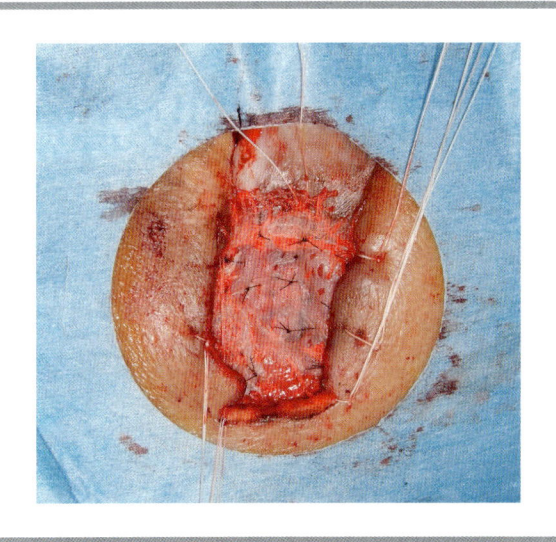

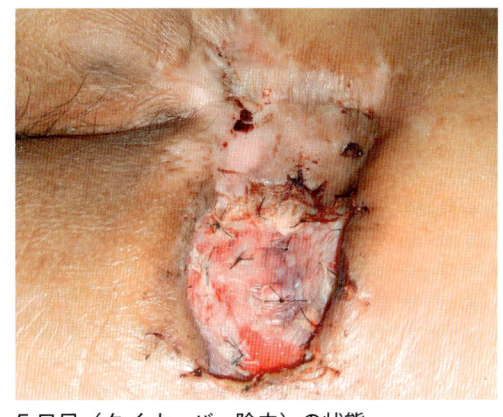

5日目（タイオーバー除去）の状態。
植皮片は80％生着している。

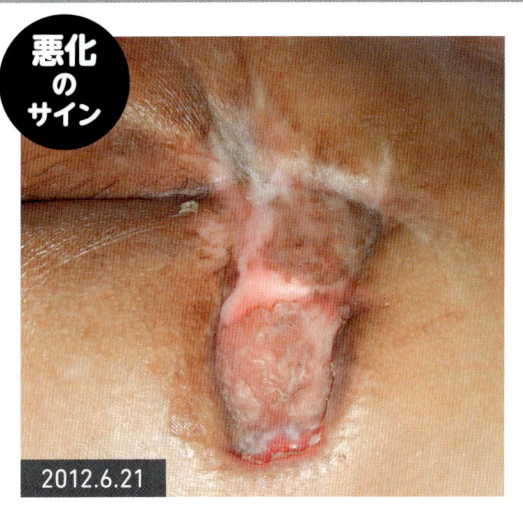

悪化のサイン

2012.6.21

コラム　ポケットの方向を知ることは重要！

外力性ポケットはその方向は記録しておくことが大切である。ポケットができている方向には骨突出があるため、創周辺の軟部組織がその方向にずれないよう褥瘡ケアを行うべきである。この方向への身体移動がどうしても必要な場合には、創に優しい体位変換を行うようにする。

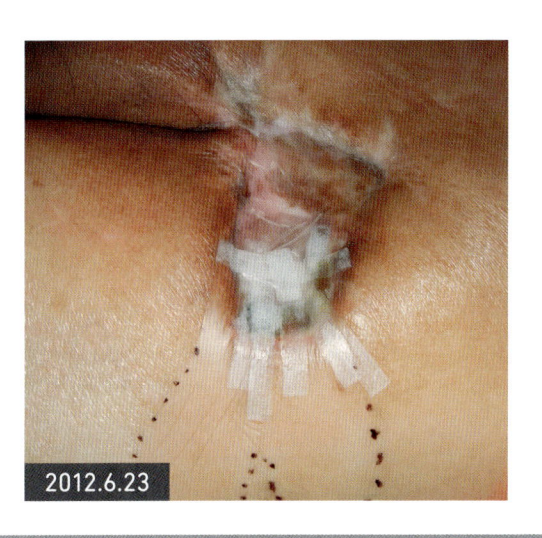

黒の点線はフィルム固定の範囲を示す。

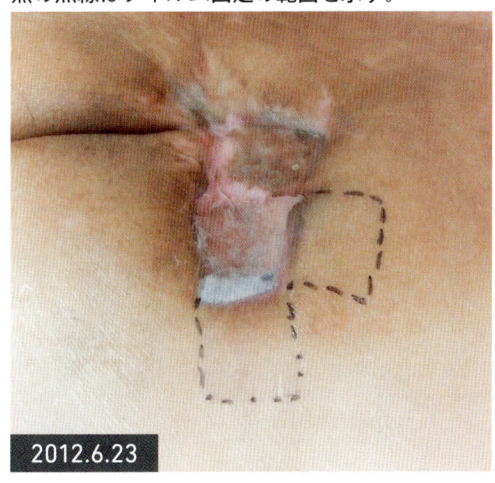

2012.6.23

2012.6.23

Chapter 4 ケースが教える悪化のサイン・軽快のサイン

114日目
2012.7.19

- 人の手による体位変換を行わないようにしたにもかかわらず、**なかなか裂隙は閉じなかった**。種々検討した結果、**おむつ交換の際の体位変換と下肢の開閉が創に影響を及ぼしている**ことがわかった。そのため、**おむつ交換時もポジショニング手袋と滑るシーツを用い、創に負担をかけないようにした**ところ、裂隙は治癒傾向を示した。

142日目
2012.8.16

- 体位変換・おむつ交換のときに加えて、ドレッシング材の交換時などにも創面を引っ張っていたので、**創に負担をかけないことを病棟のスタッフ全員に周知徹底したところ、ほぼ裂隙は治癒し、再発もみられない**。

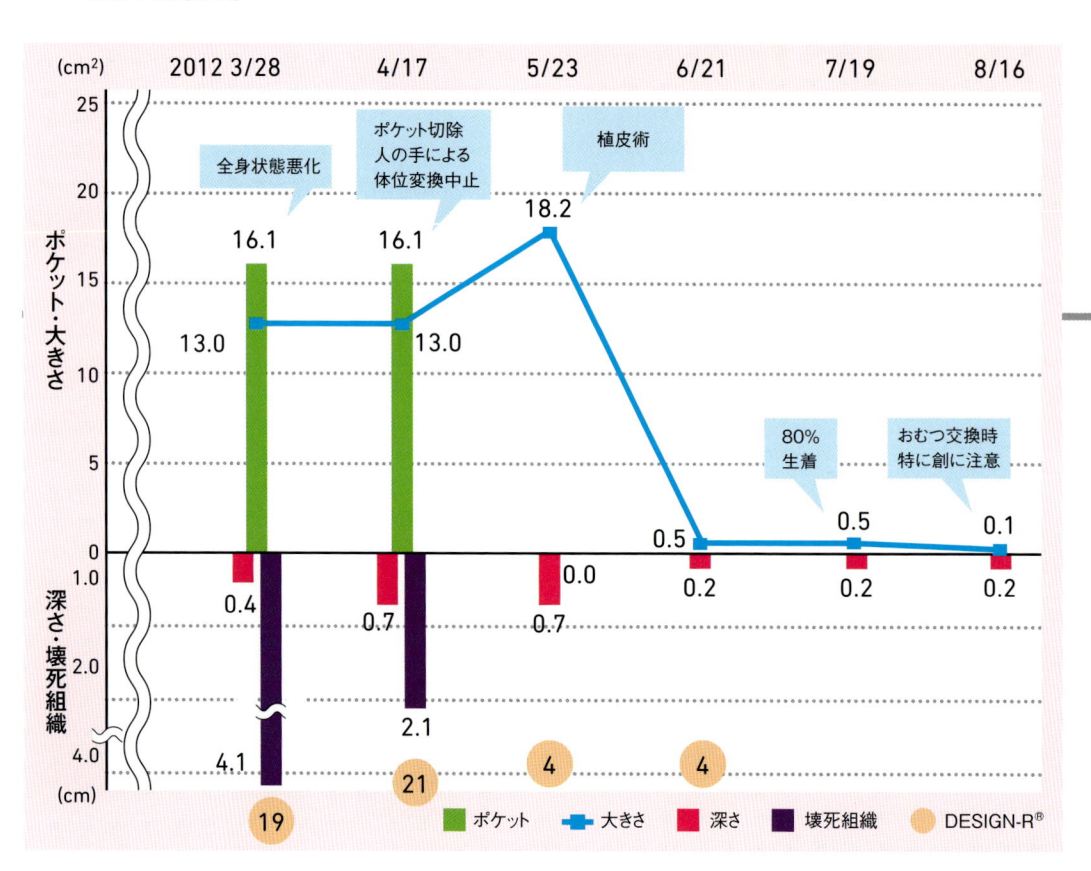

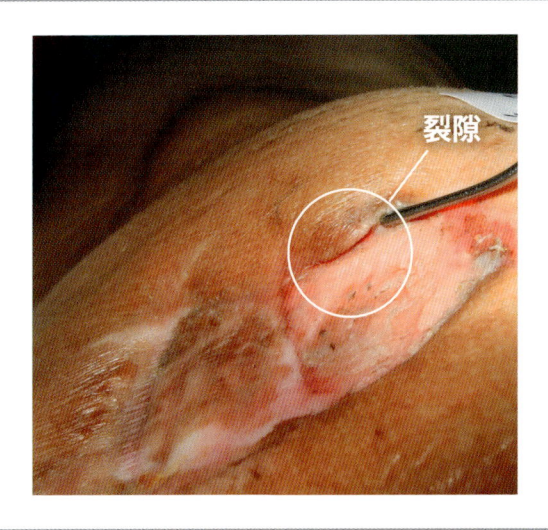

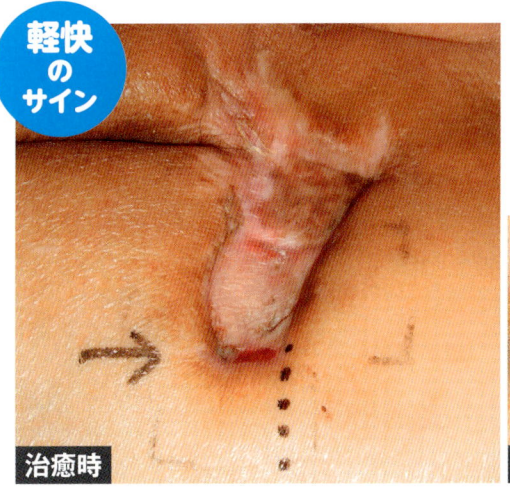

Case 8 入院患者 裂隙＋不適切なケアによる超長期経過のケース

裂隙

軽快のサイン

治癒時 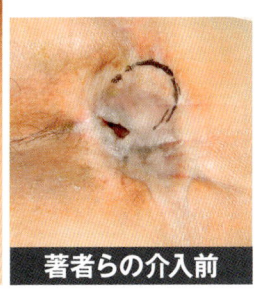　　著者らの介入前

まとめ

1) 13年にわたる長期間治らなかった褥瘡が創に優しい体位変換、スライディングシートの使用で改善した。最終的には人の手による体位変換をやめ、自動体位変換マットレスとオーバーレイマットレスの組み合わせで治癒させることができた。
2) 遊離植皮が80％生着した。この方法で裂隙は治癒したが、遊離植皮が100％生着しないのは、遊離植皮片に対して圧とずれの影響があったことを示している。
3) しかし、いかに難治性の裂隙であっても治ることが確認されたことから、この方法の効果が大であることを示している。

Chapter 4 ケースが教える悪化のサイン・軽快のサイン

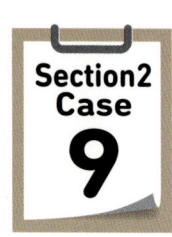

Section2 Case 9

在宅患者

エピソードが多かった深い尾骨部の褥瘡のケース

PROFILE [DESIGN-R® 14点]
67歳、男性。交通事故で小腸断裂、その後、脊椎炎を発症し、両下肢麻痺。以後も敗血症を起こしたりして入院を繰り返していた。2007年頃から褥瘡が発生したという。患者本人の意思により、自己導尿を行っていた。

著者らのチームが治療を開始してから治癒・軽快までの期間
約1年2か月。

1日目
2008.8.4

- 尾骨部の深い褥瘡。中央部に深い溝があり、そこに白色の硬い組織が筋状に残り、数本の溝のようにみえる。
- 創辺縁は創底と密着しており、新表皮もみられる。これは**創壁の垂直方向のずれにより、両側の壁が擦り合うために生じた**ものと考えられる。
- 体圧分散マットレス（アドバン®）の圧はソフトに変更する。圧とずれがかからないよう側臥位で背上げする。
- フィブラスト®スプレー、穴あきポリウレタンフィルムで処置を行った。

> **ここがポイント！**
> 垂直方向のずれ（外力）があることを把握する。
> → Chapter1 p.24 参照

15日目
2008.8.18

- 仰臥位ではなく、30度側臥位で背上げするよう指導したことにより、**サイズは縮小しているが、深さ・段差がなかなか浅くならない。深さが深く、中に肉芽塊がある**ことから、圧とずれがあることは理解できるが、その原因が不明であった。
- フィブラスト®スプレーと穴あきポリウレタンフィルム、おむつで処置を行った。

> **ここをチェック！**
> 肉芽塊があれば、圧とずれが存在していると考えてよい。

Case 9 在宅患者 エピソードが多かった深い尾骨部の褥瘡のケース

このケースのポイント

● 治療担当者が複数いたため、治療方針の統一がとれていなかった。
● 圧とずれの原因がわからず、厳密な検証を怠ったためなかなか排除できずにいた。自己導尿と静脈内栄養の実施時に70度の背上げを続けていたことが後からわかった。そのため治癒までに約6か月のロスが生じた。
● 患者が大柄で（体重が重い）、妻が小柄だったため、介護に困難な側面があった。
● 当時は裂隙の確実治療法がなかった。

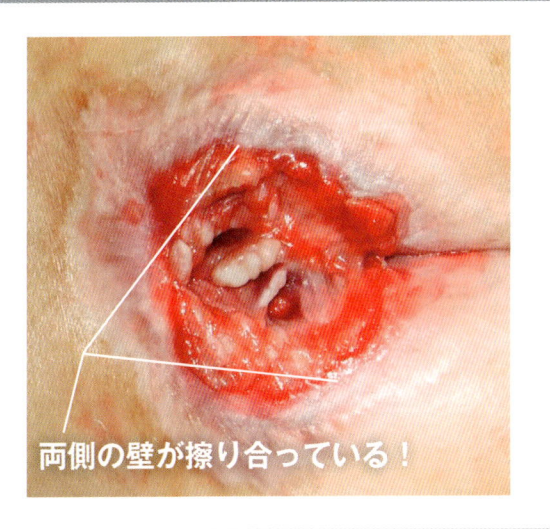

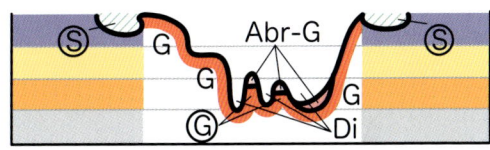

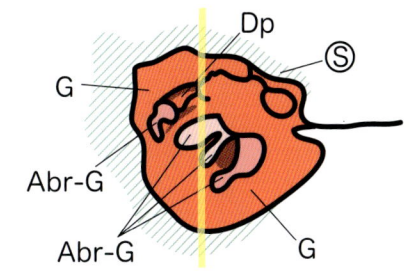

両側の壁が擦り合っている！

Abr-G：擦過された肉芽、Dp：段差、G：肉芽組織、Ⓢ：瘢痕

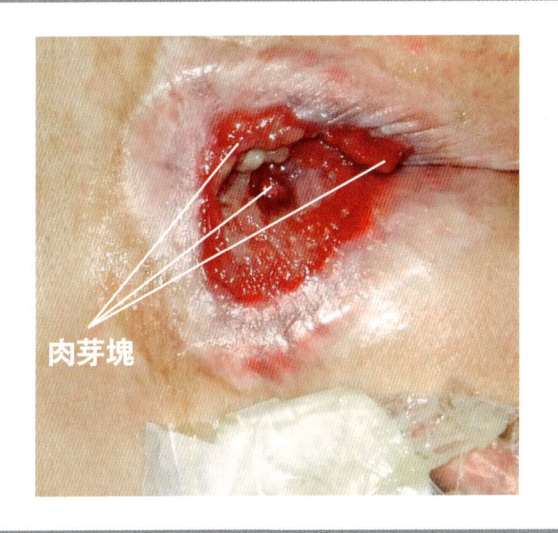

肉芽塊

そのとき、何を考えたか

垂直方向のずれがなぜ起きるのかがわからなかった。当時は、人の手による体位変換が原因だと気づかなかった。そのため、自己導尿のやり方を気を付けてもらえば褥瘡もよくなると考えていた。

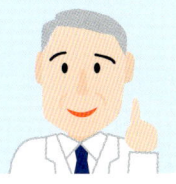

Chapter 4　ケースが教える悪化のサイン・軽快のサイン

54日目
2008.9.26

- 創の中央にある溝はなかなか治らない。一方で同様に中央の擦過によると思われた白色の肉芽塊は少なくなった。
- しかし、**創面3時方向の肉芽塊は変化しており、小さな肉芽塊が新しく生じている**。垂直方向のずれがあると考えられる。

ここをチェック！
肉芽塊の変化から垂直方向の力の状況を知る。

99日目
2008.11.10

- 中央の深い溝に肉芽が生じ、少し浅くなっている。しかし、**小さい肉芽塊や擦過により白色となった肉芽塊は残っており、依然として圧とずれが繰り返し負荷されている**ことが創の状態からみて明らかであった。
- 日常行っていることやそのやり方について、家族や患者に詳しく話を聞いたところ、**静脈内栄養実施時に60度の背上げをし、6時間かけて注入していた**という。まさかこのような患者に静脈内栄養を行っているとは思いもよらず、想定していなかった場面で背上げが行われていたことがようやくわかった。

- **同じ創であっても、体位や体位変換のやり方により創の形状が変化する**ことを知るべきである。右の写真は、45度側臥位をとったときに創が両側の軟部組織に圧迫されている状態である。

Case 9 ｜在宅患者｜ エピソードが多かった深い尾骨部の褥瘡のケース

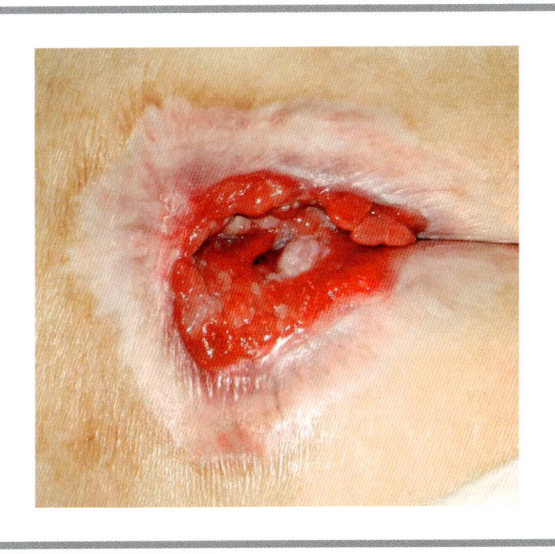

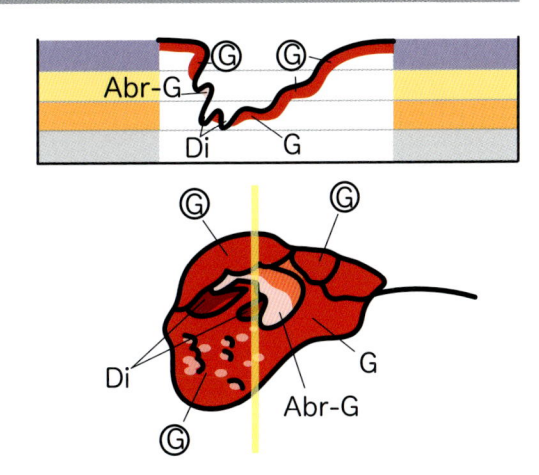

Abr-G：擦過された肉芽、Di：溝、G：肉芽組織、Ⓖ：肉芽塊

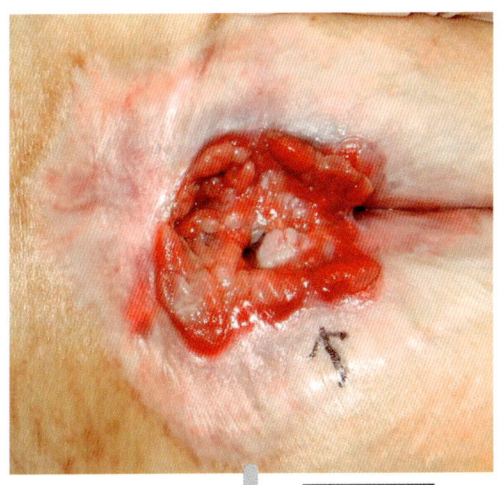

側臥位

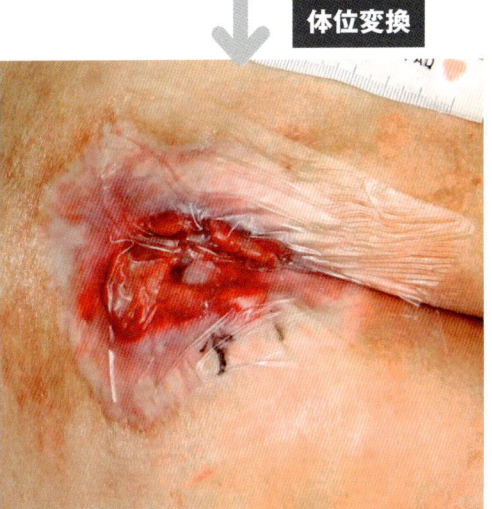

↓ 体位変換

45度側臥位

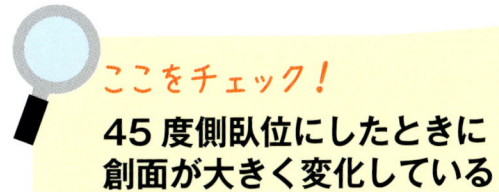

ここをチェック！
45度側臥位にしたときに創面が大きく変化しているのがわかる。

Chapter 4 ケースが教える悪化のサイン・軽快のサイン

141日目
2008.12.22

- 静脈内栄養時の60度背上げを中止して40日後、創底に新しい肉芽組織ができ始め、肉芽塊は徐々に小さくなってきた。**創底との段差がなくなりつつある。しかし、まだ治癒傾向がない。**
- 治癒を妨げる原因は依然として自己導尿のやり方にあると考え、妻に導尿の方法を教えるが、患者本人が夜中はどうしても自分で行いたいと主張する。
- 留置カテーテルは本人が強く拒否する。
- フィブラスト®スプレーで処置を行った。

197日目
2009.2.16

- **かなり改善がみられる。**特に深さが浅くなっている。**しかし、創底には肉芽塊が残っており、圧とずれがまだかかっている。**
- 側臥位で起こしているが、それでは食事ができないという。そのため、**側臥位で起こし、起こしてから仰臥位にする方法**をとったところ、そのほうが仰臥位で背上げするよりも**圧とずれが少ない**ことがわかった。そこで、背上げして起こすときと下げるときは側臥位にし、90度近くなってから、および平坦となってから、仰臥位とすることにした。
- このときに妻に創面に手を入れてもらい、圧とずれを確認してもらった。この状態でしばらく様子をみることにした。

> **ここがポイント！**
> 圧とずれの少ない背上げ・背下げを検討する。

239日目
2009.3.30

- **潰瘍はかなり浅くなった**が、依然として導尿による問題があることがわかった。**自己導尿時に圧とずれが大きくかかっていた。**しかし、側臥位では導尿ができないという。導尿する時が問題なので、先に用意をすべて整えてから背上げすることとした。これによって**圧とずれがかかる時間を短縮**できた。
- フィブラスト®スプレーを中止し、アクトシン®軟膏で処置を行った。

> **ここがポイント！**
> 処置やケア時には圧とずれがかかる時間が短くなる方法を検討する。

Case **9** 在宅患者 エピソードが多かった深い尾骨部の褥瘡のケース

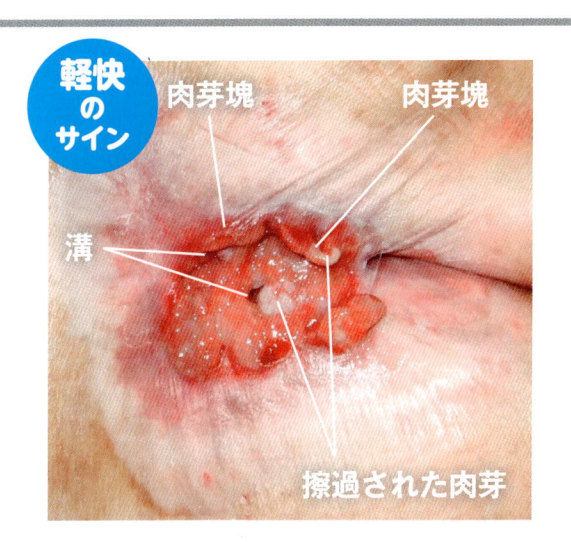

軽快のサイン

肉芽塊　肉芽塊
溝
擦過された肉芽

そのとき、何を考えたか

背上げ中止40日後に肉芽フラップや肉芽塊が残っており、溝もある。まだ圧とずれ（外力）が繰り返し負荷している。この外力は、導尿によるものと考えた。

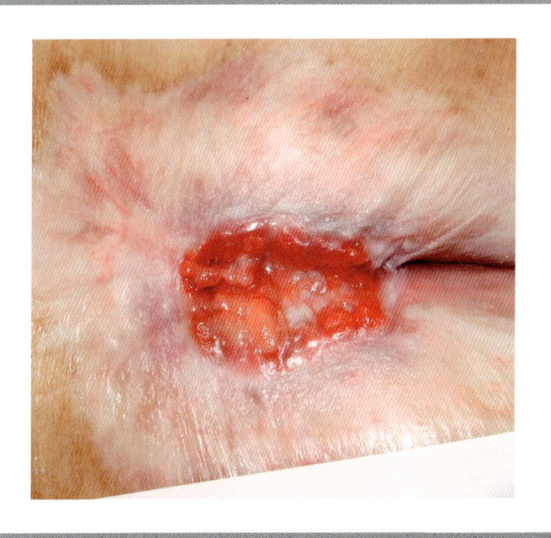

これが View ポイント！

深さが浅くなってからは治るのが早い。うまくいけば2か月ぐらいで治る可能性がある。ただし、この時点では車椅子に乗るのはまだやめたほうがよい！

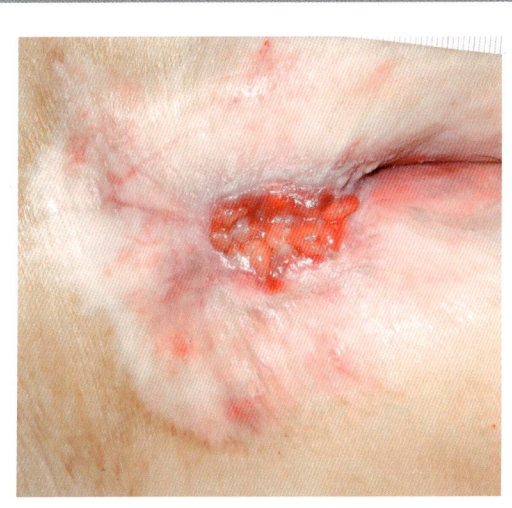

Chapter 4　ケースが教える悪化のサイン・軽快のサイン

288 日目
2009.5.18

- 背上げを中止したこと、また導尿時の工夫により創は縮小した。しかし、今度は創が裂隙の状態となっていた。そのため、垂直方向のずれをなくす必要があった。
- その工夫として、創の頭側に広くプロソフト®を貼り、周辺組織が移動するのを防いだ。臀裂にも同じ目的でスポンジを挿入した（図a）。

そのとき、何を考えたか

　プロソフト®を使用したうえに創に優しい体位変換をするか、人の手による体位変換"なし"とするのがベストである。しかし当時は、プロソフト®は使用しても体位変換はそのまま行っていたため、その効果が出にくく、なかなか創が治癒しなかった。

302 日目
2009.6.1

- プロソフト®の使用を継続。ずれを少なくするようにした。

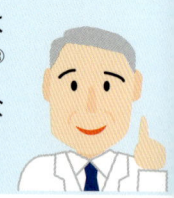

400 日目
2009.9.7

- 裂隙は、小さくなって治りかかっても、すぐまた拡がってしまい、なかなか治癒しない。

Case 9　在宅患者　エピソードが多かった深い尾骨部の褥瘡のケース

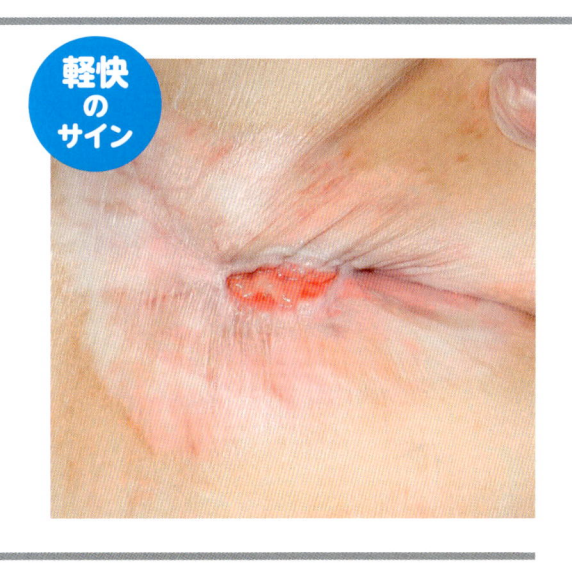

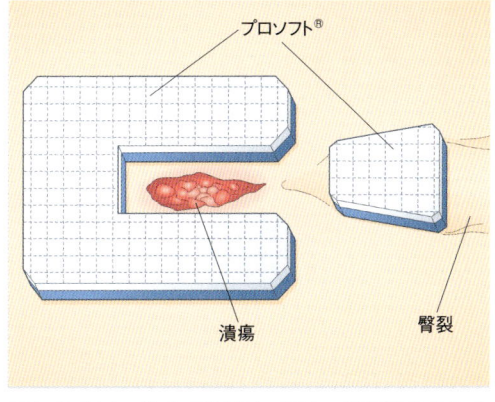

軽快のサイン

これらをフィルムで固定して創への影響を少なくした

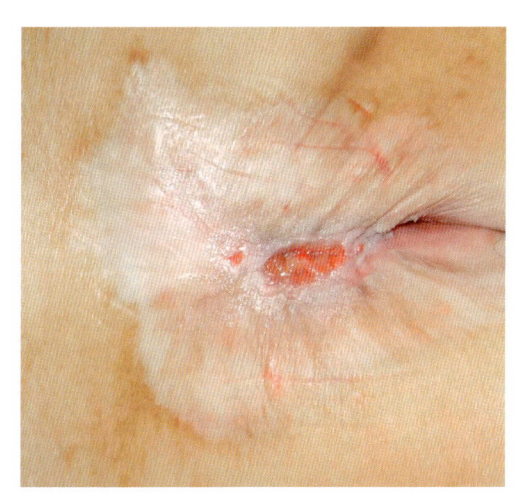

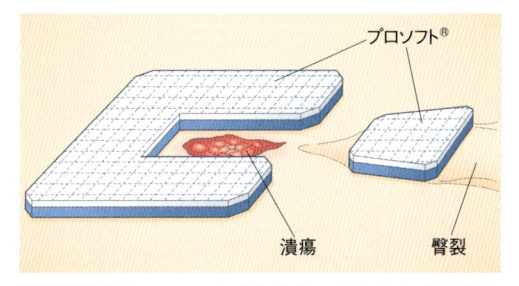

図a　当時行っていた垂直方向のずれをなくす方法

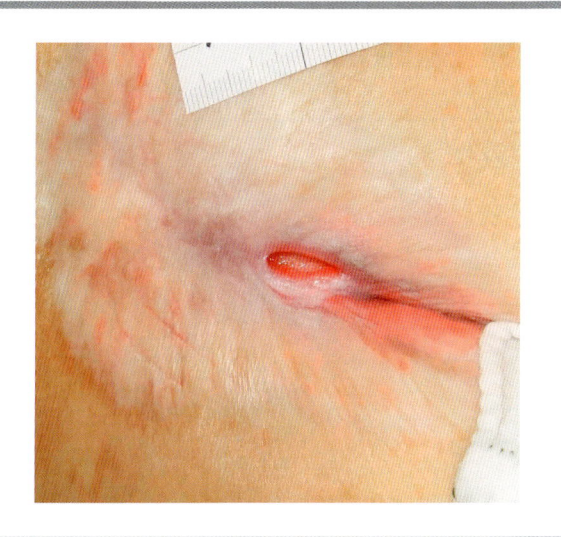

そのとき、何を考えたか

当時、裂隙の状態も知られておらず、治療方法も確立していなかったので、ただ臀裂にスポンジを固定し、さらにコの字型にプロソフト®を用い、垂直方向の動きを少なくするようにしていた。これでもある程度は有効であった。

Chapter 4　ケースが教える悪化のサイン・軽快のサイン

428 日目

2009.10.5

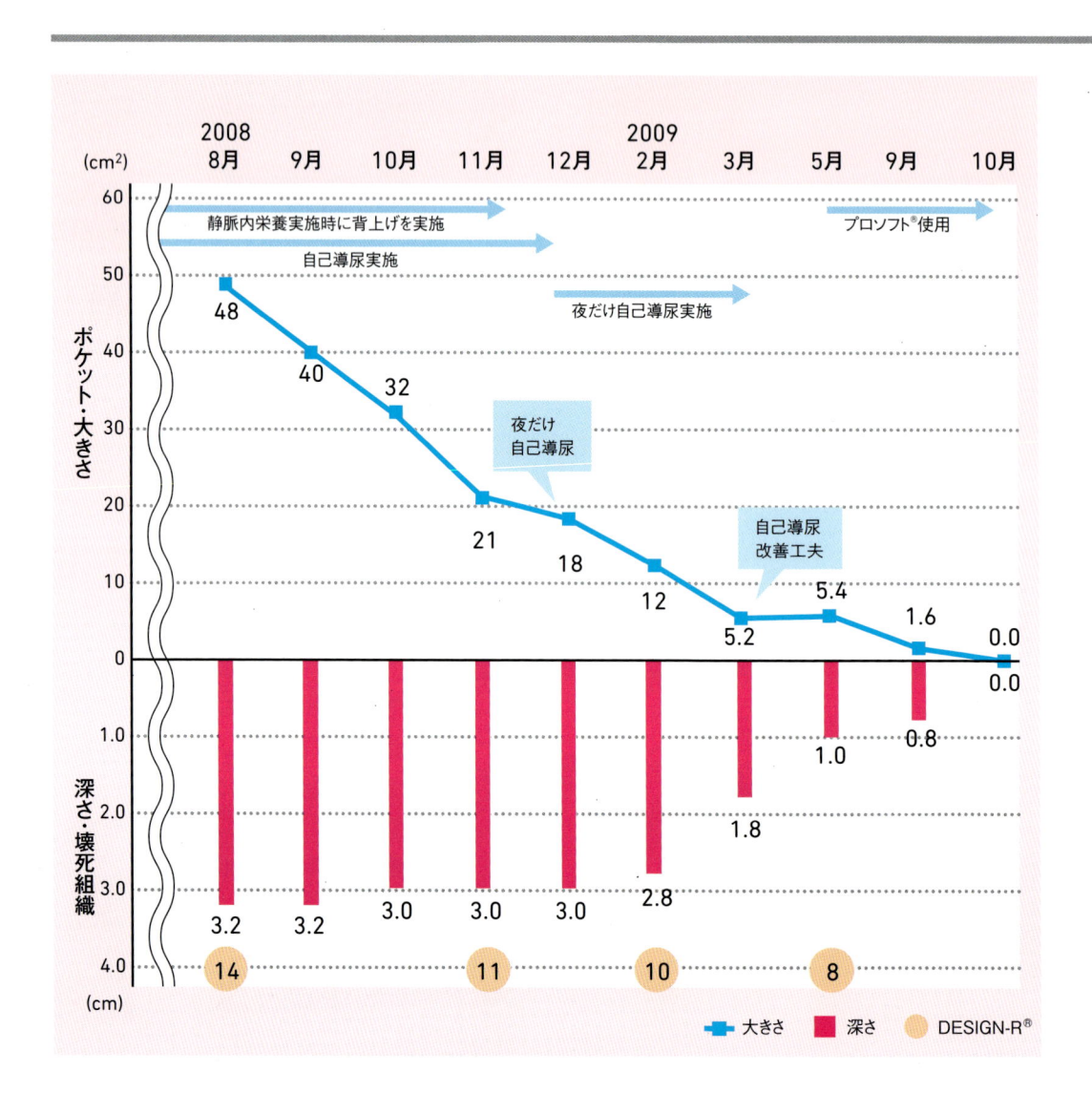

● 治癒。

	2008					2009				
(cm²)	8月	9月	10月	11月	12月	2月	3月	5月	9月	10月

静脈内栄養実施時に背上げを実施 →
自己導尿実施 →
夜だけ自己導尿実施 →
プロソフト®使用 →

ポケット・大きさ: 48, 40, 32, 21, 18, 12, 5.2, 5.4, 1.6, 0.0

夜だけ自己導尿
自己導尿改善工夫

深さ・壊死組織 (cm): 3.2, 3.2, 3.0, 3.0, 3.0, 2.8, 1.8, 1.0, 0.8, 0.0

DESIGN-R®: 14, , , 11, , 10, , 8, ,

■ 大きさ　■ 深さ　● DESIGN-R®

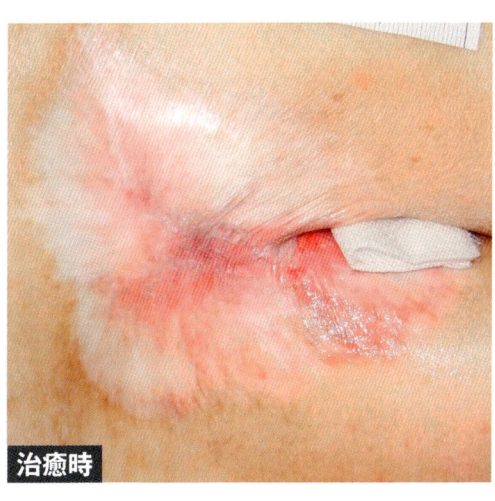

Case 9　在宅患者　エピソードが多かった深い尾骨部の褥瘡のケース

治癒時

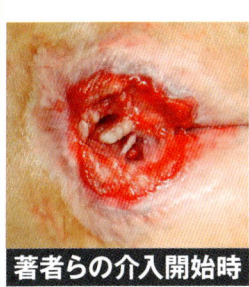

著者らの介入開始時

まとめ

著者らがかかわった2008年8月4日から、サイズは縮小するものの、約1年間、深さは浅くならなかった。原因は中心静脈栄養供給時の背上げと自己導尿時の方法にあった。実は、これはチームの連携がうまくいっていなかったことに起因する。われわれは、このような栄養療法が行われていることを知らなかった。なぜなら、患者本人はいたって元気で、著者らの前でも普通に飲食していたため、静脈栄養供給を行っているとは夢にも思わなかったのである。

裂隙となった褥瘡にかかる垂直方向のずれをプロソフト®と臀裂にはさんだスポンジだけで取り除こうとしていたが、チームで情報を共有し、方針を変更したことにより深さが浅くなり、治癒に至ることができた。

当時は裂隙についてあまり知られておらず、治療法も確立していなかったため、プロソフト®による治療を行ったが、現在では、著者は以下のような治療を行っている。
①ポジショニング手袋、スライディングシートを使用する。
②コの字型にプロソフト®を貼ったうえで、創に優しい体位変換をする。
③手による体位変換をやめ、自動体位変換マットレスに任せる。

このケースでは患者本人とのコミュニケーションが悪く、状況把握がまったくできていなかった。エピソードが特異だったため、取り上げた。

Chapter 4 ケースが教える悪化のサイン・軽快のサイン

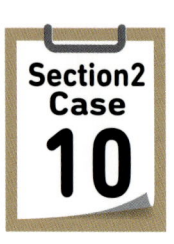

Section2 Case 10 入院患者
人の手による体位変換"なし"の効果で治癒したケース

PROFILE [DESIGN-R® 28点]
62歳、男性。仙骨部にステージⅣの褥瘡（外力性溝や肉芽塊を伴う深い褥瘡）が発症。真菌性脳炎で意識を失い、寝たきりとなった。真菌性肺炎、誤嚥性肺炎を繰り返しており、全身状態の悪化とともに褥瘡も悪化した。

著者らのチームが治療を開始してから治癒・軽快までの期間
約9か月。

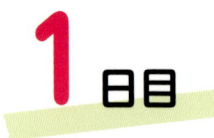

1日目
2011.7.11

- 12時、3時、9時の方向に大きなポケットがある。45度側臥位にすると創はつぶれた形となる。これは**体位変換による繰り返しの圧**とずれ、**背上げ時に起こる圧とずれ**によるものと考えられた。

78日目
2011.9.26

- 入院後、アキマックス®マットレスを使用。褥瘡ケアは通常のケアが行われ、特別なケアはされていなかった。
- ステージⅣの褥瘡でポケットを伴っている。**ポケットは徐々に大きくなっている。尾骨部の褥瘡は深くなり、これも深くなる傾向**を示している。

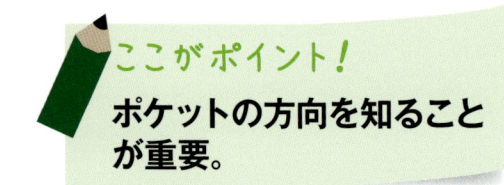

> **ここがポイント！**
> ポケットの方向を知ることが重要。

Case **10** 入院患者 人の手による体位変換"なし"の効果で治療したケース

このケースのポイント

● 栄養供給の際に背上げ60度にしていた。その際に生じた圧とずれ、および残留圧とずれが治癒を遅らせる原因となっていた。
● 2時間ごとの体位変換やおむつ交換も治癒を遅らせる原因であった。
● "人の手による体位変換なし"にしてから裂隙が治癒した。

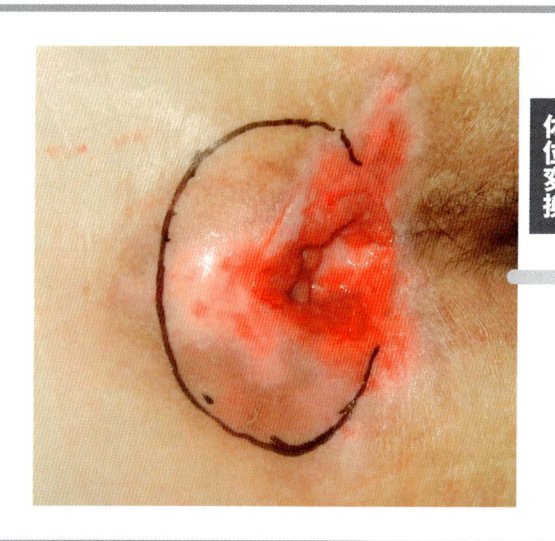

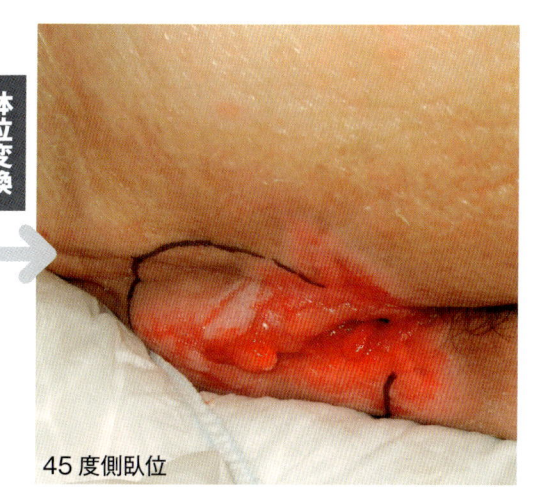

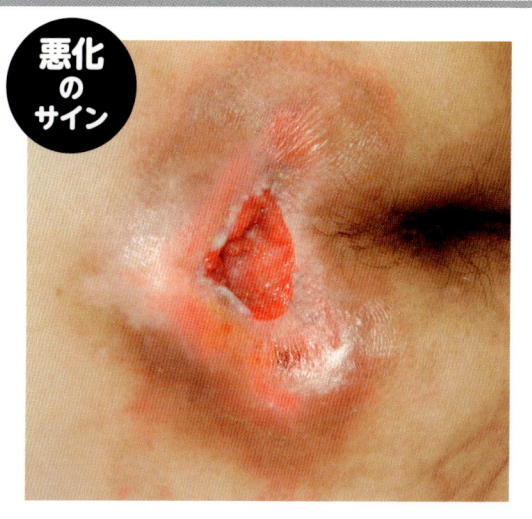

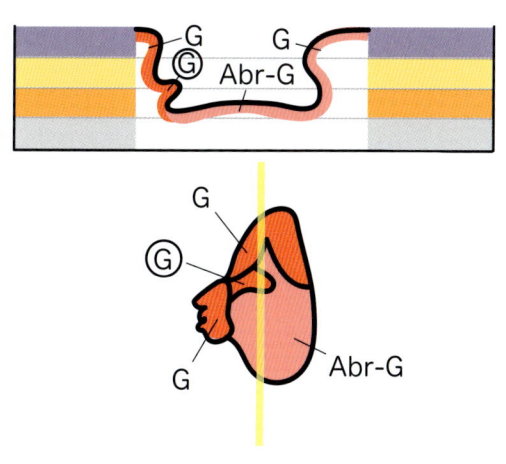

体位変換

45度側臥位

悪化のサイン

Abr-G：擦過された肉芽、G：肉芽組織、Ⓖ：肉芽塊

Chapter **4** ケースが教える悪化のサイン・軽快のサイン

96日目
2011.10.14

- **大きな外力性ポケット**ができていることから、**これまでの褥瘡ケアでは圧とずれがかかっていた**ことがわかる。創は深く、内部に溝が深く存在しているとともに、その中に**ゴロゴロと肉芽塊**がある。これらのことから、**水平方向のずれと共に垂直方向のずれも加わった**典型的な外力性ポケットだと推定できる。
- 自動体位変換マットレスのクレイド®を使用した。
- **ポジショニング手袋の使用開始。**

> ここをチェック！
> 肉芽塊があれば、圧とずれが存在していると考えてよい。

197日目
2012.1.23

- ポジショニング手袋の使用により、**創の状態は改善している**。さらに、ここで改良した特殊オーバーレイマットレスを使い、"**人の手による体位変換を行わない**"ことにした。その際にポジショニングピロー（アルファプラ ウェルピー®）で写真のように身体が動かないようしっかりと固定した（**1 2**）。

> ここがポイント！
> 自動体位変換マットレスを使用するときには、ポジショニングピローでしっかり固定する。

そのとき、何を考えたか

　身体とマットレスの間に隙間ができないように、肩と頭にはアルファプラ ウェルピー®のブーメランを用いた。膝下にはアルファプラ ウェルピー®のジャンボとピーチ®を用い、仙骨部の圧が少し浮く程度に、しっかりと固定した。このようにしておくと、自動体位変換マットレスで体位変換してもずれることはない。

Case 10 入院患者 人の手による体位変換"なし"の効果で治療したケース

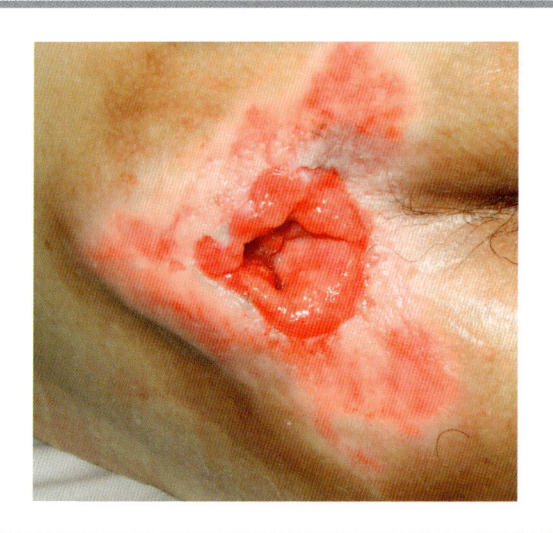

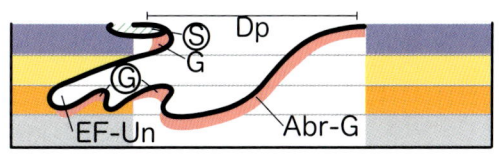

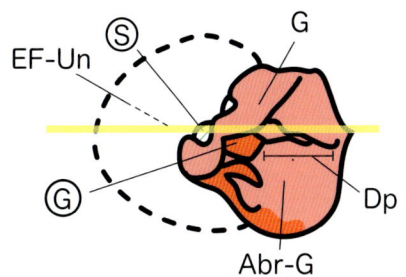

Abr-G：擦過された肉芽、Dp：段差、EF-Un：外力性ポケット、G：肉芽組織、Ⓖ：肉芽塊、Ⓢ：瘢痕

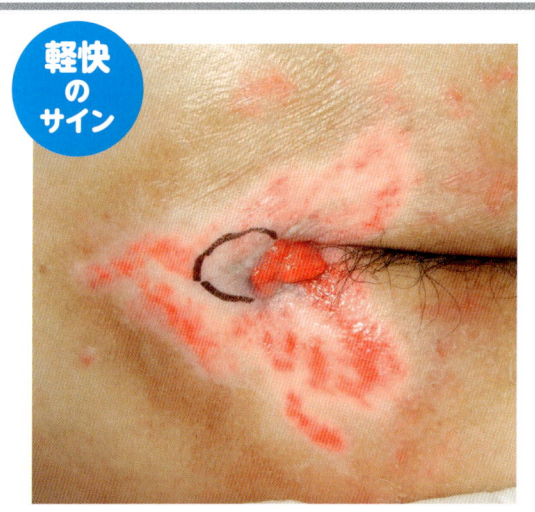

軽快のサイン

そのとき、何を考えたか

ポケットが縮小し、創底の肉芽塊も小さくなり、ほとんどのものは消失している。これはポジショニング手袋による創に優しい褥瘡ケアが功を奏しているものである。

しかし体位変換なしを目標として考えるべきである。

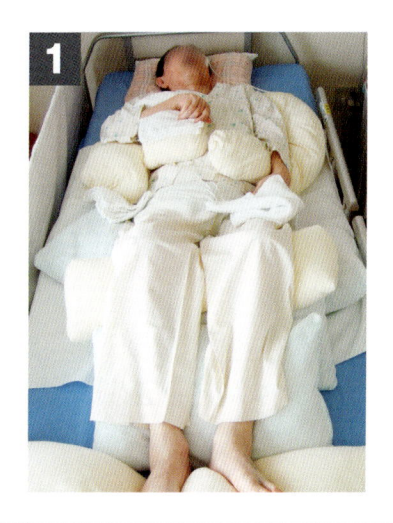

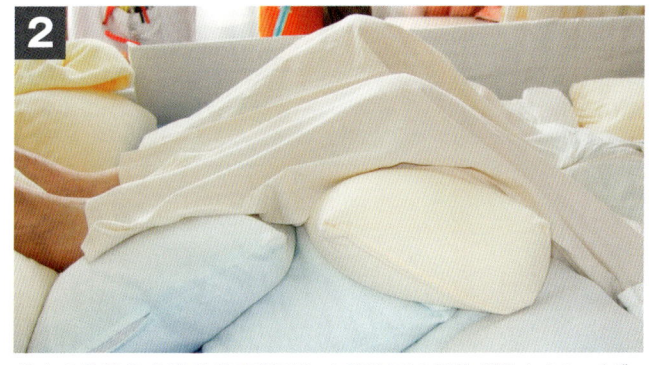

多少の体動や自動体位変換時にも膝や肩の部位が動かない（ずれない）ように固定することが大切である。

Chapter 4　ケースが教える悪化のサイン・軽快のサイン

253日目
2012.3.19

267日目
2012.4.2

- 写真の①②③は粘着フィルムをはがしたときに生じたびらん。**治癒したばかりの瘢痕には保護剤としてワセリンを塗布しておく**ことが必要。粘着フィルムは毎日剥離するのではなく、2～3日に1回でよい。
- 267日目、治癒。

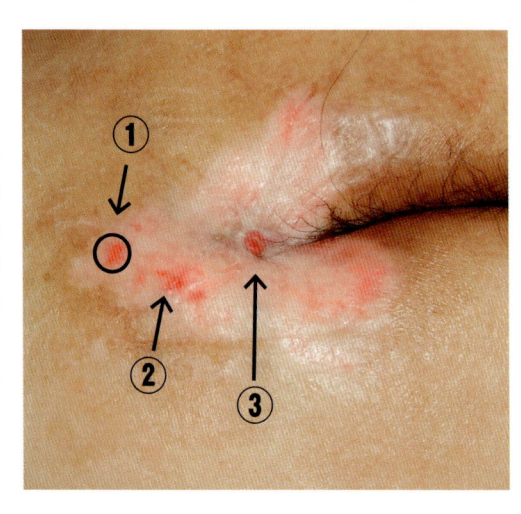

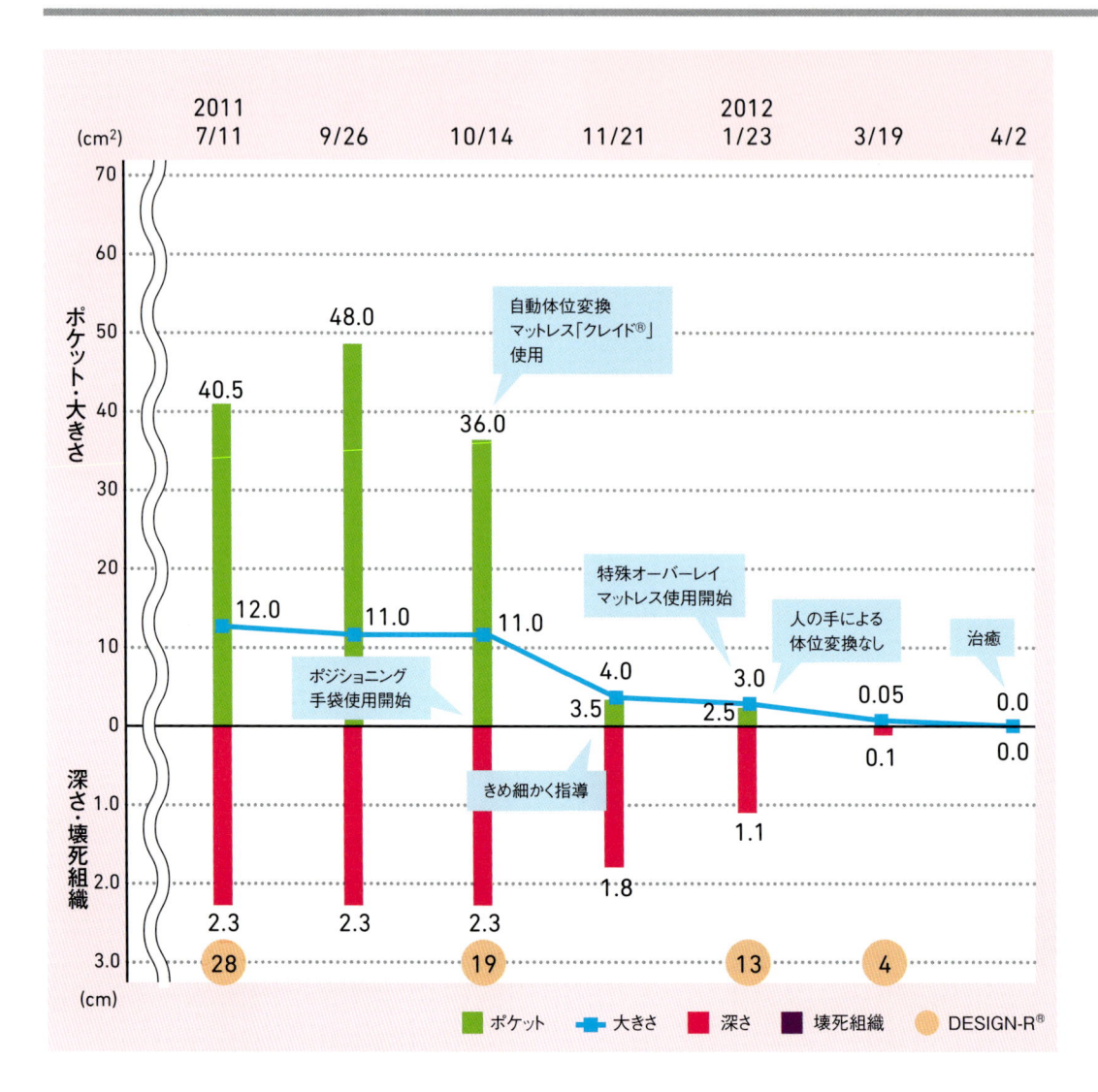

	2011 7/11	9/26	10/14	11/21	2012 1/23	3/19	4/2
ポケット	40.5	48.0	36.0	3.5	2.5		
大きさ	12.0	11.0	11.0	4.0	3.0	0.05	0.0
深さ	2.3	2.3	2.3	1.8	1.1	0.1	0.0
DESIGN-R®	28		19		13	4	

注釈:
- 9/26: ポジショニング手袋使用開始
- 10/14: きめ細かく指導
- 11/21: 自動体位変換マットレス「クレイド®」使用
- 1/23: 特殊オーバーレイマットレス使用開始
- 3/19: 人の手による体位変換なし
- 4/2: 治癒

凡例: ポケット／大きさ／深さ／壊死組織／DESIGN-R®

Case 10 入院患者 人の手による体位変換"なし"の効果で治療したケース

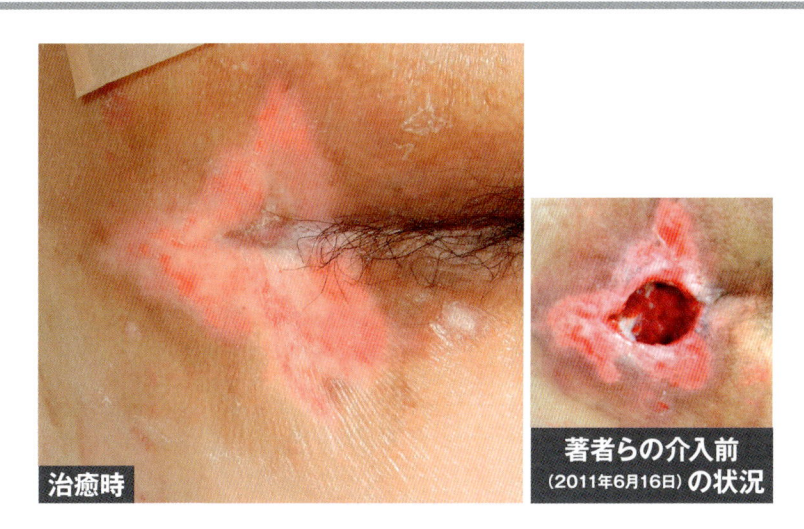

治癒時

著者らの介入前（2011年6月16日）の状況

まとめ

栄養供給の際には、60度の背上げではなく、30度右側側臥位とし、このときにポジショニングピローをしっかりと入れるようにする。ピローの入れ方をチェックすることは大切である。一般に行われているやり方では、ずれが起きて、それによりピローもずれてしまうことが多いため、仙骨・尾骨部に圧とずれがかかってくる。しっかりとピローを挿入したうえで、背上げする場合にも45度程度（60度にはしない）として、様子をみる。

Chapter 4 ケースが教える悪化のサイン・軽快のサイン

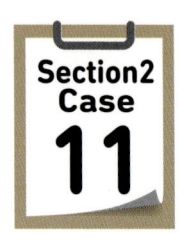

Section2 Case 11 入院患者 急性炎症性ニューロパチーにより発症したポケットのある仙骨部褥瘡のケース

PROFILE ［DESIGN-R® 39点］

54歳・男性。2008年8月4日に発症。急性炎症性ニューロパチー、統合失調症で、入所した当時は5.0cm×2.0cmの潰瘍面の中に壊死組織があり、創部の圧痛があったという。またポケット形成がすでにあったとのことである。

著者らのチームが治療を開始してから治癒・軽快までの期間
約4か月。

1日目
2008.10.27

- 尾骨部に小さな褥瘡がある。DESIGN-R®は39点。辺縁は厚くなっており、かなり前から褥瘡があったことを疑わせる。ポケットは大きく、褥瘡の全周辺に拡がっており、**典型的な壊死組織融解性（排出型）ポケット**を示す（**1**）。

- **在宅でポケット切除術を行った**ところ、創底には骨や腱に壊死があり、これを除去した。DESIGN-R®は19点。創面の左側に残存のポケットがある（**2**）。
- 術後はユーパスタ®を1週間使用し、抗生物質の全身投与は3日間続けた。その後はオルセノン®軟膏と穴あきポリウレタンフィルムで処置した。

Case 11 　入院患者　急性炎症性ニューロパチーにより発症したポケットのある仙骨部褥瘡のケース

このケースのポイント

- 繰り返す圧とずれ力の加重で悪化した褥瘡。壊死組織融解性ポケットを形成し、その後外力介在型ポケットに移行した。
- 車椅子のクッションをゲルフォームのエキシボ®に変更したところ外力性ポケットが手術せずに治癒した。
- 穴あきポリウレタンフィルム貼付と体位変換に注意を払ったことも治癒につながった。

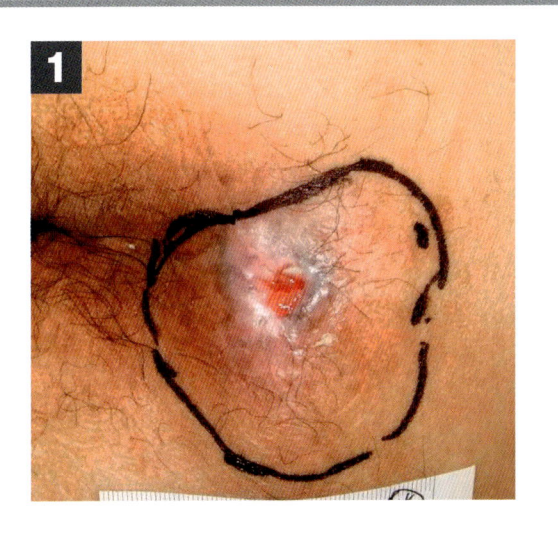

1

コラム　ポケットには2種類ある。

①壊死組織融解性ポケット
　これは褥瘡初期に現れる。壊死組織があった部分にできた空洞。

②外力性ポケット
　褥瘡中期・後期に現れる。体位変換、身体移動、頭側挙上などの外力によって発生するポケット。これは外力を排除しなければ治らない。

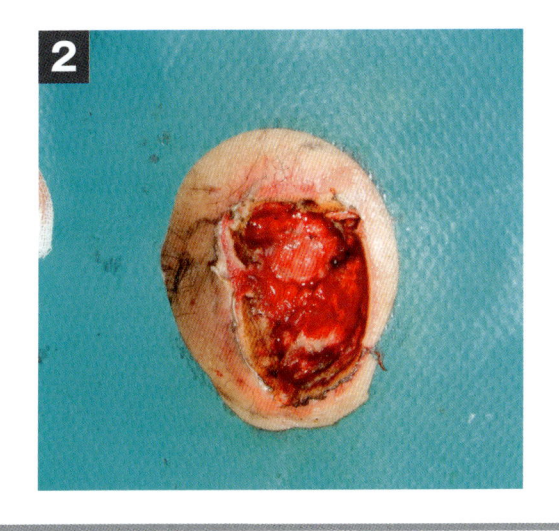

2

そのとき、何を考えたか

　ポケットの大部分は切除したが、中心部より左側のポケットは残してある。本人は身体を右側に傾けて座るくせがあるため、中心部より左側のポケットは自然治癒することを期待して残した。

Chapter **4**　ケースが教える悪化のサイン・軽快のサイン

57 日目
2008.12.22

- DESIGN-R®は 24 点。
- 創面の肉芽組織の表面に、圧迫のため黄色に変化した肉芽組織の壊死を認める。これは**良くないケアによって、ずれ力で肉芽表面が壊死に陥ったため**である。
- **創の肉芽組織も段差と肉芽塊があり、圧とずれが加えられている**ことを示している。
- 9 時の方向は 4cm の奥行きのある**外力性ポケットも認められる**。これは手術の際に壊死組織融解性ポケットが一部残っていたものが、**ケアによる外力が加わったためにより拡大した**ものである。
- 外力性ポケットの原因は背上げと車椅子移乗の際の"ずれ"と車椅子のクッションが薄すぎて底づきすることであった。この薄いクッションでは圧とずれがかなりかかっていることがわかった。
- 当分の間、**背上げを中止**とする。**処置は穴あきポリウレタンフィルム**とする。

74 日目
2009.1.8

- 創部を洗浄し、オルセノン®軟膏を塗布し、その上に穴あきポリウレタンフィルムを貼付した。穴が十分にあけてあれば滲出液が完全に排出され、フィルムは皮膚に固着する。この状態であれば剥がさずにもう 1 日使用可能である。
- 滲出液の排除は良好であったが、このケースは外力性のポケットに移行した。

109 日目
2009.2.12

- DESIGN-R®は 22 点。
- **車椅子のクッションをゲルフォームのエキシボ®に変更した**ところ、肉芽の表層に壊死組織がなくなり、**ポケットの周辺より表皮形成が始まった**。

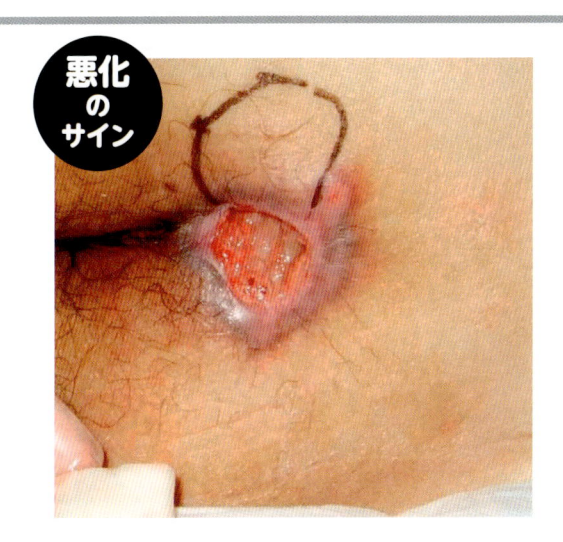

Case 11　入院患者　急性炎症性ニューロパチーにより発症したポケットのある仙骨部褥瘡のケース

悪化のサイン

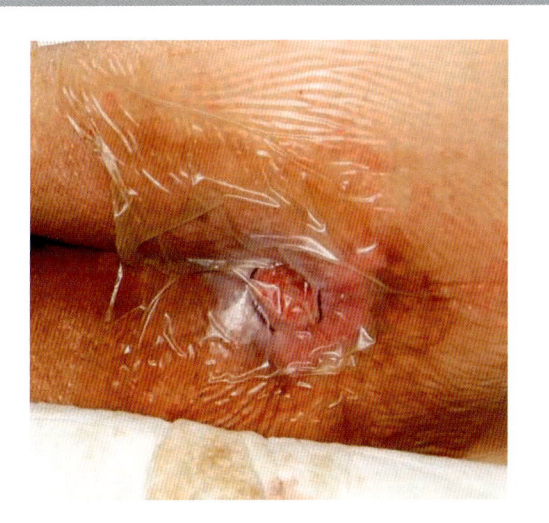

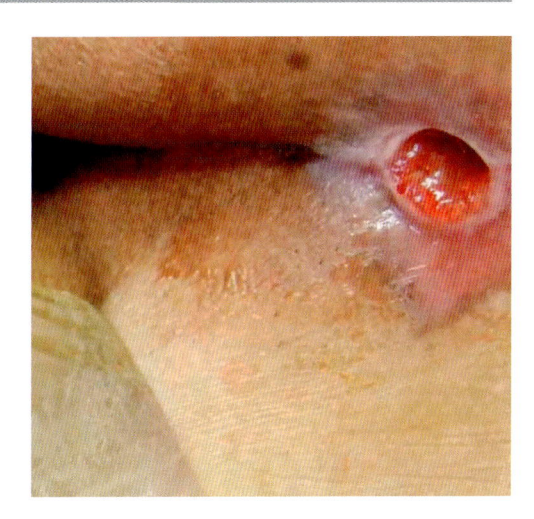

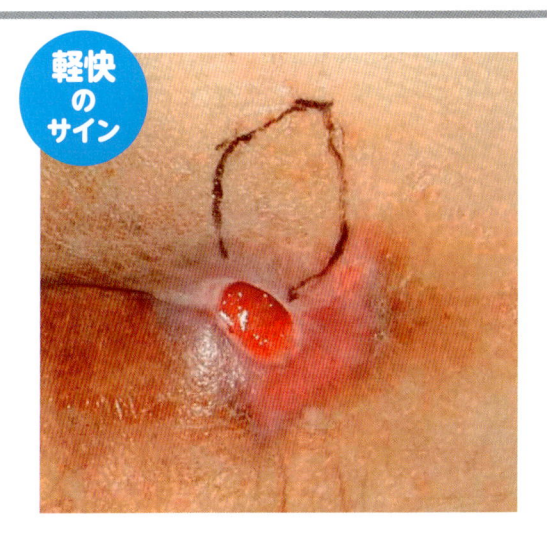

軽快のサイン

Chapter 4　ケースが教える悪化のサイン・軽快のサイン

134 日目
2009.3.9

- 治癒。外力性ポケットを伴う深い褥瘡がエキシボ®の使用により急速に軽快し、治った。

	2008 8/4	10/27	11/20	12/22	2009 1/8	2/12	3/9

持ち込み褥瘡
OHスケール：6点
マットレス：アドバン®

- 次第に悪化した
- 転医
- 背上げ禁止 ポケット切除
- 車椅子クッションをエキシボ®に変更
- 治癒

大きさ (cm²): 56 → 36 → 32 → 30 → 15 → 0

深さ (cm): 0.9, 0.5, 0.4, 0.4, 0.2

DESIGN-R®: 39, 24, 22

凡例: ポケット ／ 大きさ ／ 深さ ／ 壊死組織 ／ DESIGN-R®

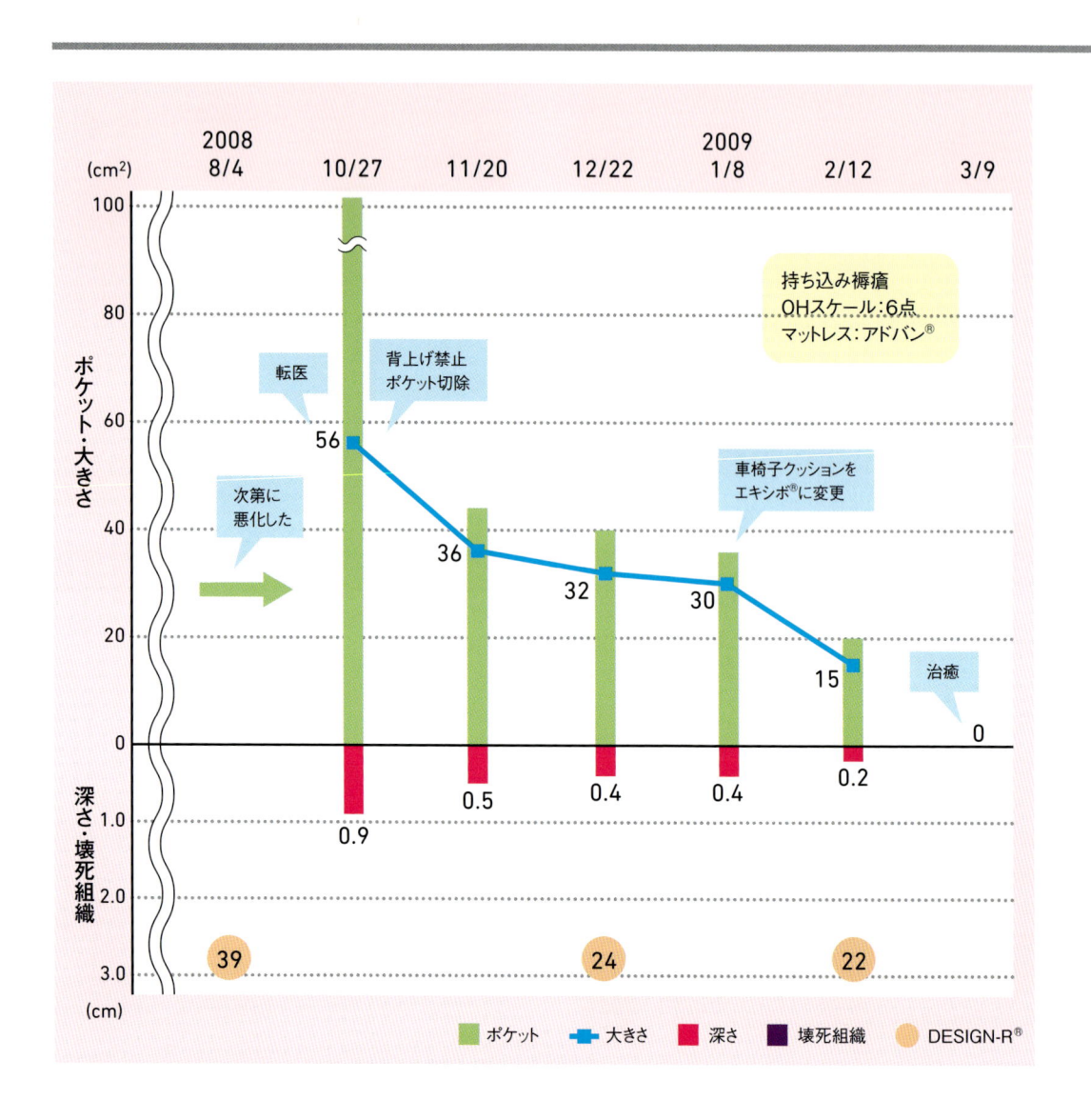

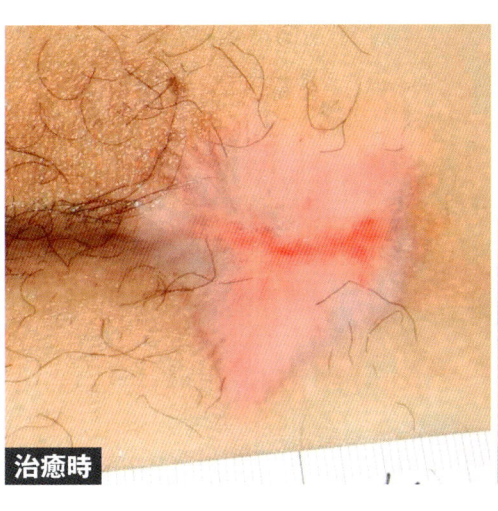

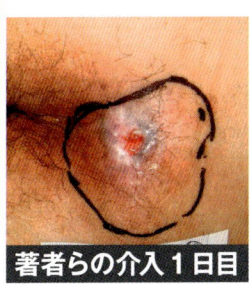

Case 11 入院患者 急性炎症性ニューロパチーにより発症したポケットのある仙骨部褥瘡のケース

治癒時　　著者らの介入1日目

まとめ

施設から入院してきた患者の、大きなポケットを有する褥瘡である。施設在所中から悪化は著しく、初期型の壊死組織融解性ポケットも拡がっていた。著者らが介入後、ポケットを切除し、背上げを禁止した。

外力性ポケットの治りが悪く、それが車椅子のクッションが問題だとわかり、エキシボ®に変更することで治癒した症例である。エキシボ®の効果は著明であった。

POINT

● 外力性ポケットがある場合、車椅子用クッションの検討も重要。

コラム　エキシボ®（日東メディカル）の特性

　エキシボ®は、通常のウレタンフォームのクッションと異なり、ゲルの中に気泡を封じ込めた特殊なゲルフォームでできたクッションである。このゲルフォームは、高分子ゲルとフォーム（発泡体）の両方の特性をもち、高分子ゲルがずれ力を低減、フォームが体圧を分散する（p.73）。

＜特徴＞
1) 気泡が臀部の減圧に役立つ
2) 気泡がつぶれると厚いゲルの状態となるため、ずれと軽度の圧を低減する
　　※ウレタンフォームの場合、気泡がつぶれると石のように硬くなる
3) アンカーがあり、大腿部を支え、姿勢の安定を保つ

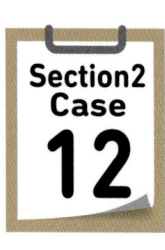

Chapter 4 ケースが教える悪化のサイン・軽快のサイン

Section2 Case 12

入院患者

治療中に新たな壊死組織が生じ、重症化したケース

PROFILE [DESIGN-R® 19点]

67歳、男性。ステージⅣの大転子部の褥瘡。2年前に脳内出血で意識を失い、その後遺症が原因で寝たきりとなった。その後、褥瘡が発症したが一進一退の繰り返しで治癒しなかった。2か月前に全身状態が悪化。発熱後、褥瘡にも壊死組織が生じ、重症化してきたという。

著者らのチームが治療を開始してから治癒・軽快までの期間
約5か月（下肢の動きをなるべく少なくしてからは1か月）。

1日目
2005.1.11

- 大転子部に黄色の比較的硬い壊死組織があり、周辺に**壊死組織融解性ポケットを形成している。**
- 患者が痛がることと、電気メスを用意していなかったため、消極的デブリードメントを行う（写真下）。その後、ブロメライン®軟膏、ゲーベン®クリームと周辺の皮膚を保護するためワセリンを塗布。

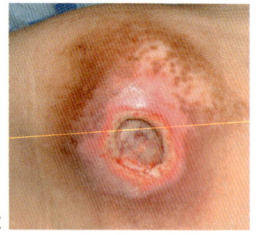

消極的デブリードメント後

36日目
2005.2.15

- **外力性ポケット（黒マジック部分）が生じている。**大転子部から腸骨にかけてポケットとなっている。
- **ポケット部分切除術、瘢痕化した組織の切除を行う**（右の写真）。
- 天蓋は全部取らず一部分残した。創底と残した天蓋は鋭匙で搔破した。

Case 12 入院患者 治療中に新たな壊死組織が生じ、重症化したケース

このケースのポイント

- 長年にわたる大転子部の褥瘡が、2か月前の全身状態の悪化に伴い発熱した際に悪化した。このときに圧とずれによると思われる壊死組織が発生した。
- デブリードメントは、壊死組織だけでなく、創収縮を妨げる瘢痕も除去することで、新しい肉芽が形成され、創の収縮を起こすので創の治りが早くなる。

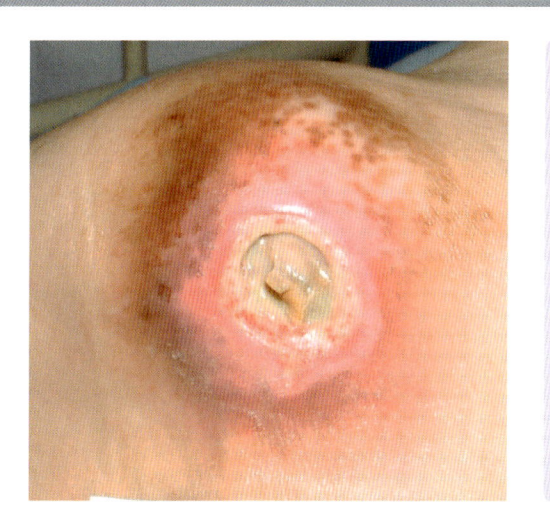

コラム　ブロメライン®軟膏（酸素含有剤）とゲーベン®クリームを混ぜるのはダメ？

　これらを混ぜると力価を落ちるという人がいるが、製薬会社によると、混ぜて1週間は力価を保っているという。著者は使用直前に混ぜて用いている。特に臭いのある壊死組織に対しては、このような使い方は非常に有効である。また、ブロメライン®軟膏は基剤の関係でやや乾燥ぎみとなるが、ゲーベン®クリームの基剤によって創は湿潤に保たれる。ヨード剤の入った薬剤でも臭いがなくなりよいのだが、創を乾燥させてしまう。

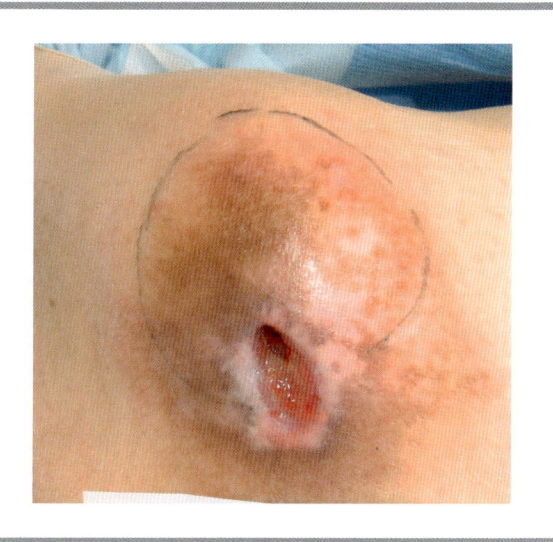

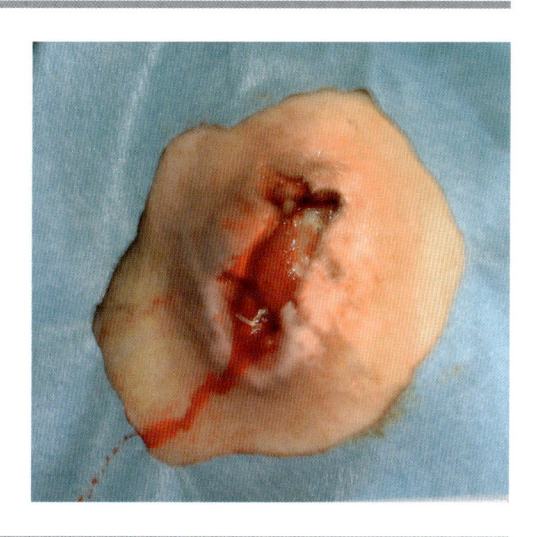

Chapter 4 ケースが教える悪化のサイン・軽快のサイン

50日目
2005.3.1

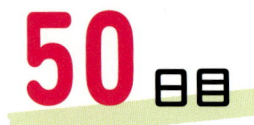

- 術後14日。創底に新しい肉芽層が出現し、残っていた天蓋も創収縮が起きている。

64日目
2005.3.15

- ポケットは縮小し、よい肉芽ができている。
- しかし、依然として創面に黄色の融解性壊死組織がみられる。

85日目
2005.4.5

- **9時、7時に外力性ポケットが生じた。大転子部の褥瘡は下肢の移動によって大きなずれが生じる。**このケースでの外力性ポケットの発生は創面の肉芽の剥離からも想定できたので、体位変換の際に下肢をあまり動かさないように注意した。

> **ここがポイント！**
> **大転子部の褥瘡のずれへの配慮**
> → なるべく下肢を鼠径部で動かさないようにし、大腿筋膜とその上層の軟部組織との間に"ずれ"が起きないようにする。

Case 12 入院患者 治療中に新たな壊死組織が生じ、重症化したケース

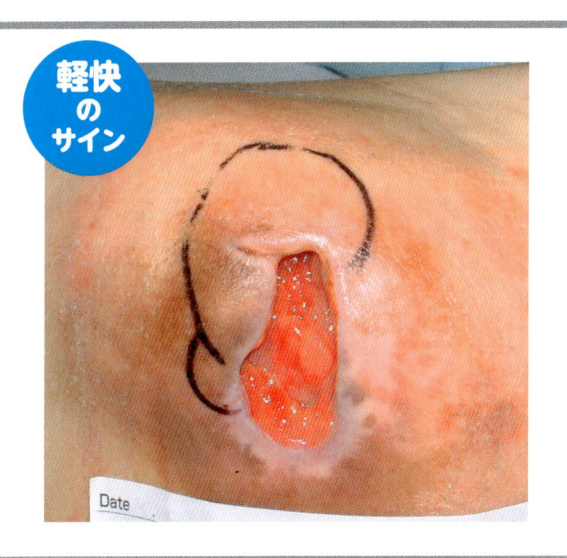

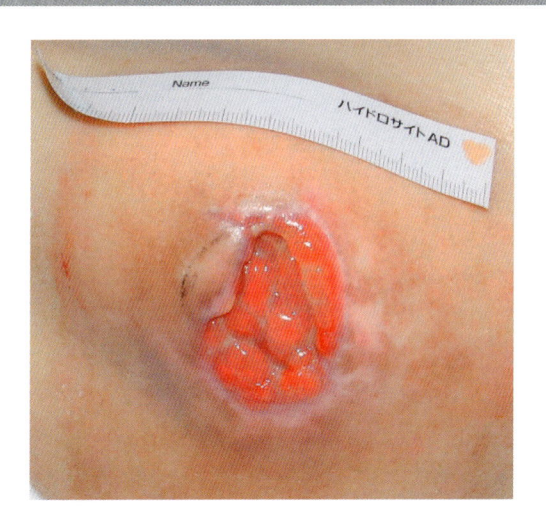

軽快のサイン

そのとき、何を考えたか

大転子部の褥瘡の変化をどのように確認するか。大腿を前屈（鼠径部をpivotとして）させると大転子部は大きなずれが起こりやすいので確認しやすい（p.32）。このケースでも明らかにずれが起きたことがわかった。ポケットのずれの証拠としては、①外力性ポケットの発生、②肉芽組織の剥離があげられる。

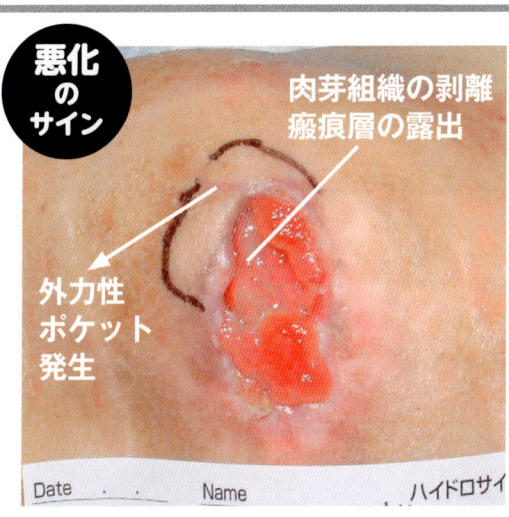

悪化のサイン

肉芽組織の剥離
瘢痕層の露出

外力性ポケット発生

Chapter 4 ケースが教える悪化のサイン・軽快のサイン

127 日目
2005.5.17

● 体位変換時に下肢の動きを少なくするよう注意することで創面は著しく収縮し、治癒傾向を示している。

悪化した際に用いていた体圧分散マットレスはエアドクター→介入後アドバン®に変更
OHスケール：7点

積極的デブリードメント
ポケット切除
壊死組織を切除

下肢の動きを少なくする

褥瘡が増悪した
全身状態悪化

ポケットができかかる
壊死組織が生じる

日付	2005 1/11	2/15	3/1	3/15	4/5	5/17
大きさ (cm²)	6.8	6.4	8.2	8.0	7.0	1.6
深さ (cm)	0.08	0.08	0.08	0.07	0.06	0.03
壊死組織	0.36	0.36	0.0	0.0	0.0	0.0
DESIGN-R®	19		11		8	

凡例：ポケット／大きさ／深さ／壊死組織／DESIGN-R®

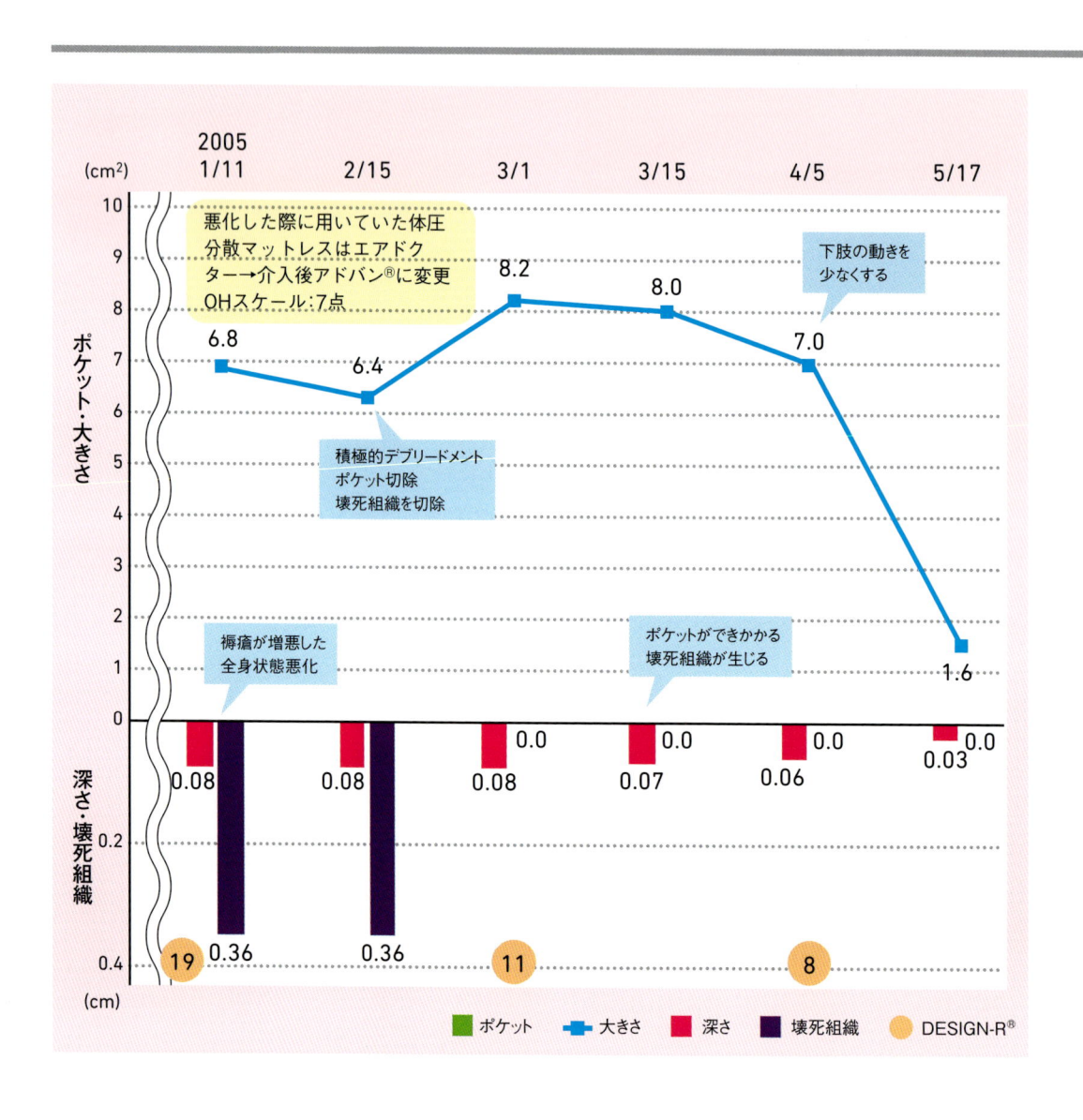

Case 12 [入院患者] 治療中に新たな壊死組織が生じ、重症化したケース

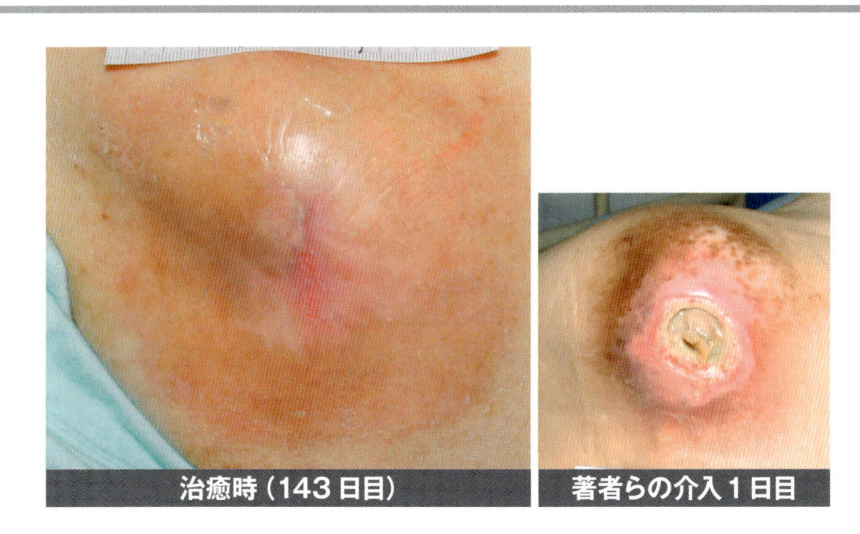

治癒時（143日目）　著者らの介入1日目

まとめ

大転子部の褥瘡は、下肢を動かしたり曲げたりすることにより、大腿筋膜と軟部組織の間にずれが起きる（p.32参照）。それにより外力性ポケットができたり、創面に圧とずれによる変化が起きるため、治りにくい。

本ケースでも体位変換時などに下肢の動きをできるだけ少なくした。それにより著しい改善が認められ、約1か月で治癒した。

Chapter 4 ケースが教える悪化のサイン・軽快のサイン

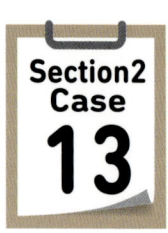

Section2 Case 13

在宅患者 ポケット切除、感染性壊死組織の除去により、比較的早く治癒したケース

PROFILE ［DESIGN-R® 28点］

81歳、男性。褥瘡仙骨部ステージⅣ。OHスケール3点。アルツハイマー型認知症。歩行はやや不自由で半介助をしている。この仙骨部の褥瘡のほかに11月の中頃、湯たんぽによる熱傷を受ける。

著者らのチームが治療を開始してから治癒・軽快までの期間
約7か月。

過去の褥瘡経過の概略

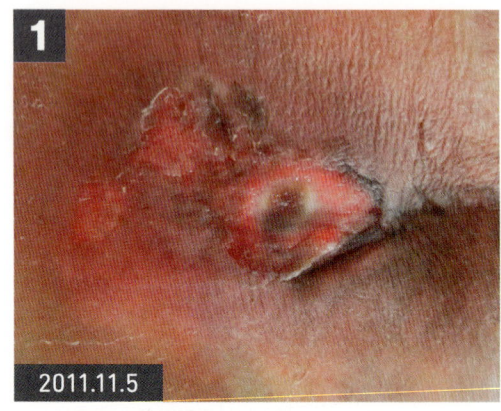

2011.11.5

● 仙骨部小指頭大の脂肪層に及ぶ褥瘡が始まった。

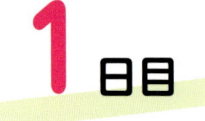

1日目
2011.12.25

- 手術3日後。**ポケット切除とともに感染を伴う肉芽組織を除去**。壊死となった尾骨部先端も除去する。
- 炎症を起こしている時間が長いので、骨髄からのOozing（滲み出る出血）はほとんどなし。
- DESIGN-R®は28点。

Case 13 在宅患者 ポケット切除、感染性壊死組織の除去により、比較的早く治癒したケース

このケースのポイント

- 壊死組織が出現して、深部の壊死組織に感染を起こしたケースである。
- 厚い壊死組織への感染により全身的発熱を起こし、敗血症の症状を示した。
- 本ケースのOHスケールは3点で、褥瘡危険要因としては軽度レベルであり、半介助であるが歩行可能となった。そのため、感染があったにもかかわらず、比較的早く治癒した。

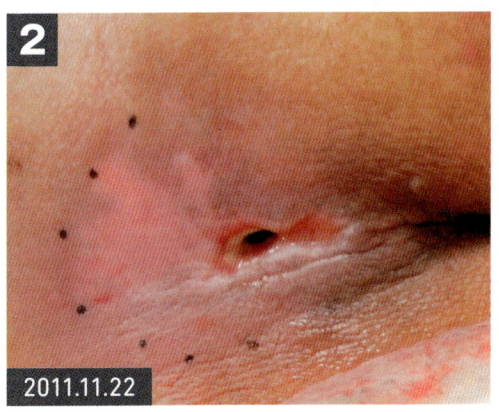

2 2011.11.22
- 38℃台の発熱。抗生物質（フロモックス®）を内服するが解熱しなかった。

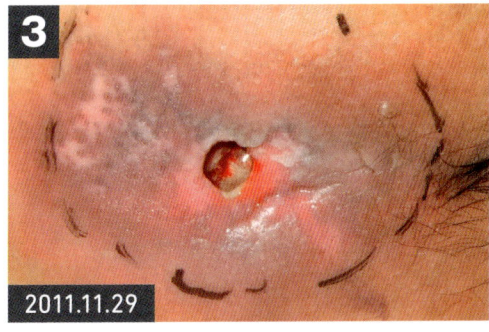

3 2011.11.29
- **ポケット拡大。**
- レボフロキサシンを内服、やっと解熱する。
- これは明らかに壊死組織融解性ポケットである。壊死組織融解時には全身的に発熱することが多い。

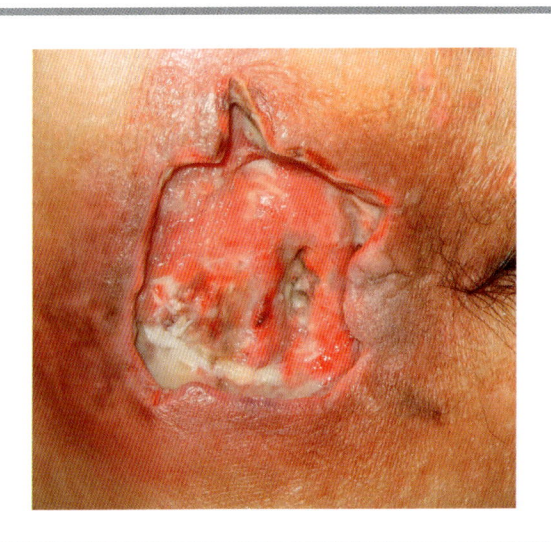

そのとき、何を考えたか

壊死組織が細菌に感染すると、壊死組織の排出期間は短くなる。しかし、細菌感染による影響で局所か全身的に発熱することが多い（敗血症or菌血症）。このとき、なるべく早く壊死組織を除去すれば解熱する。壊死組織が排出されるまでは発熱が続くものと思ったほうがよい。

Chapter 4　ケースが教える悪化のサイン・軽快のサイン

12日目
2012.1.5
～
25日目
2012.1.18

- DESIGN-R®は26点。

54日目
2012.2.16
～
95日目
2012.3.28

54日目（2012.2.16）

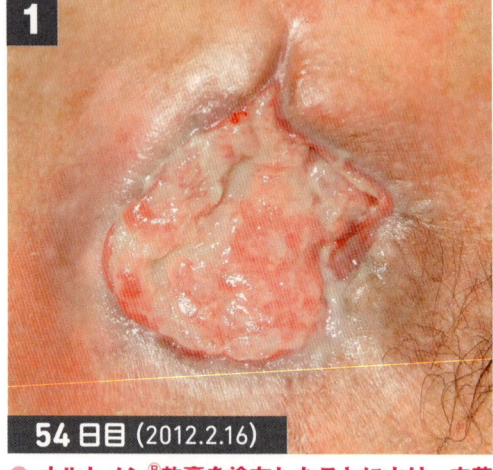

- **オルセノン®軟膏を塗布したことにより、肉芽が増殖**している。
- 体圧分散マットレスを1月にアドバン®に変更したためか、半介助歩行が可能となったためかは不明であるが、創は著明に収縮している。
- **体圧分散マットレスをアドバン®に変更**してから、あまり圧とずれの影響は起きていないようである。
- トイレ、食事などは半介助であったが歩行可能となった。
- DESIGN-R®は18点。

Case 13 [在宅患者] ポケット切除、感染性壊死組織の除去により、比較的早く治癒したケース

外力性ポケット
擦過による肉芽表層の剥離
壊死

2 61日目（2012.2.23）

3 95日目（2012.3.28）

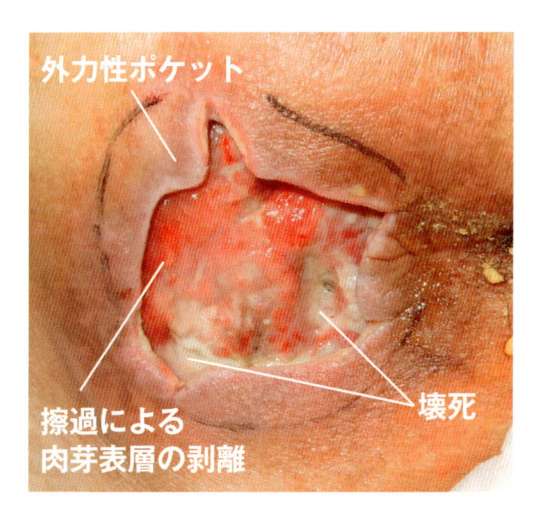

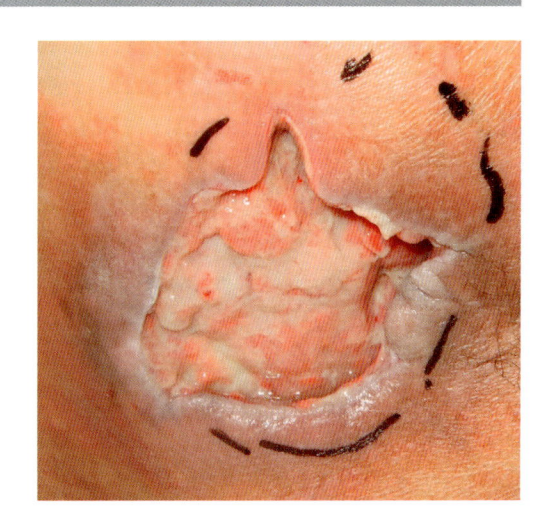

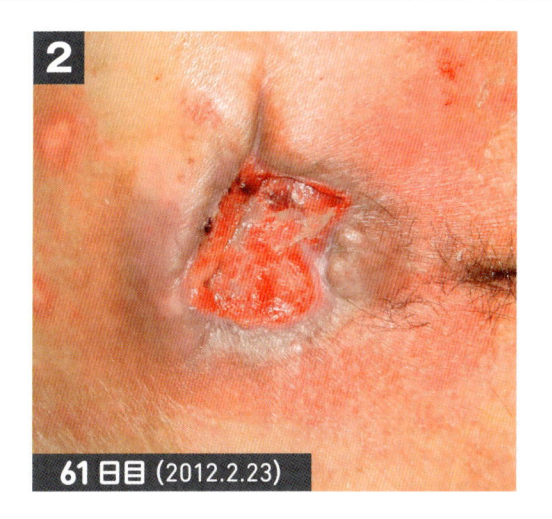

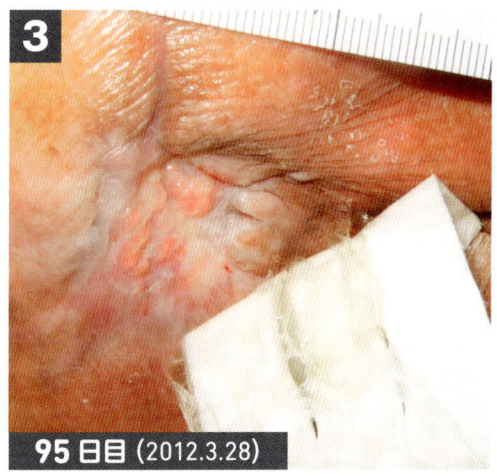

- **毎日、洗浄後にオルセノン®軟膏を塗布し、スキンキュアパッド®を使用**。創面に圧とずれによる変化はなく、ケアも良好に行われているため、創は順調に治癒に向かっている。

Chapter **4** ケースが教える悪化のサイン・軽快のサイン

123日目
2012.4.25
～
151日目
2012.5.23

● ほぼ治癒。創は新生皮膚で覆われた。

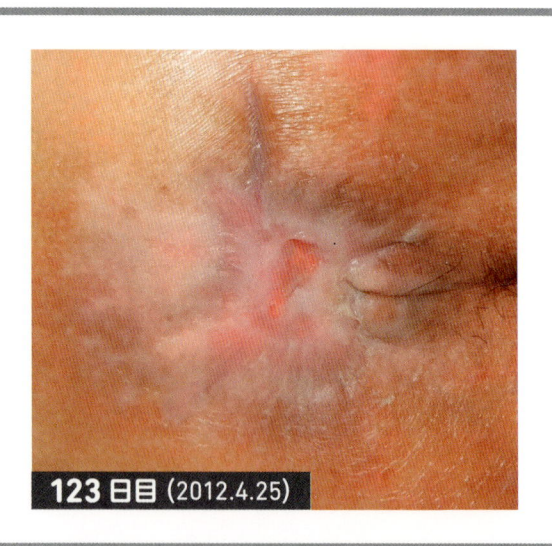

123日目（2012.4.25）

仙骨部の褥瘡
OHスケール7点
褥瘡発生時は硬いマットレスを使用
チーム医療開始後はアドバン®に変更

- 2011 12/25: 手術、ポケット 30、大きさ 30、深さ、壊死組織 1.0、DESIGN-R® 28
- 2012 1/5: ユーパスタ®を4日間塗布 オルセノン®軟膏を塗布、ポケット 12、大きさ 30、壊死組織 1.0、DESIGN-R® 24
- 1/18: 体圧分散マットレスをアドバン®に変更、ポケット 10、大きさ 30、壊死組織 1.0
- 2/16: 大きさ 減少、深さ 0.0、DESIGN-R® 18
- 2/23: 0.0
- 3/28: 3.28までスキンキュアパッド®、0.0、DESIGN-R® 12
- 4/25: ほぼ治癒、0.0

凡例: ポケット / 大きさ / 深さ / 壊死組織 / DESIGN-R®

178

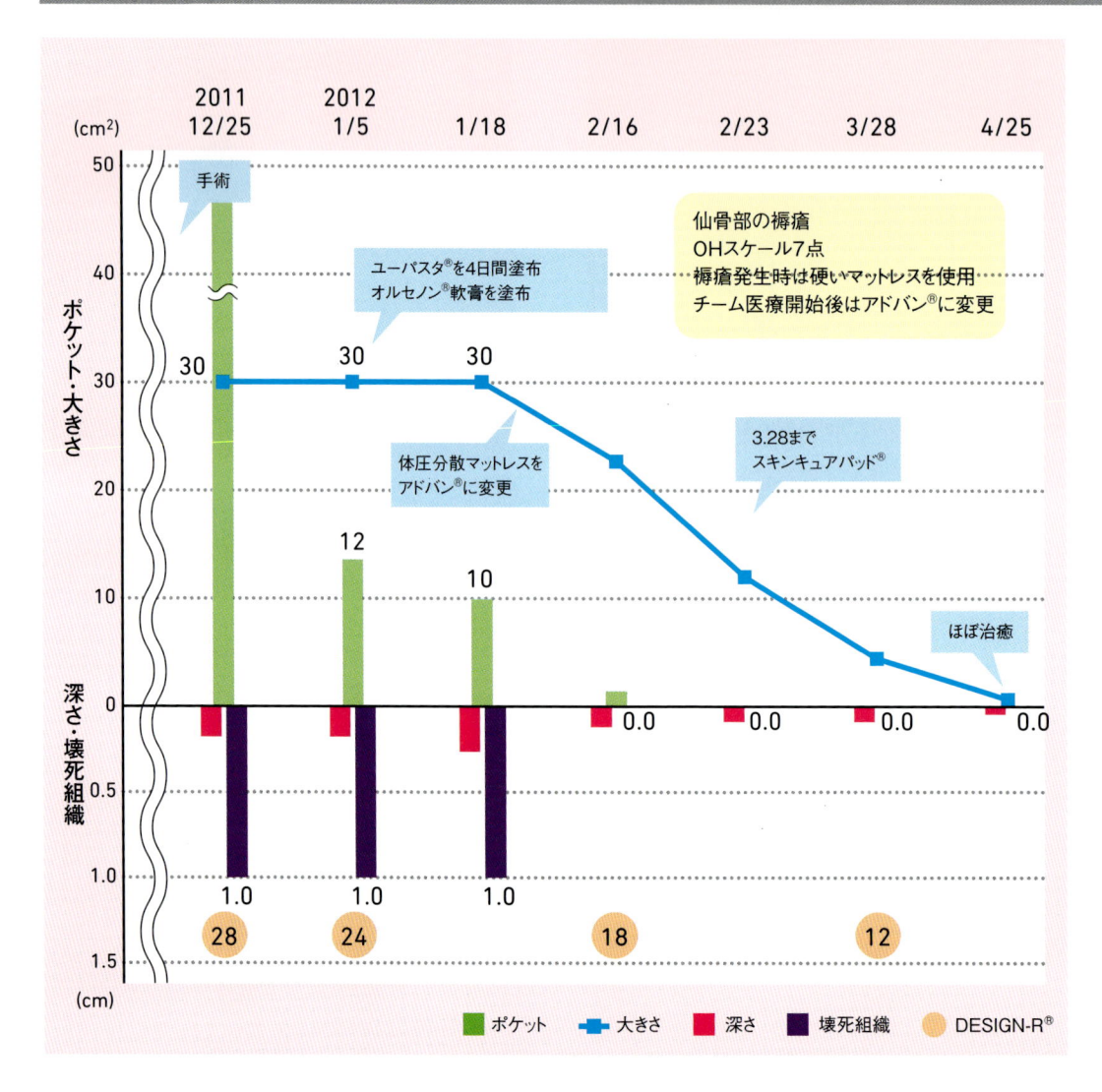

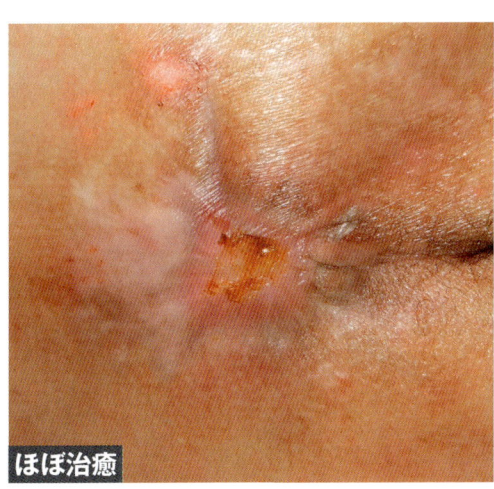

Case 13　在宅患者　ポケット切除、感染性壊死組織の除去により、比較的早く治癒したケース

151日目（2012.5.23）
● 123日目より治癒に近づいている。

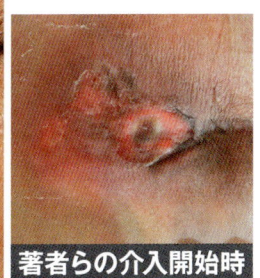

ほぼ治癒

著者らの介入開始時

まとめ

感染性壊死組織のある褥瘡のケースではあるが、褥瘡の危険因子はOHスケールで3であったため、比較的早期に治癒に至った。このように褥瘡の創のもつ危険性と、褥瘡発症の危険因子はときに乖離する場合がある。褥瘡の治療に当たっては、ケースに応じた対応が必要である。

Chapter 4 ケースが教える悪化のサイン・軽快のサイン

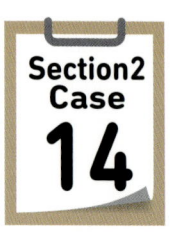

Section2 Case 14

入院患者 10数回の手術を受け、23年間悩まされた褥瘡が治った車椅子使用のケース

PROFILE ［DESIGN-R® 10点］

1990年6月に事故により第1腰椎骨折を起こし、労災病院に入院。2〜3か月後に褥瘡が発症。その後、ありとあらゆる治療法を受けたが治らなかったという。これまで、10数回にわたる手術も受け、病院も3回替えて異なる治療を受けたにもかかわらず、褥瘡が治癒したことがなかった。

著者らのチームが治療を開始してから治癒・軽快までの期間
約1年2か月。

過去の褥瘡経過の概略

- 過去4年間の創の経過を示す。
- 当該病院に入院してからも種々の褥瘡ケアやアドバイスを受けたが、なかなか治癒しなかった。本人は車椅子生活であり、日常は半介助により車椅子へ移乗していた。

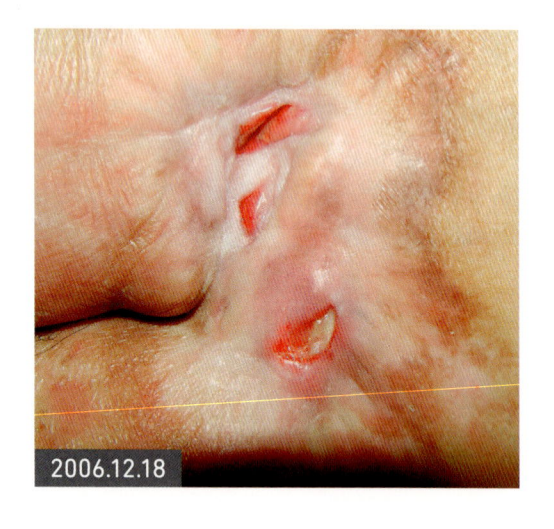

2006.12.18

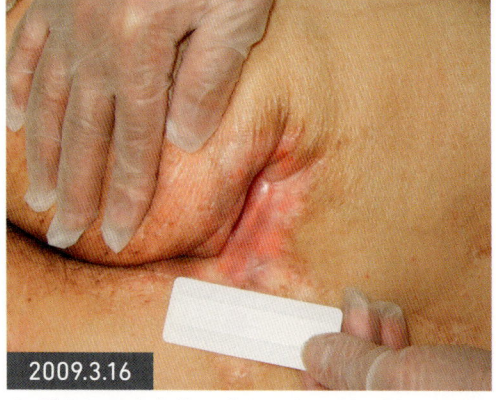

2009.3.16

- どうしても身体の移動の際に創に対して影響が出てくる。

Case 14　入院患者　10数回の手術を受け、23年間悩まされた褥瘡が治った車椅子使用のケース

このケースのポイント

- 23年間の車椅子生活。エキシボ®も使用。また、車椅子はティルト・リクライニングタイプのものを使用している。手術も10数回行っており、あらゆる治療は行われている。
- 2012年1月から"創に優しい体位変換"を実施。ポジショニング手袋やスランディングシートを使用した。本人も努力して圧とずれの排除を行った。
- 褥瘡の創は長期になると創周辺が瘢痕化し、なかなか創収縮が起きないため、鋭匙で創の掻爬を行い、創が収縮しやすいように処置した。

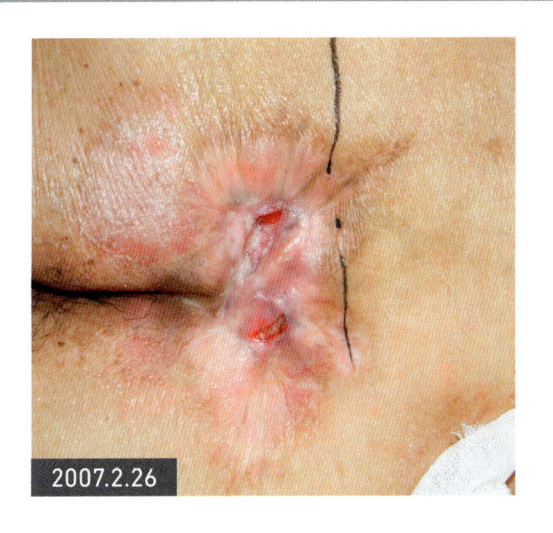

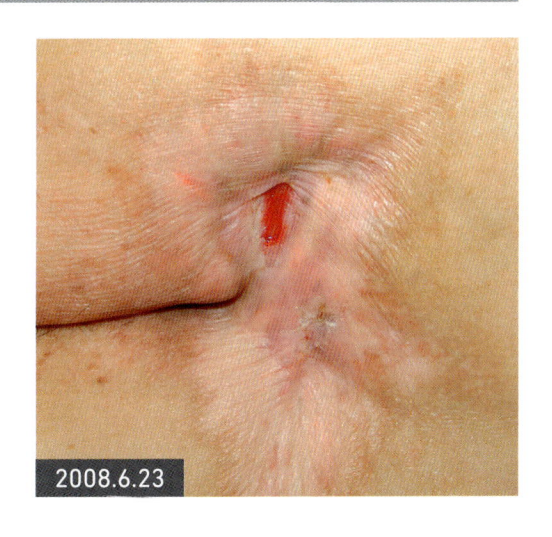

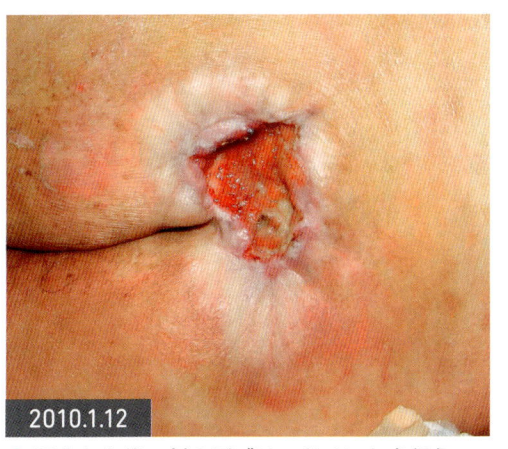

2007.2.26

2008.6.23

2010.1.12
- 悪化した後、創のデブリードメントを行う。

コラム　裂隙の治療

臀部の裂隙に対してさまざまな試みを行ったが、これといって効果的な方法は見つからなかった。たとえば、臀裂にスポンジや少し硬いものを貼り、さらに臀裂の動きを軽減するためにプロソフト®を貼るなどして、創周辺の皮膚の動きを軽減させて治った例もあるが、絶対に治る治療方法ではなかった。現在、著者が考える治療法は以下のとおりである。
①ポジショニング手袋とスライディングシートを使う（創に優しい体位変換）。
②人手による体位変換をしないで自動体位変換マットレスに任せる。

Chapter 4　ケースが教える悪化のサイン・軽快のサイン

1日目
2012.1.4

- 患者は、これまでの23年間の入院治療で医療不信があり、あまり協力的でなかったが、創が少しよくなってきたことで非常に協力的となった。ポジショニング手袋による移動の指導をし、創に優しい介護をスタートさせたが本人も協力し始めた。
- このときには瘢痕内における典型的な裂隙様相を呈していた。圧とずれにより裂隙を起こしている状態である。まだ治る傾向がない。

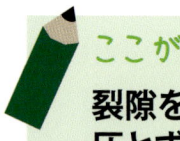

> **ここがポイント！**
> 裂隙を生じさせている圧とずれの原因を探る。

10日目
2012.1.13
〜
84日目
2012.3.27

- 潰瘍周辺には厚い瘢痕があるため、創の収縮力が弱くなっている。このことは組織学的所見でわかっていた。このような状態のときは、肉芽組織の下での成長機能が失われ、かつ成熟した硬い線維があるため、創収縮機能が失われているといえる。そこで、裂隙と周辺瘢痕の切除を行い、周辺瘢痕組織と創底を物理的に新鮮創にした。長年にわたる陳旧性の創を新しい創にしたのである。

138日目
2012.5.20
〜
172日目
2012.6.23

- 創は次第に小さくなりつつある。ポケットの形成もない。0.8cm × 0.5cm の浅い潰瘍のみとなった。

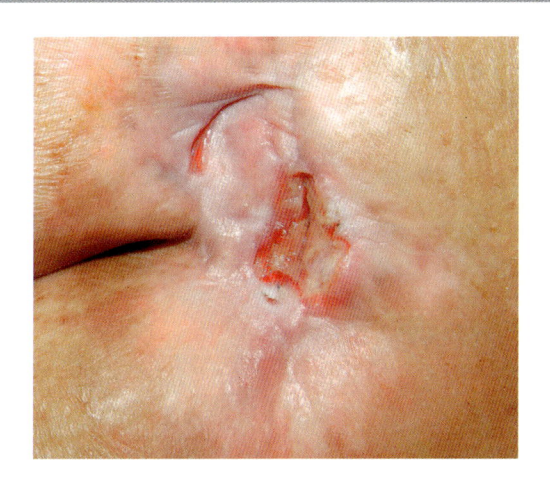

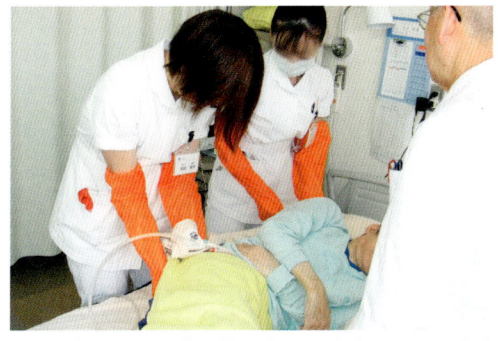

Case 14 入院患者 10数回の手術を受け、23年間悩まされた褥瘡が治った車椅子使用のケース

● ポジショニング手袋を導入。ポジショニング手袋とスライディングシートを併用し、少しでも圧とずれの負担を少なくした。特に車椅子移動の際の圧とずれが起きないように指導した。

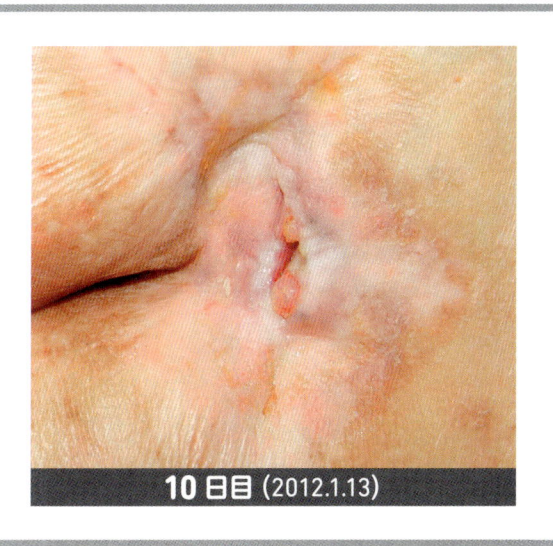

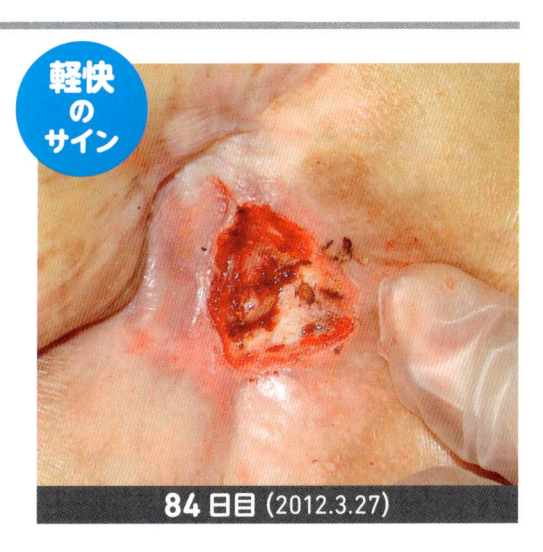

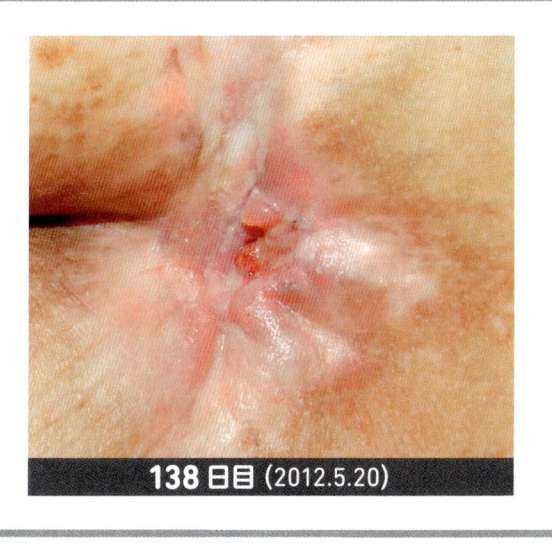

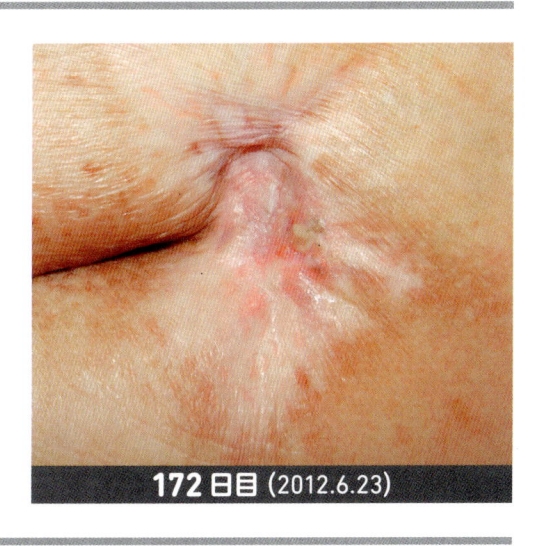

軽快のサイン

10日目 (2012.1.13)

84日目 (2012.3.27)

138日目 (2012.5.20)

172日目 (2012.6.23)

Chapter 4 ケースが教える悪化のサイン・軽快のサイン

200 日目
2012.7.21

- 200日目。治癒。
- 治癒後240日目（2013.3.18）にも再発はみられない。

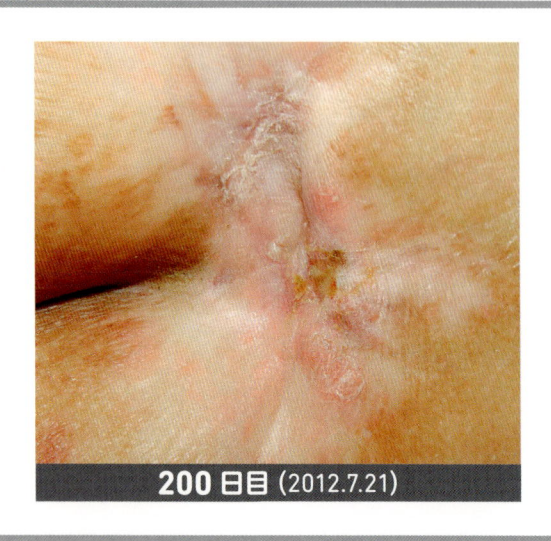

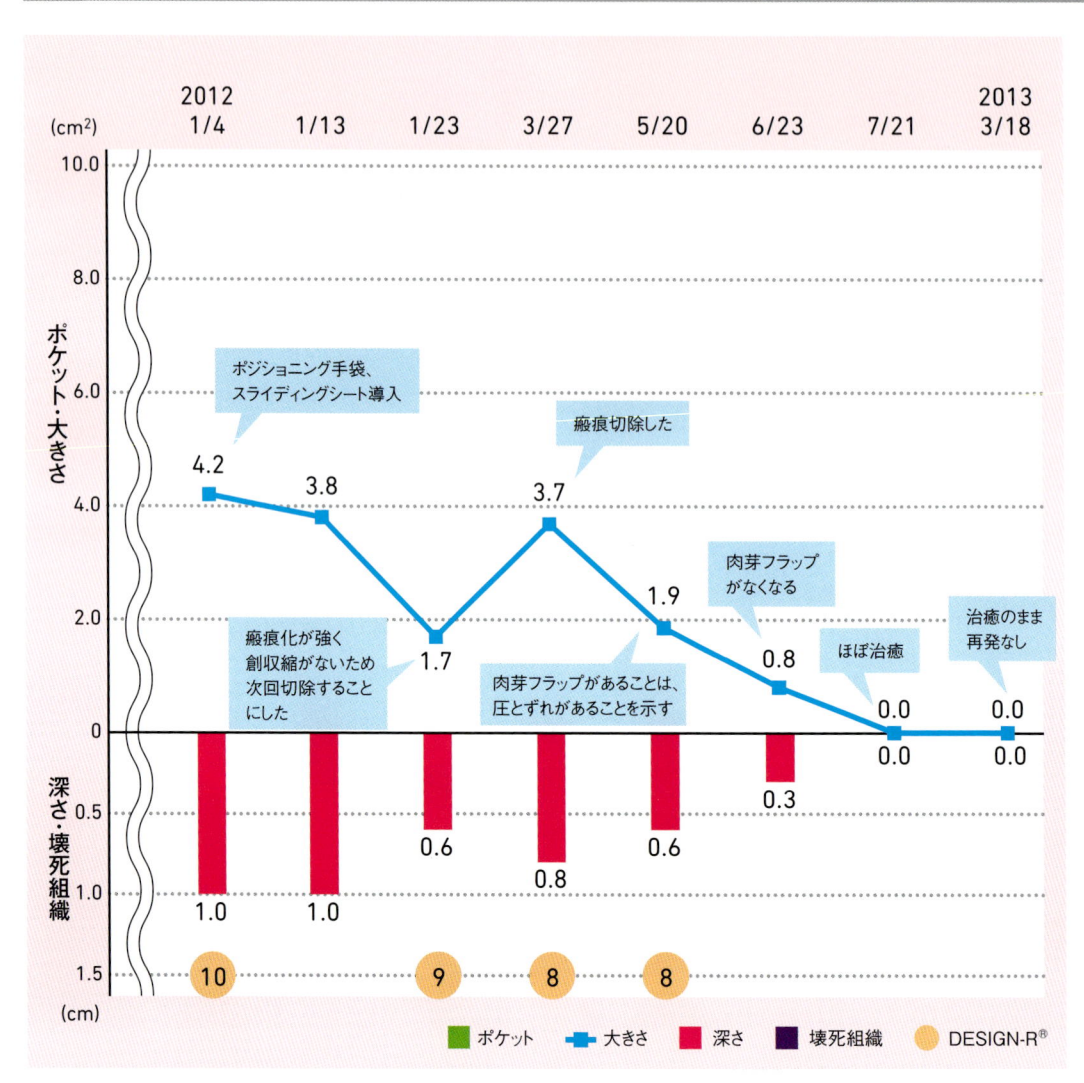

200 日目（2012.7.21）

日付	2012 1/4	1/13	1/23	3/27	5/20	6/23	7/21	2013 3/18
大きさ (cm²)	4.2	3.8	1.7	3.7	1.9	0.8	0.0	0.0
深さ (cm)	1.0	1.0	0.6	0.8	0.6	0.3	0.0	0.0
DESIGN-R®	10		9	8	8			

- ポジショニング手袋、スライディングシート導入
- 瘢痕化が強く創収縮がないため次回切除することにした
- 瘢痕切除した
- 肉芽フラップがあることは、圧とずれがあることを示す
- 肉芽フラップがなくなる
- ほぼ治癒
- 治癒のまま再発なし

凡例：ポケット／大きさ／深さ／壊死組織／DESIGN-R®

184

Case 14 入院患者 10数回の手術を受け、23年間悩まされた褥瘡が治った車椅子使用のケース

治癒後240日

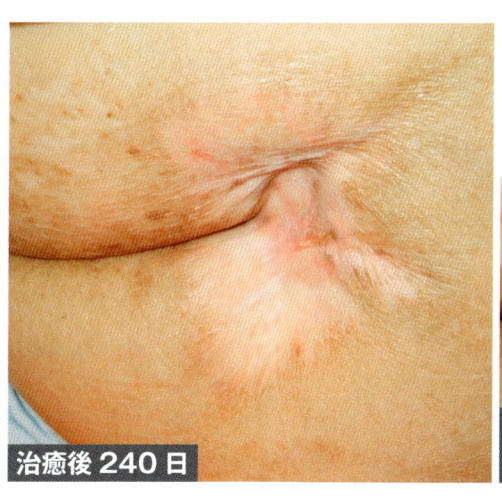

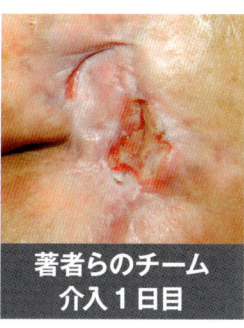

著者らのチーム 介入1日目

まとめ

1) 本人に治したいという意志があり、医療スタッフの言うことも聞き、協力していたにもかかわらず、23年間治癒しなかった症例である。
2) 創に優しい体位変換（動的外力排除の体位変換）とスライディングシートの使用により、23年間悩まされた褥瘡が治癒した。
3) 車椅子の移動は半介助であるが、ベッドの上では腕の力で動くことができる。そこでスライディングシートを使用し、ずれの排除を行った。
4) 褥瘡は裂隙が主であり、ずれが問題であった。そこで、身体の移動の際にはなるべくポジショニング手袋とスライディングシートを使用し、創に優しい体位変換を行った。

索引

あ行

圧	54, 70, 88, 129, 131, 146, 183
圧縮痕	21, 22
穴あきポリウレタンフィルム	108, 146, 162
アルファプラ ウェルピー®	87, 88, 96, 158
陰圧療法	52, 57, 60, 65, 123
エアマットレス	42, 46
エキシボ	73, 163, 181
壊死性骨組織	105
壊死組織	11, 66, 100, 113, 118, 138, 168, 175
壊死組織融解性ポケット	14, 138, 162, 168, 175
円背	40
オーバーレイマットレス	140, 145
オスカー	96
おむつ交換	5, 16, 32, 39, 57, 65, 88, 97, 131

か行

外力介在性ポケット	31
外力性段差	19, 29, 104, 105
外力性ポケット	3, 10, 16, 20, 30, 106, 120, 129, 136, 143, 158, 164, 173
関節拘縮	9
関節リウマチ	86
完全静脈栄養	98
感染性壊死組織	174
車椅子	100, 110, 180, 185
車椅子用クッション	73, 108, 163
ゲルフォーム	74
高機能マットレス	95
抗菌作用	121
拘縮	40
骨壊死組織	111
骨突出	35
コラーゲン線維層	30, 97, 168

さ行

サンドウィッチ型壊死	13
サンドウィッチ型褥瘡	17
残留ずれ力	19
自己導尿	146, 150
自動体位変換マットレス	6, 37, 42, 87, 96, 137, 155
充実性肉芽	55
出血	11, 102
除圧	43
消極的デブリードメント	66, 124

静脈内栄養	148
初期型ポケット	14
褥瘡危険要因	175
褥瘡好発部位	138
植皮術	63, 90, 138, 141
真菌性肺炎	156
滲出液	69, 86, 104
身体移動	32
真皮	85
水疱	10
スキンキュアパッド	76, 113, 118, 124, 177
砂時計状壊死組織	17
スライディングシート	9, 34, 40, 125, 131, 138, 155, 181
ずれ	54, 70, 88, 103, 120, 129, 131, 146, 183
ずれ力	44, 47
背上げ	49, 88, 110, 148, 150, 161
静的外力	2, 6, 11, 41
脊髄損傷	100
背下げ	150
積極的デブリードメント	66, 113, 119
セミファウラー位	49
創に優しい体位変換	124, 135, 145, 181, 185

た行

体圧分散	43
体圧分散マットレス	72
体位変換	4, 23, 28, 32, 65
段差	13, 102
中心静脈栄養	155
治癒期間	81
デブリードメント	58, 66, 169
動的外力	2, 6, 10, 16, 23, 32, 41, 129, 185
ドレッシング材	113, 144

な行

軟膏	77, 113
軟部組織	19, 41, 100, 138, 148
肉芽塊	19, 23, 107, 125, 146, 151, 158
肉芽形成促進剤	123
肉芽組織	12, 53, 114, 125, 150
寝心地	45
脳血管障害	118

は行

敗血症	175
瘢痕	97, 110, 123, 138, 169, 182
冷え	46

ヒューマニー	70
病的骨突出	9, 42
表皮	85
表皮形成	108
びらん	10
フィブリン沈着層	30
フラップ	19, 22, 60
プロソフト	71, 94, 135, 152
ベッド操作	32
ポケット	14, 31, 40, 95, 100, 143, 156, 162
ポケット切除（術）	100, 124, 174
ポジショニング	38
ポジショニング手袋	34, 40, 58, 97, 125, 131, 155, 181
ポジショニングピロー	7, 42, 57, 61, 95, 137, 158
保存的治療	61

ま行

ムレ	46
メッシュ（遊離）植皮	60, 63, 64

や行

夜間排尿	38
融解性壊死	12
融解性壊死組織	168
遊離植皮（術）	57, 65, 87, 92, 145
幼若肉芽組織	106

ら行

リクライニング	110
リハビリテーション	49, 110
裂隙	10, 19, 26, 131, 136, 144, 181
レミナス	52

英数字

2時間ごとの体位変換	2、4、98
DESIGN-R	10
fissure	10
flap	23
TPN	98
VAC	87, 52, 90
wound bed	30

不適切なケアが褥瘡を悪くする！
新しい体位変換

2013年7月26日　初版第1刷発行Ⓒ　　　（検印省略）

著　　　大浦　武彦（おおうら　たけひこ）

発行者　　平田　直

発行所　　株式会社 中山書店
　　　　　〒113-8666　東京都文京区白山1-25-14
　　　　　TEL 03-3813-1100（代表）　振替00130-5-196565
　　　　　http://www.nakayamashoten.co.jp/

装丁・デザイン　　vox
DTP・印刷・製本　　株式会社 公栄社

Published by Nakayama Shoten Co.,Ltd.　Printed in Japan
ISBN 978-4-521-73764-5

落丁・乱丁の場合はお取り替え致します

・本書の複製権・上映権・譲渡権・公衆送信権（送信可能化権を含む）
は株式会社中山書店が保有します。
JCOPY 〈（社）出版者著作権管理機構委託出版物〉
本書の無断複写は著作権法上での例外を除き禁じられています。複写される場合は、そのつど事前に、（社）出版者著作権管理機構（電話03-3513-6969、FAX3513-6979、e-mail:info@jcopy.or.jp）の許諾を得てください。

本書をスキャン・デジタルデータ化するなどの複製を無許諾で行う行為は、著作権法上での限られた例外（「私的使用のための複製」など）を除き著作権法違反となります。なお、大学・病院・企業などにおいて、内部的に業務上使用する目的で上記の行為を行うことは、私的使用には該当せず違法です。また私的使用のためであっても、代行業者等の第三者に依頼して使用する本人以外の者が上記の行為を行うことは違法です。